前頭葉機能不全
その先の戦略

Rusk通院プログラムと神経心理ピラミッド
Rusk Institute of Rehabilitation Medicine, Brain Injury Day Treatment Program

監修 **Yehuda Ben-Yishay**
ニューヨーク大学教授・臨床リハビリテーション医学
Rusk研究所脳損傷通院プログラム創始者・所長

大橋 正洋
神奈川リハビリテーション病院リハビリテーション局長

著 **立神 粧子**
フェリス女学院大学教授・音楽学部音楽芸術学科

医学書院

〔著者略歴〕

立神粧子

消化器外科医 立神高郎の三女として1957年に生まれる。
フェリス女学院大学および大学院教授。日本ピアノ教育連盟評議員。米国 Pi Kappa Lambda 会員。
東京芸術大学音楽学部卒業後，国際ロータリー財団奨学生として渡米。シカゴ大学大学院にて修士号取得。共演ピアノ（歌曲伴奏・室内楽）を専門に南カリフォルニア大学大学院より音楽博士号を取得。最優秀音楽家賞を得て首席で修了。コルドフスキー賞を3年連続受賞。シカゴにてコンチェルト・コンペティション優勝。1992年帰国以来，ベルリン・フィル，ロンドン響，シカゴ響，バイエルン放送響，フィレンツェ歌劇場，MET歌劇場など欧米の主要オーケストラの首席奏者や歌手たちと国内外で共演。世界各地でリサイタル多数。
Rusk 研究所での研修から帰国後，2006年に医学書院発行の『総合リハビリテーション』誌に Rusk 脳損傷通院プログラムに関する治療体験記を発表。Rusk のプログラムや神経心理ピラミッドに関する講演も行う。

前頭葉機能不全　その先の戦略
Rusk 通院プログラムと神経心理ピラミッド

発　行	2010年11月15日　第1版第1刷Ⓒ
	2023年 3 月15日　第1版第2刷
監修者	イェフーダ・ベンイーシャイ，大橋正洋（おおはしまさひろ）
著　者	立神粧子（たてがみしょうこ）
発行者	株式会社　医学書院
	代表取締役　金原　俊
	〒113-8719　東京都文京区本郷1-28-23
	電話　03-3817-5600（社内案内）
印刷・製本	三報社印刷

本書の複製権・翻訳権・上映権・譲渡権・貸与権・公衆送信権（送信可能化権を含む）は株式会社医学書院が保有します．

ISBN978-4-260-01180-8

本書を無断で複製する行為（複写，スキャン，デジタルデータ化など）は，「私的使用のための複製」など著作権法上の限られた例外を除き禁じられています．大学，病院，診療所，企業などにおいて，業務上使用する目的（診療，研究活動を含む）で上記の行為を行うことは，その使用範囲が内部的であっても，私的使用には該当せず，違法です．また私的使用に該当する場合であっても，代行業者等の第三者に依頼して上記の行為を行うことは違法となります．

JCOPY〈出版者著作権管理機構　委託出版物〉
本書の無断複製は著作権法上での例外を除き禁じられています．複製される場合は，そのつど事前に，出版者著作権管理機構（電話03-5244-5088，FAX 03-5244-5089，info@jcopy.or.jp）の許諾を得てください．

Yehuda Ben-Yishay 博士の序

During the last two decades, a number of books were published by survivors of traumatic brain injuries. These books chronicled—often in a moving manner—how these individuals succeeded, after sustained rehabilitative efforts, in regaining: optimal functioning in their daily life ; their sense of self-esteem ; the ability to re-establish and maintain interpersonal relationships ; the ability to become, once again, productive in some capacity ; and in finding new meaning in their lives.

Although these books are highly personal accounts of successful rehabilitation, they support fully our experiences in life and the assertions of personality theorists ; according to which, individual's differ widely in their capacity to cope with stress, or to overcome set-backs in their lives : Thus, while some persons will succeed in overcoming great adversity (and to even thrive thereafter) others may become hopelessly "defeated" after seemingly minor set-backs.

Such personal accounts of successful recovery of functioning following traumatic brain injuries, have encouraged rehabilitation professionals to develop innovative clinical approaches and remedial techniques, aimed at capitalizing on those temperamental and personality characteristics of their patients that optimized their ability to compensate for the deficits that were caused by the brain injury. By effectively compensating for impaired, or diminished abilities they proved able to reintegrate in their community. The central thesis of the holistic approach to the rehabilitation of persons following a brain injury can be summarized by a few points :

1. To restore a brain injured person's optimal ability to function in society, it is necessary to establish a therapeutically structured program.
2. The structured activities will soon become familiar to the patient and the sense of familiarity will produce a sense of "safety".
3. In this "safe" environment, the chances for the occurrence of "catastrophic" responses (signs of extreme anxiety) will be greatly reduced.
4. When a brain injured individual feels "safe" the person will learn best how to compensate for various cognitive, behavioral and emotional problems, that have resulted from the brain injury.
5. Well compensated individuals will best be able to resume functioning following

their rehabilitation.

6. A successfully rehabilitated individual is a person, who has regained his or her self-esteem ; who finds satisfaction in what he or she can now do to be a productive member of society ; and who finds life after rehabilitation to be worth living for.

To my knowledge, this book is a unique, one of its kind document. Written by an academician in the field of music, a devoted wife, who took a one year leave of absence from teaching music at her university, in order to enroll into our special program in New York and participate daily in the treatments that were provided to her husband.

Professor Tategami-Ozawa's husband, who prior to his injury was a highly skilled and respected professional in the employ of the Yamaha Company, was thus the beneficiary of an intensive program. With the help of his highly intelligent and devoted wife (his "home coach") he achieved impressive personal gains. But, perhaps the greatest accomplishment to date has been this remarkable couple's ability to re-establish a mutually satisfying marriage.

Professor Tategami-Ozawa has written this book—as she told me—"to describe to Japanese readers what my husband and I have experienced and learned at the Rusk Institute special program". My colleagues and I can say, without qualifications, that these remarkable persons have learned their "lessons" very well and are managing to "live" these "lessons" in their daily life at home, in Japan.

In my opinion, this unique book has much to offer to different types of readers. For the many couples, whose marriage prior to the injury of one of the spouses, was well balanced—this book carries a message of hope and provides practical information how to re-establish a new marital balance. Naturally, both marriage partners must posses the temperamental and personality qualities that are needed to make the necessary adjustments. For various rehabilitation professionals whose task is to treat the brain injured individual, and to assist the family members in the process of reintegrating the patient in the family's life, this book has much useful information how to accomplish the task. For hospital and health services delivery systems administrators, the book offers many "hints" about what must be done to supplement existing rehabilitative interventions. Included in these is the allocation of the financial resources needed to train competent professionals who will be capable of providing such services.

For clinical services evaluators, the book is an excellent source of ideas about what to look for when examining the adequacy of specific programs. Finally, for those academicians whose task is to educate the future professionals in this field, this book will serve as an excellent text.

I believe that the Japanese readers, who are interested in finding out what is new in the field of brain injury rehabilitation, will find this volume informative as well as inspiring.

　過去20年間に，脳外傷を生き延びた人々による多くの本が出版された。これらの本は，その多くが感動的に書かれているが，各人がリハビリテーションの努力を重ねた結果，いかにして次のことを再びできるようになったかについての記録である。それは，日常生活における最適の機能回復，自己を再評価する感覚，対人関係を再構築し維持する能力，再びある程度生産的になる能力，そして自分の人生に新しい意味を見つける力，などである。

　これらの本は成功したリハビリテーションのきわめて個人的な体験談であるが，人生におけるわれわれの経験や，人格を論じる理論家の所説を支持するものである。その所説によると，ストレスにどう対処するか，あるいは人生の後退にどう打ち勝つかに対する許容量は，個人によって大きく異なる。そのため，大きな不運に打ち勝つ（そしてその後，成長すらする）ことに成功する人たちがいる一方で，さほどではないと思われる後退に絶望的に打ちのめされる人たちがいるのである。

　脳外傷後の機能回復の個人的な成功談は，リハビリテーション専門家を勇気づけ，革新的な臨床アプローチや治療技術を発展させることとなった。その目的は，脳損傷により引き起こされた欠損を補う能力を最大限に引き上げるべく，患者の気質や人格の特徴を利用することであった。不足し減損した能力を効果的に補うことにより，患者は自分のコミュニティで再び自己を統合できるようになることを証明した。

　脳損傷者のリハビリテーションへの全人的アプローチに関する主な命題は，次のいくつかのポイントに要約できる。

1. 脳損傷者が社会において最適に機能するためには，構造化された治療プログラムを確立する必要がある。
2. 構造化された活動はやがて患者にとってなじみあるものとなり，そのなじむ感覚が「安心感」を生み出す。
3. この「安心な」環境においては，「破滅的な」反応（極度の不安の徴候）が起こる可能性は，大きく減少するであろう。
4. 個々の脳損傷者が「安心」と感じると，脳損傷に起因するさまざまな認知上，行動上，そして情動上の問題をいかに補うかに関して，最良のかたちで学べることになろう。
5. 患者が問題をうまく補えば，リハビリテーションの後に，最良の状態で再び機能することができるだろう。
6. リハビリテーションが成功した人とは，次のような人のことである。自尊心を

取り戻した人，社会の生産的一員となるために今できていることに満足感を得られる人，そしてリハビリテーション後の人生を生きる価値があると認められる人である。

　私の知る限りにおいて，本書はこの種の記録として他に例をみないユニークなものである。音楽の分野における大学専門教育者であり，献身的に夫に尽くす1人の妻によって書かれている。彼女は，音楽を教えている大学から1年間のサバティカルを得て，ニューヨークのわれわれの特別なプログラムに入り，夫君に提供された治療に毎日参加した。

　立神教授の夫君は，受傷前はヤマハ株式会社に勤務し，高度な技術をもった立派な専門家であった。その経歴により集中プログラムの恩恵をこうむることができた。彼自身の高い知性と献身的な妻（ホームコーチ）のおかげで，感動的な進歩を成し遂げた。しかし，おそらく今日までの最大の成果は，この素晴らしい夫婦が，互いに満足できる結婚生活を再び確立できたことであろう。

　立神教授は本書を「夫と自分がRusk研究所の特別なプログラムで体験し学んだことを日本の読者に伝えるために書いた」とのことである。同僚たちと私は，無条件で次のように言うことができる。この非凡な2人は「教え」をとてもよく習得し，その「教え」を日本での日常生活においてもうまく「生かしている」だろうと。

　私の意見では，このユニークな本は多様な読者層に多くを提供している。

　夫婦のどちらかが受傷する前，結婚生活で良いバランスがとれていた多くの夫婦にとって，本書は希望の言葉を運ぶ。そして，新しい結婚生活のバランスをいかにして再確立するかについて，実践的な情報を提供してくれる。当然のことながら，結婚している双方が，順応に必要な気質と資質をもっていなければならない。

　また本書は，さまざまなリハビリテーションの専門家に向けて，自分の仕事をいかに成功させるかに関して多くの有用な情報を提供している。その仕事とは，脳損傷者を治療する，あるいは家庭生活において患者の存在を再統合する*過程にある家族を支援することなどである。

　さらに病院や保健サービスを提供する組織の管理者にとっては，既存のリハビリテーションを補うために何をなすべきかに関して，多くの「ヒント」を提供している。そこには，サービスを提供できる有能な専門家を訓練するのに必要な財源の分配も含まれる。

　そして，臨床でのサービスを評価する人にとって，特定のプログラムの適格性を評価する際，何を見ればよいかということを示した優れた資料になる。

　最後に，この分野における未来の専門家を育てることを仕事とする大学専門教育者

---

*〔訳者注〕reintegrating（再統合する）という言葉には，患者を「再び家族の一員として迎え入れる」という意味のほかに，患者の側にも家族の側にも，「家族というコミュニティにおいて，①自分の存在を再構築する，②双方のコミュニケーションを再構築する，③家庭の中で機能する存在になる」など，さまざまな意味が含まれている。

にとっては，優れたテキストとして役立つであろう．

　本書が，脳損傷リハビリテーションの分野において，新しい動向に興味がある日本の読者の方々に，多くの情報を提供し，かつ心を奮い立たせるものとして読まれるだろうと，私は確信している．

　2010 年 8 月　New York にて

ニューヨーク大学教授・臨床リハビリテーション医学
Rusk 研究所脳損傷通院プログラム創始者・所長
Yehuda Ben-Yishay, Ph. D.

Daniels＝Zide 博士からの親書

Professionals in our specialized area of rehabilitation are expected to resist their natural preferences and are supposed to treat and counsel their clients dispassionately ; irrespective of whether they find them particularly appealing or admirable.

However, professional ethics notwithstanding, it is only human to think back, with great fondness, about the particular personal satisfaction I experienced from working closely, for a year, with Professor Tategami-Ozawa and her husband, Mr. Ozawa as their personal counselor, while Mr. Ozawa underwent neuropsychological rehabilitation in our program.

My intensive work with these two remarkable people has confirmed the truism that the real character of individuals is revealed by the way they confront adversity. My respect and admiration for Mr. and Mrs. Ozawa are further strengthened when I recall the many acts of loving kindness, loyalty and devotion these two inspiring personalities have committed toward one another.

I am confident that the successful outcome of Mr. Ozawa's rehabilitation is, in large measure, due to the deep, abiding and indestructible emotional bond between this special husband and wife. In that sense, Professor Tategami-Ozawa's book should be read as an authentic document about the indomitability of the human spirit, when courage is joined with love and hope.

私たちが専門にしているリハビリテーション領域の専門家は，自分の好みを排除し，患者さんがことさら魅力的で称賛に値しようと，患者さんに冷静に対応しカウンセリングすると考えられています。

しかしながら，このプロフェッショナル魂をもってしても，1人の人間として大いなる好意の気持ちとともに，特に個人的な満足感を思い出さずにはいられないことがあります。それは，小澤氏がわれわれの通院プログラムで神経心理リハビリテーションを受けておられた1年間，立神教授と夫君である小澤氏の担当カウンセラーとして親しく仕事をさせていただいた経験です。

私はこの類まれなお2人との徹底的な訓練を通じて，人は困難にどのように直面するかでその人の真の特性が現れる，という自明の理を確信しました。私は小澤夫妻を

尊敬し賞賛していますが，私を奮い立たせてくれるこのお2人が，お互いに尽くしている愛情に満ちた優しさ，忠誠心，そして献身の行為を思い出すと，さらにその思いが強くなります．

　小澤氏のリハビリテーションが成功したのは，大部分において，この特別な夫婦の間にある深く結ばれた，壊れることのない心の絆によるものだと確信しています．その意味において，立神教授の本は，勇気が愛と希望と結びついたときに不屈の精神を生むということの真実の記録として読まれるべきでありましょう．

ニューヨーク大学准教授・臨床リハビリテーション医学
Rusk 研究所脳損傷通院プログラム所長代理
Ellen Daniels＝Zide, Ed. D.

監修者の序

1. 後天性脳損傷者の心象風景

　脳外傷などの後天性脳損傷によって起こる，外見からは障害をもつことがわかりにくい認知・行動・情動の障害は，わが国では「高次脳機能障害」と一括され，行政やメディアを巻き込んで一般に知られる用語になった．

　高次脳機能障害をもつ人々が，日常の生活をどのように感じ，どのような困難に直面しているのか，これは医療者にも理解することが難しい．当事者の立場から体験を語り，この問題の啓発を図った好著として Claudia Osborn 女史の『オーバーマイヘッド』[1]がある．Osborn 女史は，デトロイトで診療を行っていた有能な内科医であった．しかし 1988 年 7 月，交通事故により脳外傷を負い，治癒することのない無気力症，記憶障害，遂行機能障害をもち続けることになった．30 代半ばで臨床医としての前途は閉ざされたが，この事実を受け入れるためには，時間と，家族や友人，そして専門家の支援が必要であった．

　受傷から 8 か月後，New York 大学 Rusk Institute で行われている「脳損傷通院プログラム (Brain Injury Day Treatment Program：BIDTP)」(以下，Rusk) に通うようになる．高次脳機能障害ゆえに New York という大都会に 1 人で生活することの困難さ，そして失敗エピソードの数々が紹介される．さらに，同様の障害をもつ通院プログラムでの仲間の様子や，障害を代償する対処法を身につけた結果，大学の教職に復帰できた様子などが示されている．

　Osborn 女史の本を最初に読んだときの疑問は，いかに受傷前は有能な内科医であったとしても，記憶障害がある人が本当にこのような自伝を書くことができるのだろうか，という点だった．そしてその本のエピローグである「脳外傷を負う前，私は幸せな女性だった．そして，今も私は幸せである」という文章も，今ひとつ共感しにくかった．しかしこうした疑問は，立神氏が書かれた本書を読むことで，謎ではなくなった．

2. Ben-Yishay 博士

　Rusk で行われている脳外傷者のための認知訓練や通院プログラムの様子は，その責任者である L. Diller 博士および Y. Ben-Yishay 博士の来日によってわが国のリハビリテーション医学界には比較的早くから紹介されていた．1988 年，大川嗣雄氏が会長であった第 24 回日本リハビリテーション医学会学術集会に Diller 博士が招かれ，

本書でも述べられている脳損傷者へのさまざまな認知訓練の様子が紹介された。水落(1994年), 先崎(1999年)らはNew Yorkを訪れ, Ruskの通院プログラムを見学し, その印象を報告している[2,3]。2001年, 安藤徳彦氏が会長であった第36回同学術集会には, Ben-Yishay博士が招待されてRuskの通院プログラムについて講演をされた。たまたま筆者は, お2人の先生と懇談する機会を得ていたが, 正直なところNew York大学で行われていることの実体を理解するには至らなかった。

　Ben-Yishay博士には, リハビリテーション関連誌への解説記事執筆をお願いし, 筆者が翻訳させていただいた[4]。これには博士の業績となる論文類も紹介されていたが, 通院プログラムの理念はともかく, 具体的な内容を理解することはできなかった。前述のOsborn女史の自伝でも, このプログラムの内側でどのような治療が行われているのかの詳細は紹介されていない。謎めいたところの多い通院プログラムの内容は, 少しずつ小澤氏と立神氏を通して教えていただき[5,6], さらに本書を監修させていただく機会を得て, やっとその全体像を知ることができたと思っている。

3. 小澤富士夫氏のこと

　小澤富士夫氏は, 楽器に関する高度な専門技能をもち, 欧州を舞台に高名な演奏家たちとの仕事に従事されていた。彼は, 2001年10月に発症した右椎骨動脈解離性動脈瘤破裂のあと, 重度の神経疲労と無気力症をもつことになった。奥様であり, 本書の執筆者である立神粧子氏は, 米国で音楽芸術博士号を取得され, またご主人と長期滞欧されるなど20年以上にわたる欧米の言語や文化に接した経験をおもちの方である。立神粧子氏が, 本書の第6章③で詳細に説明されているように, 小澤氏の急性期は生命の危機が宣告されるほどの重症であった。一般状態が安定した後, 小澤氏は, 筆者が勤務する神奈川リハビリテーション病院の入院機能訓練を受け, さらに外来で行っているグループ治療も受けられた。しかし小澤氏は, 話をしていた数分後に眠り込んでしまう特異な病態を呈していて, 私どもの治療は「歯が立たなかった」。ご主人の発病がきっかけで始まった立神粧子氏のストレスや将来に対する不安は, 私どもが行う治療では解消されることがなく, 私どもは彼女の信頼の大半を失ってしまったと感じている。

　小澤氏の神経疲労は, さしものRuskでも語り草になるほど(第3章⑤)であったとのことだが, 的確な治療によって症状は劇的に改善された。この回復ぶりは, Ben-Yishay博士も認めてくれたとのことだが〔第1章②-2-3)〕, 私どもの病院のスタッフにとっても驚きであった。夫妻は, 2004年2月〜2005年2月までの1年間, Rusk通院プログラムに参加された。訓練途中で一時帰国されたとき夫妻は, 私どもにRuskでの治療の様子を説明して下さったが, その折の小澤氏は別人のようであり, さらに1年間の治療を終えて, 再び私どもの前に立たれたときは, さらに生き生きとされていて, ご自分から積極的に発言されるまでの良い状態になっていた。小澤氏の症状改善を目の当たりにし, Ruskでは, 私どもの病院がなし得ない支援を行っているのだ

と実感した。

4. Rusk の通院プログラム

　本書をお読みいただければわかることではあるが，Rusk の通院プログラムの概要について，本書から拾い上げた要点などをもとに，いくつかお示しする。

　Rusk のプログラムは，Ben-Yishay 博士が師事した Kurt Goldstein 博士の唱えた「全人的治療」を発展させたものらしい。すなわち，"脳損傷後の障害をもつ人々であっても，健康あるいは幸福という感覚をもって生活することが可能になる。しかしそのためには，生活環境の構造化などを行って，患者の生活のある部分を制限することが必要になる。治療者の役割は，そのような制限がある生活だとしても受け入れる価値があると思えるように，適切な支援を行うことである"，としている（第 2 章 1-1）。

　この理念に基づき通院プログラムは 1978 年に創設され，その時々の知見を織り込みながら発展してきた。そして現在も，より良い方向へ改善させる努力が続けられている。

　このプログラムの特徴は，①患者へ多種類の介入が行われるが，それぞれの優先順位と時系列的な介入方法を規定したこと，②同種の障害をもつ患者と家族およびスタッフを治療共同体としたこと，③集中的な治療段階から機能的応用段階へ移行することを意図した治療的環境を整えたことである。また介入の目的は，特定の障害の改善のみに着目した代償的治療を行うのではなく，患者が障害を受容できるように援助し，将来に対する希望の感覚を与え，志気を高め，起きてしまった災難に適応する方法を教え，社会生活を送るうえで必要な判断力を高める訓練などを同時に行うことである。

　治療対象は，脳外傷だけではなく，脳血管障害などにより障害をもつに至った人も含まれる。しかし訓練の適応があるかどうかは，神経心理学的検査や試験的にプログラムへ参加したときの本人や他の訓練生の反応，家族が参加できるか，などいくつかの要素を勘案しながら，最終的には Ben-Yishay 博士が面接をして決めている。

　Ben-Yishay 博士は，従来の脳外傷リハビリテーション治療法に明確な効果が示されなかったとしたら，異なる特徴をもつ障害者を，後天性脳損傷という共通項だけで同じように対処してきたからだと指摘している（第 1 章 2-1）。訓練生と家族には，通院プログラムが治療しようとする障害は，「前頭葉の機能不全」であると明確に説明される（第 2 章 1-2）。

　通院プログラムの治療は，月曜～木曜の午前 10 時～15 時まで，外来で行われる。連続 20 週，合計 400 時間を 1 サイクル（学期）として，1 年間でみると，9 月から翌年 2 月までと，3 月から 7 月までの 2 サイクルがある。治療スタッフは，Ben-Yishay 博士の指導の下，経験を積んだ 2 名の専任心理士，5 名の心理研修生，そして 1 名の職業カウンセラーが行う。通常，治療を受ける人は 12～15 名であり，患者とスタッフの比率は 2：1 である。また家族や特別に支援をしてくれる知人なども，患者とともにこのプ

ログラムへ参加する。

　このプログラムには，世界各地から見学者が訪れていて，前述のようにわが国からの見学者もいる。しかし，プログラムで使われている教材などは持ち出し禁止であり，閉鎖的な印象がある。立神氏もRuskの意向を尊重し，本書の中で使われている資料がどの教材であったかを述べ，本書に発表することについてRuskの許可を得ていることを強調されている。

　このプログラム内で行われていることが適正であるかどうかについて，通常の医学界で行われるような査読者がいる医学誌へ投稿して，peer reviewを受けるといった手続きは，Ruskではあまり尊重されていないように思われる。今回立神氏が，Ben-Yishay博士の信頼を得て，本書でプログラムの全貌を公表するが，これはRuskの歴史の中でも画期的なことと考えて良い。

　外部の専門家のレビューを得ていないことは，このプログラムで行われていることの価値を低くするものではない。現実に神奈川リハビリテーション病院のスタッフは，自分たちが対処できない問題を，Ruskが見事に解決した小澤氏の例を経験している。統計的に有意であるかどうかを根拠として，有用な治療であるかどうかを考える立場もあろうが，そのような方法とは別に，1例1例を大切にして，鍛え上げられたチームが真剣に，熱心に，支援の方策を日々検討するRuskの治療法も，優れた方法と考える。過去に日本人は，小澤氏を含めて3名がRuskで治療を受けている。筆者は，小澤氏を含めこれら3名にお目にかかっているが，わが国の治療では期待できない成果を挙げられたと考えている。

5. 独特の治療環境

　ある程度閉鎖された環境で，しかも当事者と家族など，医学的知識をほとんどもたない人々を対象とするために，使われる用語や治療に用いられるツールは，独自のものになっている。Ruskの中だけで通用する文化が形成されていると言ってもよい（第2章①-2，3）。

　たとえば前頭葉機能不全に由来する症状について，独特な言い回しがある。一般の医療界においても職種や専門領域が異なると，同じ現象に異なる用語が使われることは一般的であろう。しかし本書で用いられる，神経疲労（易疲労性），抑制困難症（脱抑制），ハエ取り紙症候群（固執・強迫観念），情動の洪水（パニック）などの用語，治療ツールとしての「リンチピン・ポスター」や「神経心理ピラミッド」，障害への対処法としての＜確認の技＞，＜語幹取りの技＞などは，Ruskで治療を行い，そこで治療を受ける人々だけに通用する用語であり，文化であろう。

　Ruskで治療を受けられるのは，Ben-Yishay博士の評価で適応があると判断された障害をもち，英語能力が高く，少なくとも1年間，家族の誰かとともにNew Yorkに滞在し，治療や生活に必要な経費を負担できる場合である。

　このプログラムは，言語を介して障害への認識を高め，あるいは問題行動へ対処す

る方略が指導される。言語とは当然英語である。したがって参加者は，日常会話以上のレベルで英語を使いこなす能力をもっていることが必要である。

6. 成功するための条件

　Osborn 女史の自伝でも，あるいは本書でも，このプログラムで治療を受けることを中断した例があることが示されている。Rusk での治療が成功するかどうかは，上に述べた条件だけではなく，本人と家族の側に「良くなりたいという強い願望」があり，Rusk のスタッフの指導に従う「従順性」が必要とされる（第3章①-1）。

　プログラムには患者本人だけでなく，家族あるいは関係者の誰か（significant others）の参加が求められる。これはプログラム終了後，日常生活において障害が原因で起こる問題へ，より良く対処するたには家族がコーチ役を務めて継続的に支援することが望ましく，プログラム成功の要因には参加する家族が良いコーチへと養成できるかどうかも重要である。

　小澤氏と立神氏ご夫妻が，Ben-Yishay 博士から，すべてを本書に書き表してよいとの許可を得たのは，この2人に恵まれた素養があって，Rusk が目的としているほとんどすべてのことを理解し，身につけることができた事例だったからと思われる。それはご夫妻が音楽家であり，楽器の演奏を修得する過程で，日々弛むことなく練習することがとても大事で，この努力が将来の良いパフォーマンスにつながるということを体験してきた人たちだったからと思われる。Rusk が，これまで，内部で行われていることの公表を拒んできたのは，誤った形で，あるいは中途半端な内容が世の中に伝わって弊害となることを懸念したからとも考えられる。

7. Rusk から得たもの

　小澤氏と立神氏ご夫妻は，このような素養に恵まれていたこともあって，大きな成果を得た。その有様は「第6章 新しい人生」で縷々述べられている。日ごろ，同様の症状をもつ方々へ接している立場からすると，自らの至らなさを気づかせてくれるフレーズがいくつもある。たとえば，小澤氏の症状が Rusk の用語を使って神経心理ピラミッドに基づき「神経疲労」と「無気力症」であることをピンポイントで解説されているが，これは立神氏にとっては「それまでの悪夢を見ているような状態が劇的に改善されるほど，衝撃的な経験であった」とのことである。前述したように，私どもはこのような形で立神氏の不安を解消させることができなかった。

8. 本書の意義

　さて治療者の立場で，本書をどのように位置づけるかについて考えてみたい。本書は当事者の家族が執筆した「治療体験記」である。医学的立場から治療法を解説した専門書ではない。すでに述べたように，Rusk での治療法の根拠は，そこで治療を受けた人々が改善されたという事実と，そこで働く献身的なスタッフの間で共有されている

知識と技法である。通常の医学書と異なり，本書では，事例として挙げられている訓練生の医学的診断，病歴，画像，神経心理学的検査結果，投薬の有無，帰結に関する統計的数字などは一切示されていない。示されているのは Rusk の文化で通用する用語やツール，対処法についてである。

　しかし本書は，日本人の脳損傷者の誰かが，これから Rusk で治療を受けるためのガイドブックとして，Rusk の文化を伝えることが目的ではない。通常の医学書とは異なるものの，後天性脳損傷後の認知・行動・情動障害がある人々のリハビリテーションに携わっている専門家であれば，本書は貴重な情報の宝庫のように思われるだろう。

　10 年前に米国では NIH（アメリカ国立衛生研究所）の肝いりで，専門家を集めた会議が行われ，脳外傷リハビリテーションに関する合意が示された。その一部を要約すると，①医学的回復アプローチが焦点を合わせる期間は短すぎる。急性期治療の後に，脳外傷患者が適応できる生活環境をつくり出すことも，患者や家族のニーズにこたえるアプローチである。しかし，そのようなアプローチには関心が向けられない。さらに，さまざまなリハビリテーションニーズが患者の一生を通じて生ずるものであることも，ほとんど認識されていない。②伝統的な医学的リハビリテーションは，患者と家族とのパートナーシップを育てることに目を向けていない。また臨床家から患者や家族へ提供される情報は不十分なことが多い。このため患者とその家族は，自分たちで問題を理解し解決を図ったり，意思決定をすることができにくくなっている[7]。この引用は，従来の脳外傷リハビリテーション治療法の課題を指摘した部分だが，いっぽうで Rusk のプログラムを肯定する内容になっている。

　Cicerone は，脳外傷者への認知リハビリテーションがどのような内容であるべきかについて，MEDLINE で検索した認知リハビリテーション関連の 171 論文を吟味している。その結果，注意，機能的なコミュニケーション，記憶および遂行機能に焦点を当てるべきであるとしている。本書を一読すると，Rusk の通院プログラムは，Cicerone が示したガイドラインに沿う内容になっていることを理解できる[8]。

　Cicerone は，脳外傷者の認知および心理社会的行動障害に対する「集中的・包括的・全人的アプローチ（intensive, comprehensive and holistic approach）」の意義について総説を述べている。また，自身が行った 2 群の統制介入試験の結果を報告している。行ったのは脳外傷者 27 名に対する「集中的・包括的・全人的アプローチ」と年齢や受傷前の状態について統制した脳外傷者 29 名に対する「通常の神経リハビリテーションアプローチ」の効果比較である。その結果「集中的・包括的・全人的アプローチ」は，治療開始前は地域社会で機能できなかった脳外傷者に有意な改善があり，特に自身の行動の効率性が良くなったと認識する場合が多かった。評価指標でも社会参加の状態と自覚的な安寧において明確な差があったと述べている[9]。

　最後に，本書を読んで解けた疑問は，冒頭で紹介した Osborn 女史が，9 年間かけて自伝をまとめることができた理由についてである。Osborn 女史は，Rusk で指導された「メモ」を取る術を，小澤氏同様に忠実に実行していた人であったのだろう。そして

膨大なメモをまとめて著書にするためには，本書でも示されているように，高次脳機能障害者の支援に習熟している専門家の継続的な支援が背後にあったからと思いあたった．

　またOsborn女史の本のエピローグの言葉は，まさに立神氏が本書のエピローグで書かれている「どうもありがとう．そしてこれからも一緒にがんばって，楽しく過ごしましょう」という言葉に重なる．小澤氏と立神氏ご夫妻の場合も，Osborn女史の場合も，Ruskの通院プログラムが究極の目標としている「制限がある現在の生活を，受け入れる価値があると思えるように支援する」ことにRuskが成功した事例であったのだろう．

　脳損傷リハビリテーションが医療を中心とした環境で行われる場合，脳損傷者が損傷後の自分を再構築することの支援を継続することはきわめて難しい．本書をきっかけに，脳損傷者の尊厳を重視するリハビリテーションプログラムがわが国にも出現するとしたら，本書が出版されることの意義はきわめて大きい．

● 文献

1) クローディア・オズボーン（著），原田　圭（監訳）：オーバーマイヘッド―脳外傷を超えて，新しい私に．クリエイツかもがわ，2006
2) 水落和也：アメリカにおける頭部外傷リハビリテーションの現状とニューヨーク大学Head Trauma Programの紹介．総合リハ22：483-489，1994
3) 先崎　章，枝久保達夫，新井美弥子：ニューヨーク大学医療センター・ラスク「脳損傷者外来通院治療プログラム」で行われている集団を利用した認知・心理療法．臨床リハ8：559-595，1999
4) Ben-Yishay Y, Diller L, Daniels=Zide E（著），大橋正洋（訳）：米国における神経心理学的リハビリテーション．千野直一，ほか（編）：高次脳機能障害とリハビリテーション，リハビリテーションMOOK 4, p.1-7, 金原出版，2001
5) 立神粧子：「脳損傷者通院プログラム」における前頭葉障害の定義（前編・後編）．総合リハ34：487-492, 601-604, 2006
6) 立神粧子：「脳損傷者通院プログラム」における前頭葉障害の補填戦略（前編・後編）．総合リハ34：1000-1005, 1106-1110, 2006
7) NIH Consensus Development Panel on Rehabilitation of Persons with Traumatic Brain Injury：Rehabilitation of Persons with Traumatic Brain Injury〔道免和久（訳）：脳外傷患者のリハビリテーション．JAMA（日本語版）3月号，p.79-90, 2001〕
8) Cicerone KD, Dahlberg C, Kalmar K, et al：Evidence-based cognitive rehabilitation：recommendations for clinical practice. Arch Phys Med Rehabil 81：1596-1615, 2000
9) Cicerone KD, Mott T, Azulay J, et al：Community integration and satisfaction with functioning after intensive cognitive rehabilitation for traumatic brain injury. Arch Phys Med Rehabil 85：943-950, 2004

神奈川リハビリテーション病院リハビリテーション局長

大橋正洋

はじめに

　"Hello, this is Dr. Ben-Yishay." ニューヨーク在住の親友の会議電話から試しにかけてみた電話の声の主は，強いヘブライ訛りをもつ Ben-Yishay 博士その人だった。
　「49歳？　あきらめるには若すぎる」。Ben-Yishay 博士の力強いひと言は，まさにあきらめと絶望の中にいた筆者の心を大きく動かした。このときの博士との会話が本書の執筆に至る，夫と筆者と Rusk との深いかかわりの始まりである。

　2006年，『総合リハビリテーション』誌（5，6，10，11月号）（医学書院）において，Rusk 研究所脳損傷通院プログラム（以下，Rusk 通院プログラム）での治療体験の一部を紹介させていただいた。Rusk 通院プログラムは脳損傷者とその家族の「自己の再構築」を最終ゴールとし，訓練のすべてが周到に関係づけられ，日常生活とともに構造化される。Rusk の哲学に裏うちされた訓練の詳細はこれまで公表されたことはない。それは Rusk との契約のためである。
　Rusk 通院プログラムに参加する人は皆，「訓練の詳細や資料をプログラムの外で公表しない」という契約書にサインする。公表にあたっては，どのようなことでも Rusk からの許可が必要である。本書で扱うすべての資料について，Ben-Yishay 博士から掲載の許可をいただいた。その他の情報は訓練時の筆者のノートからまとめたもので，すべて体験と事実に基づいているが，これを公表することも Rusk の許可が必要であった。博士の序文を含めて，英語の資料の日本語訳はすべて筆者による。

　Rusk 通院プログラムにおける全人的神経心理療法の哲学と実践を紹介することで，この領域にかかわるすべての人の役に立つことができればと，夫と筆者は心より願っている。

2010年10月

立神粧子

目次

Yehuda Ben-Yishay 博士の序 ……………………………………（立神粧子 訳） *iii*
Daniels＝Zide 博士からの親書 …………………………………（立神粧子 訳） *ix*
監修者の序 ……………………………………………………………………… *xi*
はじめに ………………………………………………………………………… *xix*

第❶章　Rusk 脳損傷通院プログラムの概要 — 1

1 背景 — 2
1. Rusk 研究所 …………………………………………………… 2
2. 通院プログラムの理論的根拠 ………………………………… 4
3. 通院プログラムの理念と体系 ………………………………… 5

2 通院プログラムの構成 — 8
1. 評価と診断 ……………………………………………………… 8
2. 治療サイクルとその構造 ……………………………………… 15
3. 1日の構造 ……………………………………………………… 19

3 各セッション — 27
1. オリエンテーション …………………………………………… 27
2. 対人セッション ………………………………………………… 31
3. 認知セッション ………………………………………………… 33
4. 交流セッション ………………………………………………… 35
5. 個人カウンセリング …………………………………………… 40
6. 家族(SO)セッション …………………………………………… 42
7. パーティ ………………………………………………………… 43
8. 指導つき試験的就労 …………………………………………… 49

第❷章　神経心理ピラミッド — 53

1 神経心理ピラミッドと前頭葉機能不全 — 54
1. 通院プログラムの理論的基盤 ………………………………… 54
2. 神経心理ピラミッド …………………………………………… 55
3. 神経心理学的機能の欠損と通院プログラム ………………… 56
4. 2つの神経心理ピラミッドの比較 …………………………… 57

2 前頭葉機能不全による欠損の定義 ································ 61
1. 無気づき症候群 ·· 61
2. 神経疲労 ··· 62
3. 無気力症 ··· 63
4. 抑制困難症 ·· 64
5. 基本的な注意力障害 ·· 65
6. 情報処理とコミュニケーション・スキルの能力低下 ······················ 66
7. 記憶能力の低下 ··· 68
8. 論理的思考力の低下 ··· 69
9. 不適切な対人的行為 ··· 71
10. 定義に関する考察 ·· 72

3 前頭葉機能不全への対処 ·· 74
1. 補塡戦略 ··· 74
2. 気づきのワークショップ ·· 76

4 機能欠損への補塡戦略 ·· 79
1. 無気づき症候群 ··· 80
2. 神経疲労 ··· 83
3. 無気力症 ··· 85
4. 抑制困難症 ·· 87
5. 注意力と集中力の機能不全 ··· 91
6. 情報処理能力の障害 ··· 93
7. 記憶障害 ··· 96
8. 論理的思考力と遂行機能の障害 ······································ 102
9. 補塡戦略についての考察 ·· 106

5 神経心理ピラミッドと治療的介入 ································ 107
1. ＜ロールプレイ・ワークショップ＞と＜確認の技＞ ························ 107
2. 治療的介入のまとめ ·· 112

第3章　体験から見えた通院プログラムの詳細 ─── 115

1 オリエンテーション ··· 116
1. リンチピン・ポスターとワーキング・ゴール ································ 116
2. 「真実と向き合う」セッション ·· 133

2 対人セッション ··· 139
1. 「主役の座」の訓練 ·· 139
2. フィードバック ·· 148

3 認知訓練の実際 ··· 152
1. 訓練メニュー ··· 152
2. ブルーファイル ··· 155
3. 気づきのワークショップ ·· 163

```
        4. 確認の技ワークショップ ································ 166
        5. ロールプレイ・ワークショップ ···························· 173
    4 コミュニティ(交流)・セッション ································ 178
        1. 言葉による交流「問いかけ訓練」の例 ······················ 178
        2. 「問いかけ訓練」のまとめ ································ 184
    5 自宅で行う訓練 ············································ 186
        1. チェックリスト ········································ 186
        2. キューとキューカード ···································· 196
        3. 記録 ················································ 202
        4. 感謝の表現 ············································ 205
    6 通院プログラムから実社会へ ·································· 208
        1. 試験的就労 ············································ 208
        2. 就学準備訓練 ·········································· 217
        3. まとめ ·············································· 219
```

第4章　心のケア ─────────────── 221

    1 個人カウンセリング ·· 222
        1. 目的 ·· 222
        2. 訓練生へ向けて ·· 223
        3. 家族へ向けて ·· 223
        4. マンスリー・レポート ···································· 225
        5. ワーキング・ブレイク ···································· 227
    2 家族セッション ·· 233
        1. 家族の心構え ·· 233
        2. 家族教育 ·· 236
        3. コーチング技術 ·· 241

第5章　全人的プログラムの到達点 ───────── 249

    1 自己受容と自己同一性 ·· 250
        1. 自己受容 ·· 250
        2. 自己同一性 ·· 252
    2 尊厳の確立 ·· 255
        1. 尊厳 ·· 255
        2. 尊厳を表すコミュニケーション ···························· 257

第6章　新しい人生 ─────────────── 263

    1 価値観の転換 ·· 264
        1. 人生を変革する意志 ···································· 264

2. 夫婦の立場が逆転するとき……………………………………… 265
②山登りのためのツール ………………………………………………… 267
　　1. 通院プログラムから得たもの…………………………………… 267
　　2. 通院プログラムのまとめ………………………………………… 268
③時間の経過の中で ……………………………………………………… 272
　　1. 8年間の記録……………………………………………………… 272
　　2. 障害を受容するとき……………………………………………… 276
　　3. 絶望から希望へ…………………………………………………… 277

参考資料……………………………………………………………………… 279

和文索引……………………………………………………………………… 281
欧文索引……………………………………………………………………… 284

カバーフォト ⓒPaylessimage ― Fotolia.com
カバーデザイン　笠原直樹

第 1 章

Rusk 脳損傷通院プログラムの概要

　本章では，Rusk 脳損傷通院プログラムにおける全人的神経心理療法の哲学と各セッションの概要を紹介する。対人コミュニケーションの集中的な訓練を通じて，治療共同体の中で脳損傷者がいかにして「自己」を再構築するか、その過程を概観する。

第1章　Rusk 脳損傷通院プログラムの概要

1　背景

1. Rusk 研究所

　Rusk 研究所（ニューヨーク大学医療センター　リハビリテーション医学　ラスク研究所：Rusk Institute, Rehabilitation Medicine, New York University Langone Medical Center[1]）（図1, 2）には，脳損傷者の機能回復訓練のための通院プログラム（Brain Injury Day Treatment Program：BIDTP）がある（図3）。1回の治療期間（サイクル）中，患者は14名程度，専属スタッフは5〜8名程度である。Rusk 研究所は，ニューヨーク（以下，NY）大学医療センターの各科専門医（神経学：neurology，神経外科：neurosurgery，精神医学：psychiatry，リハビリテーション医学：rehabilitation medicine など）を中心とする医療チームと，臨床神経心理士を中心とする臨床心理チームに分かれている。通院プログラムは臨床心理チームによって運営されているので，通常の訓練に医師の介在はない。

　通院プログラムの専属スタッフは，Yehuda Ben-Yishay 所長[2]（臨床心理学博士：clinical psychology, Ph. D.），Ellen Daniels＝Zide 所長代理[3]（教育心理学博士：educational psychology, Ph. D.，臨床心理士：clinical psychologist）をはじめとする専門性の

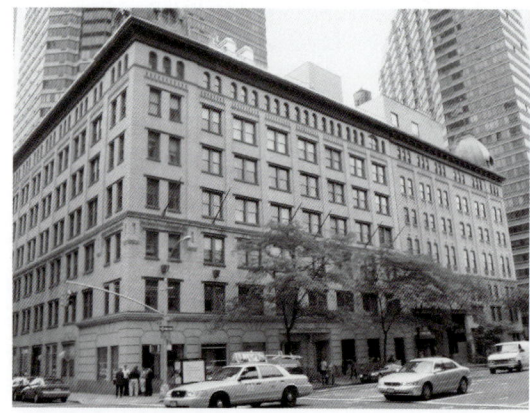

図1　Rusk 研究所外観

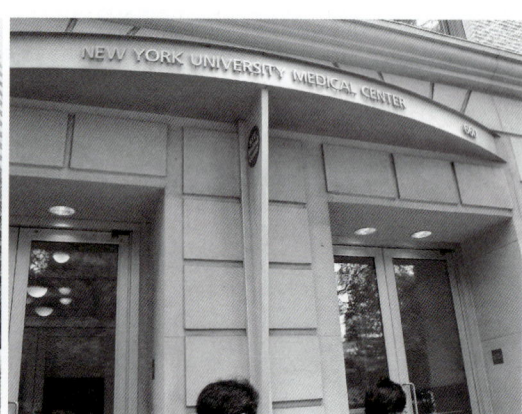

図2　Rusk 研究所の入口

---

1) New York University Hospitals Center だったが，2008年から Langone Medical Center に名称が変更。
2) NY 大学医学部臨床リハビリテーション医学教授，NY 大学医学部行動科学部門副部長，通院プログラム所長（2008年現在）。イェフーダ・ベンイーシャイ（ベニーシャイ）と読む。Ben-Yishay とはユダヤの昔の預言者「イーシャイ（Yishay）」の「息子（Ben）」という意味のユダヤ人の名前である。退職の準備のため2008年現在は週2〜3日程度通院プログラムに従事。

高い臨床心理の専門家集団である。ここには，臨床心理学(clinical psychology)，リハビリテーション心理学(rehabilitation psychology)，神経心理学(neuropsychology)，認知リハビリテーション(cognitive rehabilitation)，法医学検査(forensic examination)などの専門家が含まれる。

　Rusk 通院プログラムが治療対象とする「脳損傷」とは主に，事故などによる脳外傷，脳卒中，脳腫瘍などを原因とした「前頭葉機能不全」である。わが国では行政的定義に基づいて「高次脳機能障害」と一括されることが多い認知・遂行機能などの障害をもつ人が対象となる。脳損傷の機能回復を行う訓練機関として世界の先駆けといわれる研究所だけあって，年間を通じて世界中から医師や心理学者，心理療法士などこの分野の専門家が見学に訪れる。

　以下，本節における枠内の文章は NY 大学医療センターのホームページ[4]の説明を筆者が和訳したものである。

> **脳損傷通院プログラム(Brain Injury Day Treatment Program：BIDTP)**
> 　通院プログラムは，脳損傷者の認知機能，対人関係と社会適応，情動，および職業のリハビリテーションを目的とした集中的な通院プログラムである。集団療法で指導され，1 サイクル(または 1 学期)は 20 週の治療週からなる[5]。リハビリテーションのカリキュラム(課程)は注意深く統合され，個人仕様の治療計画に則って，個人セッションと小さなグループ・セッションが体系的に運用されている。

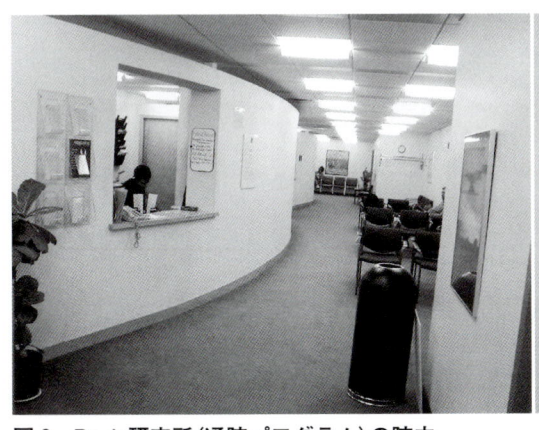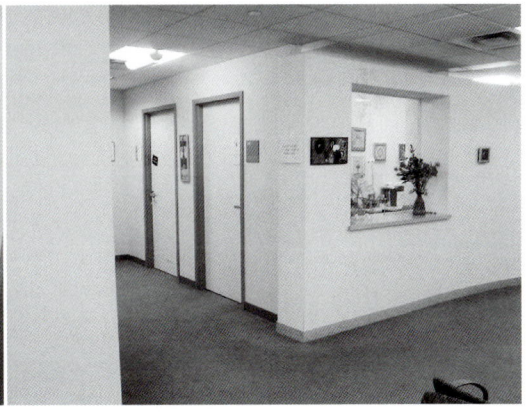

図3　Rusk 研究所(通院プログラム)の院内
左：Rusk 研究所の内部，右：通院プログラムの受付

---

3) NY 大学医学部臨床リハビリテーション医学准教授，通院プログラム所長代理(2009 年現在)。エレン・ダニエルス＝ザイドと読む。
4) http://www.med.nyu.edu/rusk/services/bidtp/ (2008 年 6 月 9 日閲覧より)。現在は，http://rusk.med.nyu.edu/for-patients-families/options-care/outpatients/brain-injury
5) リハビリテーション治療としては 20 週が費やされるということ。実際には祝祭日や訓練休暇を含み，約 5 か月の治療期間となる。

BIDTPはNY大学医療センターRusk研究所の通院プログラムとして1978年から始まった。最初の5年間は脳外傷患者の全人的・神経心理学的リハビリテーションのモデル・プログラムとして米国連邦政府により助成を受け，運営された。

Ben-Yishay博士は，もともとイスラエルで中東戦争の兵士たちの後遺症の治療から始まったと説明している[6]。第1次大戦後から，戦傷を負った兵士たちの，人格が変わる，記憶がなくなる，簡単なことができなくなるといった，誰も理由がわからなかった後遺症の神経心理学的治療の研究がKurt Goldstein博士により始められた。NY大学のGoldstein博士のもとで学んだBen-Yishay博士らはその研究に基づき，イスラエルの帰還兵[7]に対する2年間の基礎研究を経て，この分野における全人的治療のさらなる模索を始めた[8]。その後NY大学に再び戻り，Leonard Diller博士[9]らほかの研究者とともにRusk研究所においてこの通院プログラム（BIDTP）を開始した。

2. 通院プログラムの理論的根拠

> ● 通院プログラムの理論的根拠
>
> 　脳損傷後の患者のリハビリテーションは，骨折を治療したり，傷ついた器官を外科的に切除したり，あるいは感染症を抗生物質で治療するなどの通常の医学モデルには従わず，また従うべきではない。
>
> 　脳の生理学的損傷は，神経組織の断裂や伸張，挫滅，血管損傷，瘢痕組織形成などによって起こり，通常は非可逆的，永続的である。
>
> 　したがってリハビリテーションとは，脳損傷の結果生じた機能の諸問題に対処するために開発された，幾つかの治療的介入を融合することである。というのも脳損傷はいろいろなところで，その人の人生を生きていく能力に影響を与えてしまったということなのである。

かくして脳損傷者のリハビリテーションとは，患者ができうる最高のレベルまで，以下の能力を回復できるようにすることである。

---

6) Ben-Yishay博士は，オリエンテーションやコミュニティ（交流）・セッションなど折につけ，Ruskで行われている訓練方式がどのように始まったかをこのように説明した。
7) Ben-Yishay博士に尋ねたところ，エジプト-イスラエル戦争（1967年，1973年）の帰還兵とのことであった。
8) Yehuda Ben-Yishay, Diller L：Kurt Goldstein's holistic ideas：An alternative, or complementary, approach to management of traumatically brain injured individuals. US Neurology 4：79-80, 2008.
9) レナード・ディラー（Leonard Diller）臨床神経心理学博士（Clinical Neuropsychology, Ph. D.）はRusk研究所臨床リハビリテーション医学心理学教授。NY大学医学部，行動科学部門長。Ben-Yishay博士とともに通院プログラムの創設者であり責任者の1人。通常の訓練には参加しないが，診断書など各種書類に名を連ね，パーティのおりには姿を見せる。2008年に退官した。

> **リハビリテーションで回復すべき能力**
> - 日々の生活で自立できる能力，および自分自身の事柄をやり遂げる能力
> - 対人的および社会的適応に必要な他人とかかわる行動を，信頼できるやり方で的確に行う能力
> - 将来の学問的あるいは職業的能力に決定的な影響を与える学業あるいは就労に関連した行動を，信頼できるやり方で的確に行う能力
> - 脳損傷による永続的な障害を冷静に受け入れ，安定した情緒的適応を示す能力
> - 将来に対し前向きで希望を伴う展望をもち，自尊心を改善させる能力

　これらの目標を達成するために，通院プログラムでは認知療法とその他の臨床治療を組み合わせることが大切としている。患者はこの組み合わされたリハビリテーション治療を，自らの能力や個人的・社会的・職業的分野における安定した適応力に置き換えることで理解できるようになる。

　認知療法の介入（たとえば患者が，脳損傷による知的・行動的不適格性を自覚できるように助けること）を，その他の臨床療法（たとえば，患者が状況を受け入れ難いのを助けたり，患者に希望を再び与えたり，患者の士気を上げたり改善したり，自分の不運にどう順応するかを教えたり，どのようにその場にふさわしい対人的・社会的判断を下すか練習すること）と区別すると，脳損傷者に必要な究極のリハビリテーションを行う妨げになる。

　したがって脳損傷者にとっての究極のリハビリテーションとは，「体系的に統合されたやり方で，神経心理学的リハビリテーションの認知療法的・行動療法的・対人的・職業的局面に焦点を当てること[10]」である。

　通院プログラムはこのことを達成するために計画された。

3. 通院プログラムの理念と体系

　各サイクルの訓練初日に Ben-Yishay 博士は訓練の方針や考え方について説明する。それも一方的に話すのではなく，訓練生[11]に質問しその応答の関係のなかで治療コミュニティを意識させながら説明する。継続的に参加している訓練生は，このときの答え方が回を重ねるごとに要領を得てどんどんうまくなる。また新しく訓練に参加する訓練生も，だんだん周りの雰囲気に触発されて，自然に手を挙げて発言するようになっていく。訓練初日の最初のセッションから，集団療法の力動が効果的かつ魅力的に利用され運用される。

---

10) http://www.med.nyu.edu/rusk/services/bidtp/（2008年6月9日閲覧より）。現在は脚注4を参照のこと。
11) Rusk 通院プログラムでは患者（脳損傷者）のことを「訓練生」と呼ぶ。詳しくは脚注14を参照のこと。

以下の枠内は，筆者が参加したときに参加者に渡されたプログラムのハンドブック[12]からの説明である。

● **訓練環境と治療コミュニティ**

訓練環境
1．オープンでリアルな環境
2．人々が協力して参加者を助けるようにデザインされている。
3．心を分かち合い，オープンで信頼できるところ
4．親密なグループ環境
5．インスピレーションを育むところ
6．情動のバッテリーを再チャージするところ

治療コミュニティの構成員

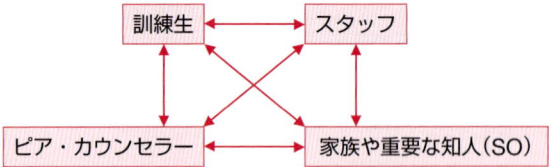

プログラムの目的
1．訓練生を，活発に考えられる人そして問題を解決できる人にする。
2．究極の補填と学習を促す。
3．対人スキルを高める。
4．自分への自信を再び取り戻すのを助ける。
5．自己受容を開発する。

この訓練プログラムは治療コミュニティとしてデザインされている。「オープンでリアルな環境」という言葉は訓練中しきりに登場する。訓練生ばかりでなく家族としても，常にリアルな世界の環境を意識させられる。このことは，社会参加を前提とし，医療機関からの旅立ちの一歩でもある。またプログラムが真に「心を分かち合い，オープンで信頼できる場所」であること。また「インスピレーションを育む」ことができ，「情動のバッテリーを再チャージするところ」であること。これらは単に機能回復を目指す「訓練所」ではなく，社会性と同時に個人の精神性を大切にするRusk研究所[13]ならではの「全人的治療」そのものである。

訓練は4つの構成員からなる。それぞれに役割があり，以下のことを常に意識して

---

12) Brain Injury Day Treatment Program：Family/Significant Other Orientation Handbook（2004年秋冬サイクル）より。（個人資料）
13) 以後，本書では「Rusk研究所」を，Ruskと略す。

訓練に自ら参加する強い気持ちをもつことが要求される。訓練生[14]は，①もはや患者ではない，②自ら志願している，③モチベーションをもつ，④現実的，⑤市民性，つまり社会の一員である意識，などである。

スタッフには次の役割がある。①コーチ，②真実を告げる人，③専門解答者グループ，④交代可能，⑤慎重，などである。ピア・カウンセラーは，Ruskでの訓練を修了し，なおかつボランティアとして一定期間スタッフとともに働き，スタッフから「訓練生の模範」として太鼓判が押された先輩たちのことである。訓練生にとって最も身近な先輩カウンセラーの存在である。SO（significant others）は，主には家族のことだが，家族に限らず訓練生にとって大切な友人・知人の場合もあるので，このような呼称が使われている。

治療コミュニティを形づくっているこれらの構成員が，相互に関係をもち，互いに影響を与え合いながらリハビリテーションの効果を高めていく，というのがRusk特有の訓練環境である。

通院プログラムの目的は，訓練生が自分で考えられるようになり，対人スキルや社会性をもち，損傷後も「自分が自分であること」を復活することにある。そのために自ら学ぶ強い気持ちをもってがんばる。そして障害をもった自己を受容し，さらに自力で自己開発する可能性をもてるようにする。訓練はすべての訓練生とその家族が，これらのことを獲得する技術を身につけるためのものである。

---

14) Ruskでは「患者」ではなく「訓練生」と呼ばれる。医師から薬を処方してもらって治す患者という意識ではなく，病院の環境から離れて，社会生活・家庭生活をするためのさまざまな技術と考える技術を自ら学び訓練する訓練生である，という意識をもたせるため。

第1章 Rusk脳損傷通院プログラムの概要

2 通院プログラムの構成

通院プログラムは次の4段階から成り立っている。
1. 開始時の包括的評価（Initial comprehensive evaluation）
2. 集中的な改善治療（Ⅰ期）〔Intensive remedial treatment（first phase）〕
3. 指導つき試験的就労（Ⅱ期）〔Guided work trials（second phase）〕
4. 修了後の維持・フォローアップ治療（Ⅲ期）〔Post-discharge, Maintenance/Follow-up therapy（third phase）〕

本書は訓練の内容と実際を具体的に紹介することを目的としているので，主に上記の「2．集中的な改善治療」を取り上げて各章で詳述する。しかしまず初めに，Ben-Yishay博士から通院プログラムへの参加を推薦されるにあたって，実際にどのように評価診断が行われたか，「1．開始時の包括的評価」を夫のケースを例に挙げて紹介する。また「3．指導つき試験的就労」の様子も2008年9月の取材をもとに後節で簡単に紹介する。「4．修了後の維持・フォローアップ治療」に関しては，夫のケースを1例として紹介したい。

1. 評価と診断

1）4日間の評価

通院プログラムへの参加にはいくつかの条件がある。①歩行や最低限の自己管理が1人でできること，②確かな双方向の言葉によるコミュニケーションの能力（失語症や構音障害なら軽度以上），③日に数時間の，活発な認知および対人の治療（矯正）的「訓練」に参加できる能力，④参加時点で少なくとも80以上のIQがあること，⑤リハビリテーションのプログラムに参加するのに必要な最低限のモチベーション（指示に従い課題をやりぬく意欲）があること，⑥騒ぐ，あるいは重症で，激しい精神障害がないこと，⑦強制的な「社会の」禁止事項や規則などにこたえられる能力，⑧ある程度の「従順性」（社会的・心理的支援や鼓舞的・訓戒的支援に合わせて，自分のふるまいを変えられること），などである[15]。

---

[15] Ben-Yishay Y, et al：Neuropsychological rehabilitation：Quest for a holistic approach. Seminars in Neurology 5：252-259, 1985

通院プログラムに参加するためには，Ben-Yishay 博士による書類審査の後，2 日間または 4 日間の評価を受ける。そのなかで候補生と認められれば候補生セッションに参加して集団療法に適しているかどうか判断される。すべての評価の結果 Rusk から招待されれば，候補生は 1 年に 2 回，2 月と 9 月のサイクル開始時期に申し込み順で訓練に参加できる。招待（invitation）を受け，本人が自ら志願して参加する（volunteer）という形をとる。実際は，本人というより家族の強い希望で参加するケースがほとんどであろう。

2003 年 1 月 2 日，筆者はまだしっかり歩けないうえに，おそらく今どこにいるのかもわかっていない夫を抱きかかえるようにして NY に飛んだ。同年 1 月 6 日から，4 日間の検査と評価が始まった。

■ 1 日目（2003 年 1 月 6 日）

まだ覚醒レベルの上がっていなかった夫に対する検査は，M. Johnson 先生によるコンピュータを使った基本テスト（Basic Test）から始まった。

午前中（10～12 時）に，以下のテストが行われた。

1．Reaction Time：画面上の○印が紫色になったら spacer key を押す。
2．Attention Reaction Conditioner：まずアラート音が鳴り中心の○が緑色になったらキーを押す。周りのフィードバック○印が赤くつき，反応の速さを教えてくれる。
3．Zeroing Accuracy Conditioner（①immediate response，②short coast，③long coast）：時計の針が 12 時のところで止まるように spacer key を押して離す。①はキーを離すとすぐに針が止まるようになっている。②はキーを離して 10 秒後に止まる。③はキーを離して 25 秒後に止まるように設定されている。
4．Visual Discrimination Conditioner：左右に 3 つずつ小さなボックスがあり，左には数字，右には色が出る。アラート音が鳴って出たもの（数字または色）を言う。
5．Time Estimates（図 4）：画面上に時計盤が現れる。秒針は spacer key を押せば消え，もう 1 回押すと現れるようになっている。ターゲット時刻の数字が出たら，時間を予測してストップウォッチのように spacer key を押す。何度も繰り返すので，夫は途中で疲れて目を閉じて休んでいた。比較的安定的にできるので Johnson 先生がどういうストラテジーを使っているのかと聞くと，夫は 1 秒の長さがマーチのテンポ（♩=120[16]）の 2 拍分なので，マーチを頭の中で歌いながら数えていると答える。夫はかつてトランペット演奏を専門にしていたの

16）♩=120 は，メトロノーム記号で 1 分間に 120 拍を打つテンポという意味。音楽では拍節構造が演奏の基本なので，専門に勉強するとテンポの安定感を身につけることになる。脳損傷者は安定した拍節感や時間の感覚が失われる。人間の体内時計の動きと前頭葉損傷の問題に関係があることは間違いない。しかし，このテストは集中力をみるためのテストであり，集中力の持続を訓練するための格好の素材であると後に説明された。

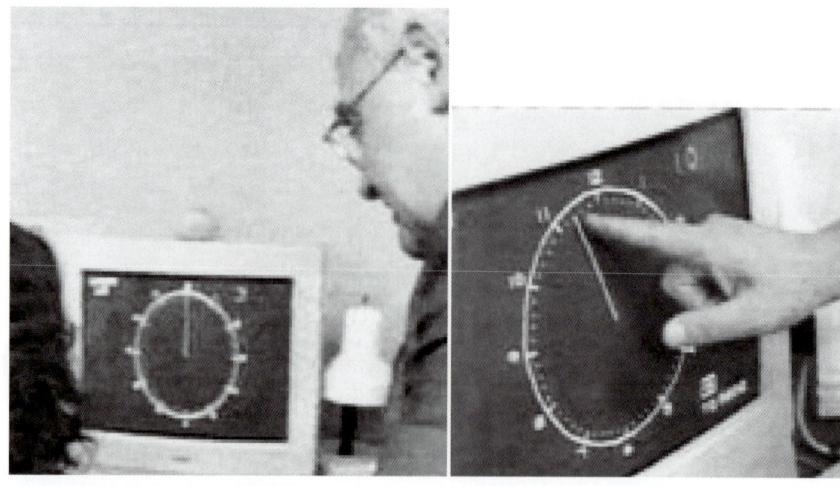

図4　Time Estimates の訓練

で感心される。

午後(13～15時)は以下のテストだった。

6．Single Word Scan Test：アルファベットの連続の中で，Hを見つけたら下線を引く。次にCとEを見つけたら下線を引く。
7．Test of Abstract Reasoning：論理性か視覚的か何らかの根拠を用いて何が次に来るかを選ぶ。夫は難しかったと言う。何がどう難しかったか，非常に具体的に聞かれる。Johnson先生は夫に「飽きたり思考が鈍ったりはしていなかった。疲労にもかかわらずとても良くがんばり集中力が続いていた」とフィードバックした。

■2日目(2003年1月7日)

午前中はJohnson先生と神経心理学者のJoseph Marcantuono博士，午後からは職業訓練を担当しているBonnie Marks博士とテストを続ける(図5)。

1．Gates MacGinitie Reading Tests：同義語を5つの候補の中から選ぶ。
2．少し長文の読解力のテスト：Johnson先生から神経疲労の問題を指摘される。「複雑なことになると脳の疲れ方が激しくなり，エネルギーを補うのに普通の人の4～5倍かもっと時間がかかる。訓練によって強くなるし，時間が経てば少しずつ良くなる」。
3．夫へのさまざまな質問：Marcantuono博士がいろいろ質問する。年齢，生年月日，ここはどこか，結婚して何年か，仕事のこと，あなたに何が起こったか，症状のこと，なぜリハビリテーションが必要と思うか，どんな問題があるか，など。Marcantuono博士からも，神経疲労についての説明を受ける。さらに，無気力症(adynamia)のことを教えてもらう。「言葉を発することができない，何か言いたくても言えない，心に何も感じることができない，感じても表現で

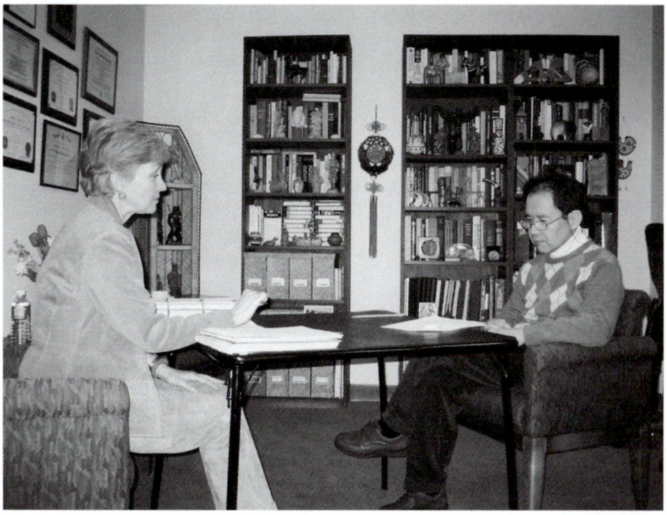

図5 テスト風景：Marks 博士と夫

きない」など。
4. 絵を見て同じ物を探すテスト：①一般的な形のものを1列から，②一般的なものを上下の2列から，③抽象的な形のものを1列から，④抽象的な形のものを上下の2列から。夫は比較的良くできていた。

■ 3日目（2003年1月8日）

午前中は David Biderman 博士が実際の訓練のようにテストした。
1. Time Estimates：Rusk の認知訓練のときに行うやり方でテストした。何度も繰り返し，できるだけ目標値に近づくように本人がどのような戦略を使うかを見る。また，集中力の持続がどれほどなのかを見る。
2. 今の人生をどう思うかについて：今の自分をどう思っているかについて聞かれる。夫は，運命で仕方がない，治るように戦いたい，この先どうなるのか怖い，粧子（筆者）がいなくなったらどうしてよいかわからない，などと答える。

午後は Bonnie Marks 博士，そして Andrea Reyes 先生がさまざまなテストをする。
3. Prioritize Test：読んで優先順位をつける。積み木の移動。
4. 質問：生年月日，今日の日付，今どこにいるのか，など。
5. 絵柄の空白に当てはまるものを選んで入れる。

■ 4日目（2003年1月9日）

午前中に Ben-Yishay 博士と 45 分のミーティング。夫の問題点を指摘される。「大きく3つある：①言葉の理解と表出の問題，②神経疲労，③無気力症，である。1対1の訓練はやっていけそうだが，現状ではその他すべての訓練になじむかどうかもう少し検討しなければいけない。そこでグループ・セッションに入って他の訓練生と一緒

の中でどうなるか見なければいけない」。このように説明されてコミュニティ・セッションに参加する。

■**候補生セッションへの参加**

コミュニティ・セッションの時間を使って，夫が集団療法になじむかを見るための候補生セッション（candidate probe）は，Ben-Yishay博士の司会により以下のように進行した。

1. われわれ夫婦の紹介
2. 夫が1対1の訓練では良かったが，グループではどうかを見るためにここにいる。
3. 「なぜここでは患者といわずに訓練生と呼ぶか？」：訓練生とのやり取り。
4. 「自分自身のことをどのくらい皆に説明できるか？」：訓練生全員が自己紹介。
5. 「どういう助けが必要と思うか？」：以下のフィードバック。
6. 全員からのフィードバック。スタッフからは次のようなフィードバックをいただいた。
   （a）友好的な印象。あまりしゃべらないが，友達になりたいと思わせる何かをもっている。
   （b）決意がわかる。懸命に努力するタイプ。いちばん大きな財産は奥さんの粧子，素晴らしい人。
   （c）良い決意が見える。このプログラムを信頼していることがわかる。粧子への信頼が素晴らしい。
7. Ben-Yishay博士のフィードバックは次のようであった。「君たち夫妻はとても良いチームだ。ここに来るために必要なことは2人で今までやってきている。すでに音楽家として，そして会社で，勤勉で熱心な仕事ぶりを長年経験してきている。立神教授，つまり粧子夫人に対して圧倒的な信頼感がある。それは小澤氏が1人ではない，ということを表している。大きな問題は無気力症と神経疲労だ」。

その後，午後からは，Time Estimatesのテストを再び行った。そして15時から，Ben-Yishay博士との最終面談が行われた。

2）最終面談

4日間のテストの結果を見せながら，Ben-Yishay博士が以下のように総括した。

1. 基本レベル，および高次レベルのテストでは，普通の人より知的レベルが高いくらい良かった。その上，テスト中の訓練ですでに良い結果を見せた。
2. 信頼度についても，自然の回復が見える。これは訓練でさらに良くなるだろう。
3. 集中力に関してはまだ問題がある。強化訓練を受ければ良くなるはずだ。

4．記憶にも問題がある。
5．失語症にも問題があるが，これは症状としてなのか，神経疲労で英語と日本語のやり取りがうまくいっていないのか，時差の問題もあるので判断しかねる。
6．教科書に書いてあるような，典型的な無気力症である。
7．人が言うことの理解，つまり情報処理力にも問題がある。
8．日常的には知的な刺激，また活動的な人からの刺激が必要である。週に２〜３日，２〜３時間の訓練があると良い。

覚醒もまだ十分でなく，以上のことから最低あと半年後の９月からであれば，Ruskでの訓練で効果がより得られるだろう，と半年後以降の参加を推奨された。

3）診断

以下は検査と評価後，約２週間たって日本に送られてきた2003年1月21日付の，Ben-Yishay博士の診断結果を訳してまとめたものである[17]。

評価の目的は次のことを見極めることである。①小澤（夫）がRuskの集中的で全人的な通院プログラムが提供するリハビリテーション治療を受けることで利益を得られるか，②小澤がRuskのすべての「グループ治療」に活発に参加するために，十分に英語を理解し，英語でコミュニケーションをとれるか。

これらを判断する材料として，前述の各種テスト，医学的所見と試験的治療の結果が使われた。また４日間の評価の際の，身体的・精神的持久力も判断の重要な要素であった。

医学的所見として，小澤は現状として，以下の脳損傷による症候群があると診断された。

1．無気力症。以下の３つの典型的な症状が見られる。①思いや行動を自分からすることが困難，②発想の欠如。短いコメントを増幅させたり拡大したりできない，さらなる質問をしようとしない，③無表情。心が動かず表情がない。
2．受信・発信の情報処理のスピードが遅く，確実性がない。
3．人が言っていることを理解することが難しいと同時に，言葉が出てこない失語の症状。
4．疲労しやすく，休憩を取らないとそのときしていることをこなせない神経疲労の症状。

Ben-Yishay博士の解釈によると，これらの症状の１つひとつが確認されたのは確かだが，いったいそれぞれが互いにどのように関係づけられているかについては，時差ぼけなどの特殊な条件もあり，また母国語でない言語でのテストなので定かではない，としている。

---

17) 患者の個人情報となるので，公開できることのみとさせていただく。

このあと，Ben-Yishay博士のレポートは，夫の推定される病気以前の知的能力（日本での検査の結果を受けて）のこと，診断結果の妥当性などに触れている。そして各種テストの結果を項目ごとに，左から次の順に列挙している。項目（Veriables），小澤のスコア，損傷度あるいは欠損度（Degree of Deficits）。

項目とはたとえば，＜視覚的・知覚的情報処理力＞の項目では，「横に読んで単語のキャンセル─刺激が1つの場合：(a)エラー数，(b)時間」や，「動きのあるスキャン（周辺の微妙な識別力）：(a)親しみのある形，(b)親しみのない形」などのことである。スコアとは，前述の項目に対して「1エラー，83秒」や，「17/24, 24/24」（できた数/設問数）などのことをいう。損傷度あるいは欠損度とは，たとえば「わずかに欠損」や「正常」，「ひどく損傷」などと記される。

どのような項目が取り上げられたかを，以下に具体的に示す。A．基本的な注意機能（コンピュータによるテスト）〔Basic Attentional Functions (Computerized Tests)〕，B．視覚的情報処理能力（Visual Perceptual Information Processing Abilities），C．言葉理解とコミュニケーション（Verbal Comprehension and Communications），D．記憶機能（Memory Functions），E．高次レベルの論理的思考機能（Higher Level Reasoning Functions）。

そして項目ごとにBen-Yishay博士による分析と解釈が記されている。

次に試験的治療の結果について，①改善された集中力，②グループの仲間と交流する力，などが丁寧に分析されている。

これらの記述のあとに結論として，次のように書かれていた。小澤は1対1の訓練環境では非常に良い結果が出ているが，集団療法ではそれほど良い結果ではなく，少し時間を置いてからのほうがRuskの訓練の効果が上がる，と考えられる。覚醒レベルが上がり英語への理解度が上がれば2003年9月から参加できるかもしれない。

最後に推薦として，次の3つの訓練が推奨された。

1．英会話の練習
2．その日のニュースの要約（英語で一緒にCNNなどを見る。要約する。どういうところに小澤の注意力が足りなかったのかを指摘する。短い話し合いの後，小澤に要約を繰り返してもらうが，その時に話し合って補った部分が必ず加わるようにする）
3．単語キャンセルの練習。このキャンセル練習には次のような指示が含まれる。
   （a）添付素材のAを使って，IとTの2文字を消す。その際，次のように進める。①小澤氏にやり方を説明する，②指示から終わりまでの時間を計る（日付を記入しておく），③しかし「大事なことはタイムではなく，正確なこと」であることを強調する，④添付の付録を参考に，次のように小澤氏の正確度を計算して記録する，〔n（小澤氏が正しくキャンセルした数）〕÷（キャンセル正解数60）＝正解率，⑤以上のステップで1回のセッションにつき1ページずつ進める。

(b) 添付素材のBを使って以下のことをする。①内容を読まずに純粋に視覚的に，THE の単語を消していく，②上記の計算方式で正解率を出す，③目標は小澤氏が 96％の正解率を達成すること。

　この評価方法は Rusk で認知訓練を実際に行うときの方法と同じであった。特に，最初のサイクル時に訓練生が取り組まなければいけない「注意力と集中力」を増強するための訓練に使われる方式と全く同じである。これらの訓練を日本の自宅で行うとき，Ben-Yishay 博士からはバイリンガルの大学生に手伝ってもらうようすすめられた。しかし実際は，条件に当てはまる学生を探すのが困難だったので，主に筆者自身が3つの訓練を行った。さらに近所の英会話学校に通うことにした。訓練の際はできる限りすべてを指示どおりにすることを心がけた。

2. 治療サイクルとその構造

　通院プログラムの訓練は 20 週を1サイクルとする。サイクルの開始時期は1年に2回あり，2月末と9月はじめに設定されている。1日の訓練は朝 10 時〜15 時まで。訓練はサイクルとしても1日の流れとしても，体系的に構造化されている。1日の流れとサイクルの流れを組み合わせた**表1**は，そうした Rusk の訓練計画を構造化したもので，スタッフにより学会での発表用に作成された表[18]を日本語用に上下を入れ替えて訳したものである。

表1　全人的通院プログラム (Holistic Day Program)

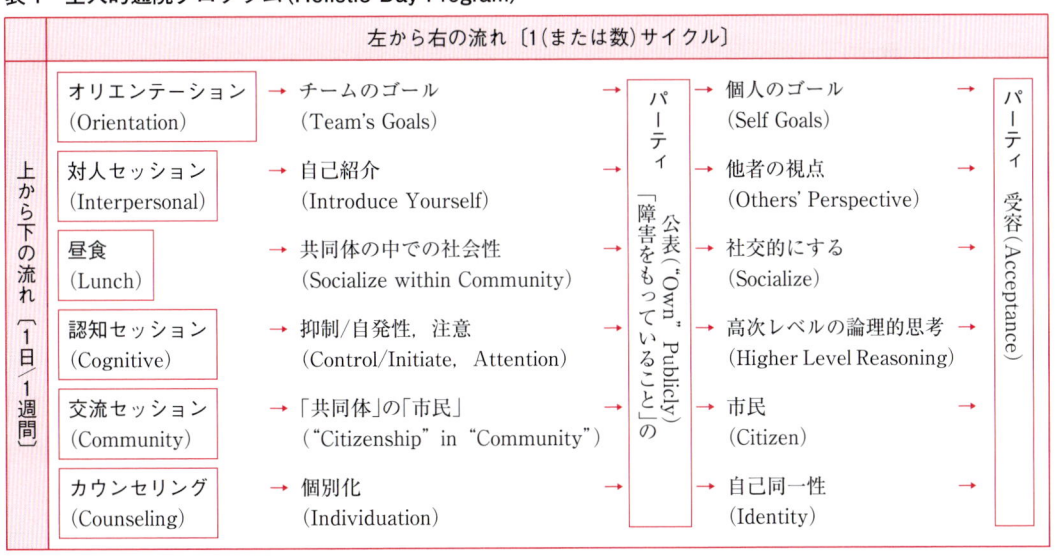

上から下の流れ〔1日/1週間〕	左から右の流れ〔1（または数）サイクル〕						
	オリエンテーション (Orientation)	→ チームのゴール (Team's Goals)	→	パーティ 公表 ("Own" Publicly)「障害をもっていること」の	→ 個人のゴール (Self Goals)	→	パーティ 受容 (Acceptance)
	対人セッション (Interpersonal)	→ 自己紹介 (Introduce Yourself)	→		→ 他者の視点 (Others' Perspective)	→	
	昼食 (Lunch)	→ 共同体の中での社会性 (Socialize within Community)	→		→ 社交的にする (Socialize)	→	
	認知セッション (Cognitive)	→ 抑制/自発性，注意 (Control/Initiate, Attention)	→		→ 高次レベルの論理的思考 (Higher Level Reasoning)	→	
	交流セッション (Community)	→ 「共同体」の「市民」 ("Citizenship" in "Community")	→		→ 市民 (Citizen)	→	
	カウンセリング (Counseling)	→ 個別化 (Individuation)	→		→ 自己同一性 (Identity)	→	

18) 2008 年 9 月に Rusk を訪れたおりに，この表を見せていただき掲載の許可をいただいた。なおオリジナルは，座標軸の左側が下から上への構造となっている。日本語だと読みにくいので上下の構造を入れ替えた。

表1は，縦軸が上から下へ1日/1週間の流れを，横軸が左から右へ1サイクルまたは数サイクルの流れを表している．縦軸は，治療グループを1つのコミュニティとして，①このチームに属することの目的意識の説明（オリエンテーション）から始まって，②個々の紹介（対人セッション），③コミュニティにおける社交性（昼食），④注意力のコントロールや自発性の訓練（認知セッション），⑤コミュニティの中の市民性を培う（交流セッション），⑥集団療法の中での個別化（個人カウンセリング）という1日の訓練の流れを概観できる．

サイクルは2つのパーティによって区切られる．1回目のパーティでは「欠損をもっている」ことを公にする，そして2回目のパーティでは欠損がある自己を「受容」する姿を見せることを目標としている．

1回目のパーティの後，訓練の後半では，縦軸の項目はそれぞれ次のように発展する．①自分の目標，②他の人からの視点，③社交的になる，④高次レベルの論理的思考力の訓練，⑤市民となる訓練，⑥自己の確立．

このように通院プログラムの訓練は，①治療コミュニティの一員として社会性を養う，②障害を学び理解する，③戦略の習得と実践を繰り返し，習慣化を目指す，④自宅や社会の中での自己を確立していく，などを目標にすべてが体系的に計画されている．全人的治療を目的としているRuskの訓練はこのように概観できる．

以下，本項ではサイクルの構造を，次項では1日の構造について述べる．そして，「③各セッション」の項において各セッションについてさらに詳しく紹介したい．

1）20週の流れ

通院プログラムの訓練は20週を1サイクルとする．しかし実際は，10週が終わると中休みの週があり，ほかにも各種の祝日（国家の祝日やキリスト教，ユダヤ教の祝祭日）があるなど，合計で丸5か月間となる．訓練生の構成が各サイクルで異なる[19]ので内容に多少の変化はあるが，1サイクル20週の基本的な訓練の流れは表2のようである．

表2は通院プログラムのステップ1＜機能回復訓練プログラム＞の様子である．ステップ1を修了するには少なくとも2サイクル，1年間の訓練が必要である．むろん症状によるが，実際は3〜4サイクル，つまり2年間の機能回復訓練を続けるケースが多かった．

その先に続くステップ2として＜職業訓練プログラム＞が用意されている．職業訓練はステップ1を修了した訓練生のうち，将来の必要性に応じて，また訓練生の興味や専門に応じて，NY大学医療センター内外のさまざまな部署と連携して行われる．筆者が参加したときの仲間の訓練生は，病院の事務の手伝い，カルテのファイリング

---

[19] サイクルごとに修了する訓練生と，新しく参加する訓練生とが生じるので，サイクルごとに訓練生の構成が変わる．新訓練生は各サイクル平均5名程度である．

表2　通院プログラムのステップ1＜機能回復訓練プログラム＞の20週の流れ

第1～3週	訓練生1人ひとりのリンチピン・ポスターづくりと，個々の評価診断，あるいは先サイクルからのまとめ，休暇時の検証など
第4～7週	Ruskの訓練になじむための基本訓練，Ruskの訓練を社会生活に応用するためのより高次レベルの訓練など
第8～9週	スピーチとパーティのための準備期間
第9週	ミッドサイクル・パーティ
第10週	スピーチとパーティの検証，およびワーキング・ブレイクの計画
Working Break	Rusk外でのストラテジー（戦略）の応用実践と，休暇
第11週	休暇時の検証，休暇での出来事を踏まえたうえでのさらなる訓練の方向づけ，リンチピン・ポスターの見直し（ワーキング・ゴール設定）
第12～17週	サイクルの終わりに向け，リンチピン・ゴールを達成するための集中的な訓練，Face-the-music（第16週あたりから）
第18～19週	スピーチとパーティのための準備
第19週	エンドサイクル・パーティ
第20週	Face-the-music続き，スピーチとパーティの検証，サイクルの総括，休暇の過ごし方，修了後の心構えなど

や，各種書類のコピー，医学部付属図書館の受付業務手伝い，医療センターのロックスミス（錠前専門）部門，コンピュータ部門，薬局などで訓練を受けていた。担当スタッフのMarks博士によると，ケースによってはNY大学外での訓練もありうるとのことである。

2）ワーキング・ブレイク

　訓練週の間に挟まれる休暇も，単なる休みではない。「ワーキング・ブレイク（working break）」と言われるように，「安全な実験室（safe laboratory）」であるRuskでの訓練を，自宅や社会といった実際の生活に応用することが課題となる訓練休暇である。休みの前に，オリエンテーション・セッションや個人カウンセリングの時間を使って，どのような計画で過ごすか，リンチピン・ポスター（p.29参照）に描かれてあるゴールから外れないよう，スタッフから詳細にわたって指導され，目標を立てる。それまでの10週間のRuskにおける訓練を，実際の日常や社会に応用するとどうなるか，ということを訓練の途中経過で見る大変貴重な機会となる。また，全米各地のみならず世界中から来ている訓練生とその家族が，NYでの休日も楽しむよう指導されるので，この時にようやく初めてNYを知り，楽しむ，というよい機会にもなる。
　休暇が終わると，休暇の過ごし方を「体験結果報告して（debriefing）」検証するところから始まり，リンチピン・ポスターを再度見直して，ワーキング・ゴールとして残りの10週の目標を微調整する。どんな時間もむだにせず，常に流動的に，1つの大きな目標に向かって，念入りに訓練計画を遂行する。Ruskの統一感のある訓練と自宅

や社会における実際との間に，できる限り有機的なつながりをもつように計画され訓練されていく。

3）通院プログラムを修了した後

　通院プログラムの訓練後はどうなるかという問題は，本人ばかりでなく，主治医の側からも家族の側からも大きな疑問点である。修了後のアンケート調査などは何もない。修了後の社会生活において実際はどうであるかという情報を，スタッフも興味津々で待っている。筆者は夫とともに訓練修了後も約2年ごとにRuskを訪れているのだが，夫の変化の様はRuskにとっても驚きと大きな喜び，とのことである。

　1年間のRuskの訓練を修了した筆者にとっては，わが家の例を参考にあげることしかできない。以下は，機能回復訓練を修了したときの感想である。これはまた，Ruskを修了後に訪れたときにわれわれを中心にした特別セッションが組まれ，Ben-Yishay博士からの質問の1つに答えた内容の一部である。

　　　しばしば家族セッションなどで，Ruskでの訓練が終わった後の生活が心配である，といった話が出てきていたが，Ruskの教えを真の意味で活用すると，ほとんどすべての状況に対応できる技術や考え方を，Ruskはしっかり教えてくれていたように筆者には思える。そのもとになる財産は，そのときは念のためと思ってとっておいた詳細なノートである。その当時は，自分の夫の症状のことしか頭になかったが，夫の状態が改善されている今は，他の訓練生のリンチピンのメモや自分がとったノートを見ることで，どのような場面でも対処できている。そして他の訓練生と一緒に訓練したおかげで，ありとあらゆる可能性に対処できるだけのメモが残っている。他の訓練生のケースがすべてそのまま当てはまるわけではないが，訓練で培った応用力をうまく使えば，大方の問題の基本的な部分は対応できると思う。医療機関に頼らずに生きていく自立的な精神と，障害をもった夫と生きていく技術をもたせていただいたのは，このノートを繰り返し復習し実践しているためではないかと思っている。

　筆者は夫とともに，通院プログラムを修了した後でもずっとRuskでの学びを意識的に心がけて毎日を送っている。筆者宅では次のことをRuskの訓練後に実践している。

1．戦略は絶え間なく使う。
2．達成可能なゴールを設定し，がんばる。
3．常により良くすることを考える（暮らし方，考え方，やり方など，どんなときもマンネリにならないよう心がける）。
4．訓練中にとったノートを復習する（あらゆる疑問に対処できる何かがノートに書いてある）。
5．夫が自分の存在意義を真に感じられるよう常に言葉を掛け，夫にも言葉で語ってもらうようにする。

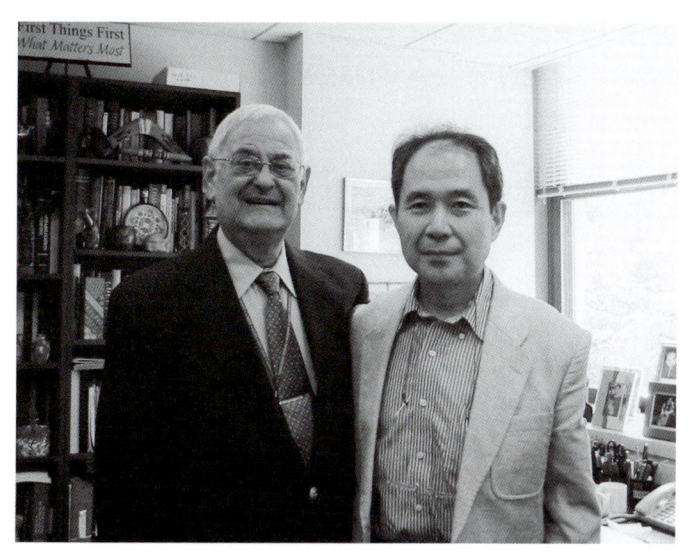

図6　Ben-Yishay 博士と Fuji（夫）

　わが家では半年〜1年ごとに自宅版リンチピン・ポスターをつくり，達成できる目標を設定し，折につけ検証し微調整しながら，日常生活の中に訓練をとりこんで暮らしている。夫には常に神経心理ピラミッドを意識してもらい，Rusk で学んだ用語や考え方を駆使して，良いことと悪いことを分析して対話しながら問題に取り組んでいる。
　そして自宅での訓練計画をつくるに当たって最大の助けは Rusk のスタッフとの連携である。Rusk から遠く離れた日本にいても，E メールなどで担当カウンセラーとつながり，どのような時も英知に満ちた助言をいただけることは心強い限りである。

　訓練修了後1年半たった 2006 年に再び Rusk を訪れたときに，われわれの顔を見るなり，Ben-Yishay 博士はこう言った。「おお，君たちの表情でわれわれの訓練が間違っていないことを確信できる。来てくれて本当にありがとう！」。そして 2008 年9月に訪れたときは，夫の顔を見るなり Ben-Yishay 博士は「よく来てくれた。Fuji，さらにずっと良くなったね！　素晴らしい！」と言って強く夫と筆者を抱きしめた（**図6**）。夫が驚いて「なぜそんなことがわかるのですか？」と博士に尋ねると，「そんなことは目を見ればわかる」と一笑された。

3. 1日の構造

　前項の**表1**にあるように，1日の構造にも治療共同体としての目標から訓練生の個別の目標まで，全人的な治療訓練が網羅されている。

表3　1日の訓練スケジュール

時間	内容
10：00〜10：35	オリエンテーション（Orientation）
10：35〜10：40	休憩
10：40〜12：00	対人セッション（Interpersonal）
12：00〜13：00	昼食 個人カウンセリング（訓練生/家族，週1回）
13：00〜14：25	認知セッション（Cognitive）
14：25〜14：30	休憩
14：30〜15：00	交流セッション（Community）
15：00〜15：45	個人カウンセリング（訓練生/家族，週1回）
15：45〜17：00	家族セッション（家族のみ週1回，火曜日）

1）毎日の訓練スケジュール

　訓練生の1週間の訓練スケジュールは，月曜〜木曜の毎日，朝10時〜15時まで，それに個人カウンセリングと家族セッションが週1回ずつ加わる。1日のスケジュールは**表3**のようになっている。各セッションについては次節で述べる。

　1日の訓練は時間の流れに従って体系的に構成されている。訓練意識の導入（オリエンテーション）から始まり，治療共同体の一員として対人コミュニケーションの訓練，個別の認知訓練，社会としての共同体への参加（交流セッション），そして家族を含む個別の問題を解決するカウンセリングまで，訓練生が社会の一員として再び機能できるように計画されている。こうした全人的な視野から構造化された訓練が毎日繰り返される。繰り返しといっても，サイクルの流れの中で大きな目的に従って内容が計画されているので，週が進むにつれ，各自のゴールに向かって内容は常に調整され，いわば「らせん状」に訓練は前進する。

　通院プログラムの核となる各セッションについては「③各セッション」を参照されたい。以下に，Rusk内外のあらゆることを訓練として機能させるRuskの考え方の具体例として，メインのセッション以外のことを少し述べておく。これらは「セッション」の説明ではないが，Ben-Yishay博士が各サイクルの初めに必ず話すことであり，時間を守ることの意味やスタッフの仕事などセッション以外の部分の簡単な紹介である。

2）訓練の場所

　訓練は通院プログラムが入っているRusk研究所[20]の3階にある複数の部屋で行われる。オリエンテーション，対人セッション，交流セッションは，40名程度が座れる

20）マンハッタン島の東のEast River側の，First AvenueとEast 38th Streetの角の建物。NY大学医学部が含まれる医療センターはEast 34th Streetにある。

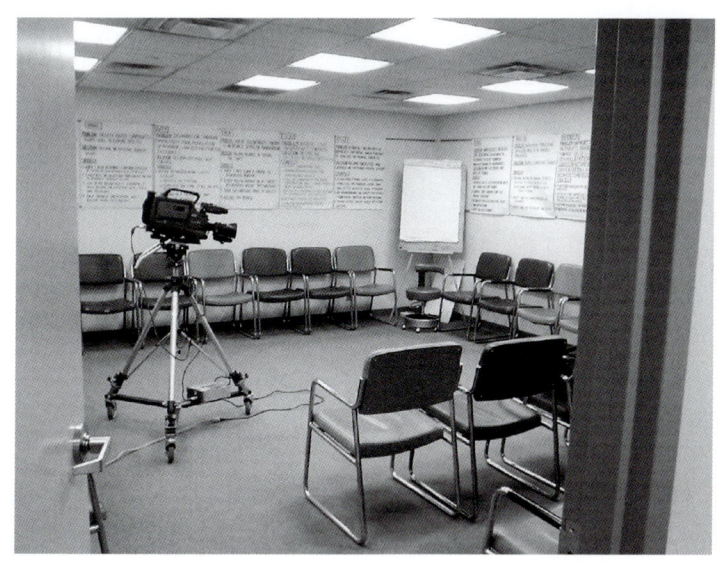

図7 メインの訓練室

最も大きい部屋で行われる。これが通院プログラムのメインの訓練室になっている（図7）。10～15名程度が座れる次に大きい部屋は2部屋あり，認知セッションのときに必要に応じて使われる。その他スタッフとの1対1～2名の場合など，個別認知セッションではスタッフの個室(5～7部屋)が使われる。

この階にはリハビリテーション科の理学療法(PT)訓練室もあり，外来患者の待合場所が通院プログラムのロビーと隣り合っている。したがって訓練生はほかの人たちの迷惑にならないよう声の大きさや態度に注意する義務があり，社会性を訓練することになる。

3）訓練の道具

訓練生の持ち物はノートと筆記用具だけである。訓練の初日に訓練生は，特別なノートを使うように指示される。これは，5つの部分に分かれていて各セッション別に記録ができ，さらに配付物が入るポケットがついている。このほかは，認知訓練のときに使うブルーファイルである。これはRuskの一部屋に保管されていて，そこから各自が取り出すようになっている。ブルーファイルの背には，訓練生の名前(夫の場合は富士夫であるから"Fuji"のように)が書いてある。

配付物はワークショップ時の復習用のプリントや，ワークショップの目的や意味などが書かれた説明文，また家族セッション時に配布される家族のための参考資料などである。

基本的にセッションのすべてが録画される。2006年度まではビデオ録画だったが，その後はDVDでの録画となっている。認知セッションは個別訓練により使用する素材が変わる。個別訓練を録画することはないが，グループで行うワークショップは他

のセッション同様，録画される。セッションの最中でも，録画撮りしたものを見て自己分析しながら訓練が進められることがある[21]。

　録画されたテープは，訓練生が自分に欠損が存在することを第三者の目で見て確認する助けになる。録画を見ることにより，自分にはないと思っていた欠損が実際にはあることを知る。録画の効能はこのような厳しい現実を見るばかりでなく，訓練で改善されていく様子を見ることによって，自分の可能性に自信をもち，自己の尊厳を復活する大きな助けともなる。録画は訓練の効果が自分の目で確かめられる最も効果的な道具である。訓練後に録画を見ると，本人も家族も途方に暮れていたころの訓練初期の様子が懐かしく思い出される。そして厳しい訓練に耐えてがんばってきた道のりを，感慨をもって振り返り，その達成感がこれからの人生の励みになる。

4）時間を守ることの重要性

　Ben-Yishay 博士はまずサイクルの初めに，時間を守ることの意味について次のように注意する。「時間を守って計画的に行動することは，この障害をもつ君たちにとって難しい。何か突発のことや神経疲労などで，時間にルーズになったり，訓練に身が入らないことが起こる。そういうことのないよう，Rusk での訓練を1日の最重要課題にして，そのように身体と心を整えて訓練に来ること，これが最も大切なことである[22]」。しかもこの考え方はその日だけのことではなく，1週間全体の行動計画にも反映されるべきである，とさらに続く。つまり，「月曜日〜木曜日までの訓練日をどう過ごすか，週末をどう過ごすか，そして日曜日〜月曜日にかけてどう過ごすか，そのすべてにおいて，Rusk の訓練から最大の効果が得られるように意識してきちんと過ごす」ということが，家族も含めて求められる。Ben-Yishay 博士は訓練中にもたびたびこの注意事項を喚起した。特に若い訓練生が羽目を外しそうになるとき，また訓練がマンネリ化しそうになるときなどに，思い起こさせるように話していた。

5）昼食の時間

　昼食は訓練所内の一部屋で，昼食をつくって持ってくるか買ってきて一緒に食べる。これはセッションではないが「社交性」を養うための大事な時間と位置づけられている。近くに食べに行くケースもあるが，時間に厳しいので，午後の訓練までには必ず戻って来なければいけなかった。また食事の後片づけも，そこを使用した訓練生とその家族に義務づけられていた。昼食後は同じ部屋を認知訓練などで使用するからである（図8）。

　昼食を広げてもよいこの部屋はスタッフの台所の通り道にあり，訓練生の食事中，

---

[21] たとえば，＜確認の技＞を訓練する＜ロールプレイ・ワークショップ＞で，ビデオを見て自己評価する時間がある。詳細は「第3章　体験から見えた通院プログラムの詳細」を参照。
[22] Ben-Yishay 博士はオリエンテーションやコミュニティなどのセッションで，よくこのように説明した。これは「優先順位をつけて，計画を立て，実行する」という，遂行機能の基本にかかわることである。

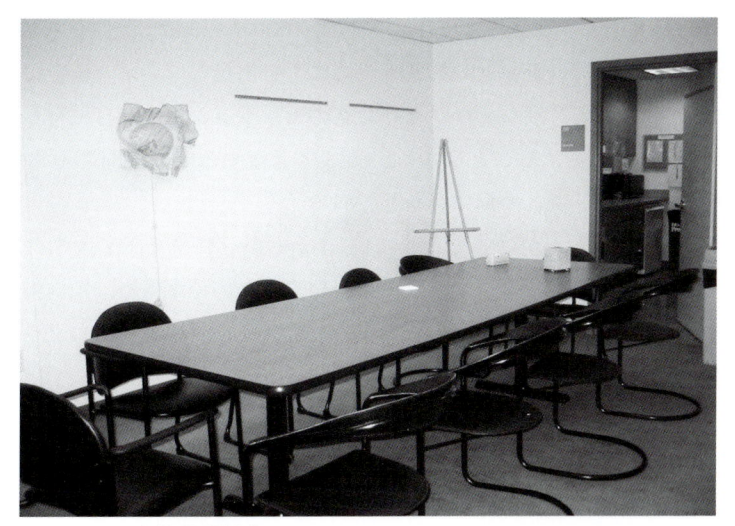

図8 Rusk 食堂兼訓練室

頻繁にスタッフが横を通り抜ける。通りながら，食事や会話の様子を何気なくスタッフがチェックしているらしいことは容易に想像がついた。この時間の社交性の様子から，個人カウンセリングの時間に問題が提起されることもたびたびある。

　また昼食の時間は，スタッフのミーティングや，訓練生や家族の個人カウンセリングにも使われる。個人カウンセリングは訓練生ばかりでなく家族にも行われるので15時からだけでは時間が足りず，ランチタイムも活用されていた。

　昼食時に訓練生は自分の疲労度を考えて無理をせず，午後のセッションに備えて休む計画性をもつことが大切である。どのように休むかに関しては，Ben-Yishay 博士は「昼食時に休みたいときは空いている部屋を使って静かにしてもよいが，基本的にここでの訓練は心身ともに耐久力をつけるためであり，朝10時～15時までの訓練時間中は横になって昼寝などをしなくとも機能できるようにしていくことが目的である」と説明した。

　神経疲労がひどかった夫は，最初のサイクルは英語から離れて心静かにする時間として貴重な休み時間だった。ロビーの椅子で30分ほどよく休んでいた。そのおかげで午後からの訓練を，リフレッシュして再開できた。訓練生が自分から計画を立てて適切な休みをとる，ということは，神経疲労に対する戦略の1つである。したがって人と交流することも大事だが，少しの休みを正しくとることも大切なのである。夫は，2008年に再訪したおりも，軽く目を閉じて休んでいたが，その時間はかつて訓練を受けていたときよりずっと短く5～10分くらいだった。

6）スタッフの仕事

　スタッフの1日は毎朝のスタッフ・ミーティングに始まる。スタッフは各セッションでの役割分担のほかに，特定の訓練生のサポート[23]を一定期間かわるがわる務める

こともある。毎日，訓練後には再びスタッフ・ミーティング，金曜日もスタッフ・ミーティングと次週のセッションの準備のために1日出勤している。場合によっては，訓練生や家族のための特別なカウンセリングのセッションが金曜日に行われることもあるし，土曜日に出勤することもある。訓練生と接する時間と同じくらいの時間をスタッフはミーティングと準備に費やしている。

　また9月のサイクルがはじまる前には，Cape CodにあるNY大学のセミナー施設で研修を目的とした強化合宿もある。学会発表のための準備や，国内外の最新の研究を通院プログラムにいかに取り入れるかなど，スタッフは常にプログラムを見直し，微調整し勉強している。「合宿での研修はとてもハードなのですよ。宿題もたくさん出るし。でも勉強になります」とシニアスタッフから聞いた。

　スタッフは担当する訓練生の定期的なレポート（monthly report）を主治医に報告する。また，裁判にかかわる訓練生のための出廷証言や保険会社への評価診断報告などの仕事もある。Ben-Yishay博士が退官の準備をしている現在では，所長代理のDaniels=Zide博士がRusk内外のすべての問題に対処する重責を担っている。

　スタッフは訓練のすべてにかかわる。特に対人セッションと交流セッションは基本的に全員参加が原則となっている。認知セッションは各訓練生に応じてさまざまな部屋でさまざまな方法で行われる。ワークショップのときは，スタッフが2名ずつ組になってリードする。職業訓練は専門のスタッフ1名が対応している。参加できないセッションは必ず録画を見ることがスタッフの義務である。かつての訓練生の録画なども活用しさまざまなケースに対処できるよう，常に勉強している様子が印象的だった。

　Ben-Yishay博士はいつも「われわれスタッフはチームで動く」と語っていた。スタッフは訓練生1人ひとりについて全員でよく話し合う。カウンセリングを担当する訓練生とその家族に責任をもつことはもちろんだが，すべての訓練生の大事な方針についてスタッフ全員が意見を出し合い，全員の議論のなかで進めていく。スタッフどうしの訓練方針や意見の食い違いが，大きな亀裂に発展することもないわけではない。それぞれのプロ魂をかけた，真剣な議論の歴史によって，Ruskのこれまでがつくられてきたといっても過言ではなかろう。

　スタッフがセッション以外に多くの時間をかけていることを筆者が紹介することに関して，Daniels=Zide博士から感謝された。博士によると，「論文を読んでいる世界中の人たちはセッションに関するRuskの哲学や情熱はわかっても，スタッフが実際のセッション以外にどれほどの時間を費やし，訓練を真に効果的にするためにどれほど努力しているか，なかなか理解されていないように感じられる。粧子がこのことに

---

23) たとえば，無気力症の訓練生の横でキューを出して行動を促す，手が不自由な訓練生のためにノートをとるサポートをする，など。すべてのスタッフがどの訓練生に対してもいつでも適切に対応できるようになっている。

図9　住んでいたアパートの入口

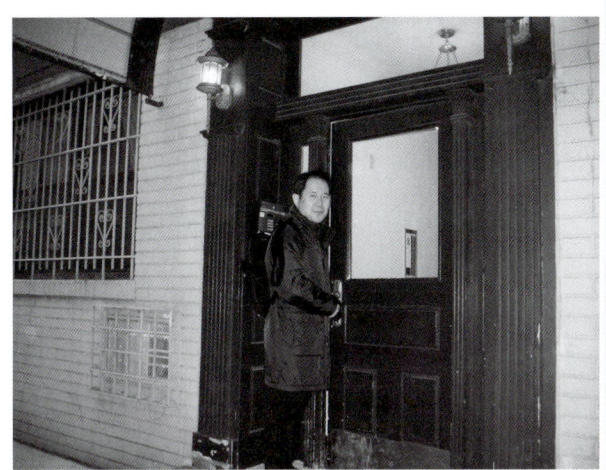

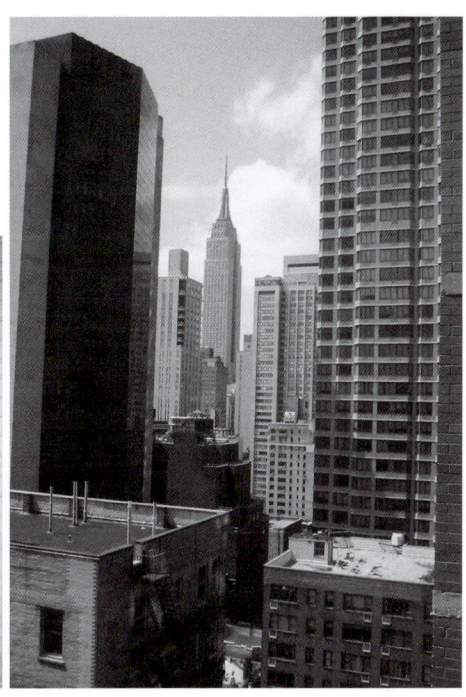

図10　2006年に再訪したときのアパートから見たエンパイア・ステート・ビル

気づき，本で触れてくれるのは大変ありがたいし，うれしい」とのことであった。

7）通うということ

　Ruskに毎日きちんと通う，という行為自体が訓練の第1歩であることは間違いない。評価診断を受けたときから，スタッフに「通うことになったら，あなたたちの場合は歩いて通えるところでアパートを探しなさい」と言われた。スタッフは他州からの新しい訓練生に歩いて通える範囲に場所を探すよう助言する。まずは訓練生が自発的に時間を守ってきちんと通う，ということが訓練に組み込まれているためとの説明であり，遠くからやってきた人にとって，通所という行為に身体的および精神的負担がかかりすぎないようにする配慮であった。ただしRuskはマンハッタンのなかでもミッドタウン・エリアにあるので，Ruskの近くで滞在型のアパートを探すとなると経済的負担は免れない。

　筆者たちはRuskのある東38丁目に面した，パーク街とマディソン街の間のアパートに暮らした（図9, 10）。1本道を，初め夫は周りを見ることもできず，ふらつきながら20分以上かけて歩いていた。手をつながないと歩けない状態だった。途中から覚醒レベルも上がり，足取りも安定してしっかりしてきたので，15分くらいで通えるようになった。毎日同じ時間に起きて，同じ時間に家を出て，同じように昼食のサ

ンドイッチをつくって持っていく，帰りに夕食の材料を買って帰る，という日常は，それだけでもとても良い訓練であったように感じる．次第に帰り道の道順を変えて変化を楽しむようになったことは大きな喜びだった．

　筆者たちの隣のアパートに数組の訓練仲間の家族が住んでいた．すぐに仲良くなり，互いに夕食を招待し合ったり，日曜の朝食を一緒に外で食べたり，朝一緒に通ったりした．夫はどこにいるかわからない空間失認の症状が強かったので，Rusk までの1本道でも決して1人で行くことは許されなかった．マンハッタンの交差点はどれも似ている．Rusk までのいくつもある交差点のどこかで，万が一，体の向きが変わって別の方向に歩いて行っても自分では気づかないからである．

　筆者がどうしても一緒に行けないときなど，隣の友人が一緒に行ってくれたことは本当に助かった．そのようなとき，あとから話を聞くと，訓練が進んでいくうちに少しずつ夫も自分から会話するようになっていったということである．通うということでも，対人コミュニケーションの良い訓練になっていた．

第1章 Rusk脳損傷通院プログラムの概要

3 各セッション

　通院プログラムの各セッションが何を目的として，どのように機能しているか具体的な例をあげながら説明したい。なお，訓練の詳細な内容については「第3章　体験から見えた通院プログラムの詳細」に記す。本節における枠内の文章は，Ruskに参加する訓練生とその家族に渡されるハンドブックからの資料や個人資料をまとめたものである。

1. オリエンテーション

　ハンドブックには，オリエンテーションの目的と各人の役割を次のようにまとめてある[24]。

> **●オリエンテーション**
> **目標**：リハビリテーションの過程にある主たる大きな目標を，いかにしてより小さな，当座の，達成できる目標やステップに細分化するかを学ぶ。
>
> **訓練生の役割**：考える，コーチを受け入れる，活発に人の話を聞く，活発にノートをとる，まとまりよく報告する。
> **スタッフ/ピア・カウンセラーの役割**：導く，教える，コーチする。
>
> **セッションの目的**：
> ・その日をしっかり方向づけてもらい，準備万端の状態でスタートする。
> ・訓練生のリハビリテーションに関連した週日，加えて週末や休暇のワーキング・ゴールを確立する。
> ・いかにして補塡戦略を取り入れ利用するかを学ぶ。
> ・記憶を助ける持続感を確立する。

　1日の最初のセッションは朝10時〜10時35分までで，「オリエンテーション（orientation：導入）」と名づけられ，訓練生が訓練の目的や内容を意識し，自らの訓練の意味を感じながら，訓練に集中していく心構えをもつための時間である（図11）。

---

24) Brain Injury Day Treatment Program：Family/Significant Other Orientation Handbook, Rusk Institute of Rehabilitation Medicine, NYU Hospital Center. 2004 Autumn-Winter.（個人資料）

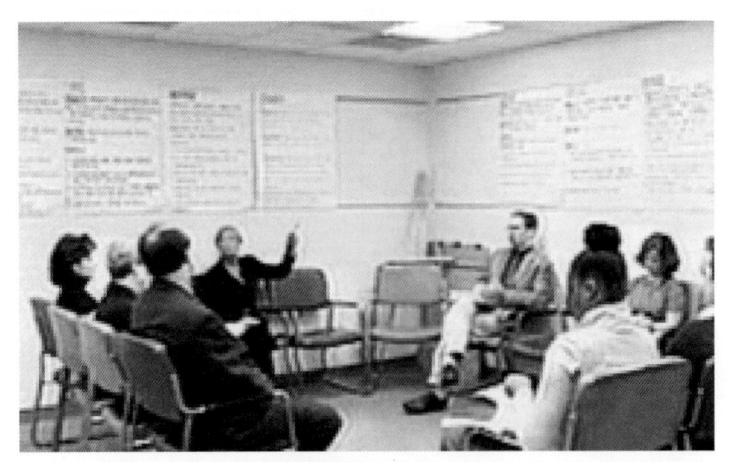

図11　オリエンテーションの風景(2005年，HPより)

　まず，訓練生それぞれに対して「要の問題(lynch-pin problem)と訓練のゴール(goal)，そして戦略(strategy)」が書かれた「リンチピン・ポスター」が提示される。個々のリンチピンが設定された後のオリエンテーションでは，2つのグループに分かれてより小規模なグループで，リンチピン・ゴールがさらに身近な目標に設定し直されて話し合われる。訓練生たちは例外なく discontinuity(断続性症候群，記憶と気づきのギャップ[25])をもっている。彼らが1日の始めに訓練の目的や自分，そして仲間の訓練生の問題を共に考え語り合うことは，訓練の効果を上げるのに役立つ。スタッフから繰り返し自分の問題点を指摘されて，訓練生自身が繰り返し学ぶことで，少しずつ障害への認識が深まる。記憶と気づきにギャップがあることは，訓練生にとっては自覚しづらいことなので，スタッフが特に前の日や前の週の訓練からの「つながり」を意識させる必要がある。その日の訓練への心の準備と同様，「つながり」をもたせることで，訓練生の意識や感覚は訓練の目的に向かって集中することができる。
　オリエンテーションでは1日ごとに特定の訓練生に焦点を合わせ，その訓練生の問題点を話し合う。スタッフが対話をリードしながら皆で特定の訓練生の問題を話し合うことで，自身の問題点ばかりでなく，相手の問題点をも深く知る良いチャンスとなる。また，自分と関係ない問題でも仲間と考えることで相手に対する思いやりや協調性の気持ちも徐々に生まれてくる。そうして仲間に対する共感も増すことで，治療的共同体としての Rusk の訓練空間がさらに意味をもってくる。

　以下に，訓練の具体的な内容としてオリエンテーションで最も重要な事柄を説明する。それは「リンチピン・ポスターの提示」と「その取り組みに対するスタッフの方向づけ」である。

---

25) 症状の定義に関しては「第2章　神経心理ピラミッド」を参照。

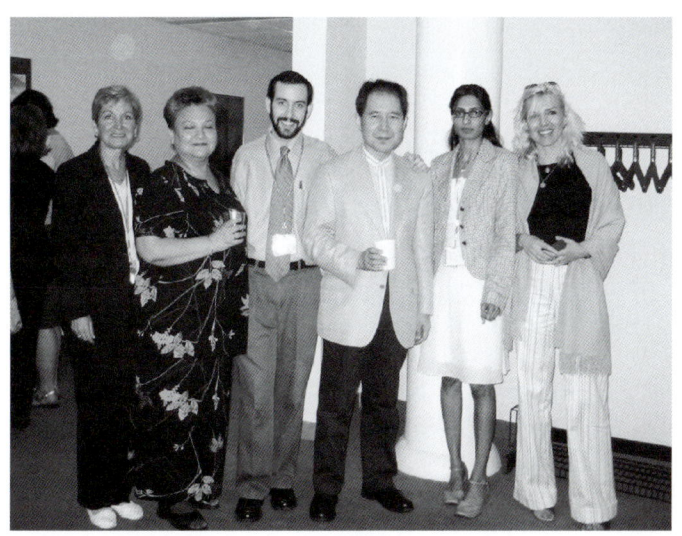

図12　2004年春夏サイクルのスタッフ

1) リンチピン・ポスター

　Ruskを訪れる人が誰でも，最初に目に留めるのは，訓練室の壁一面に貼られたリンチピン・ポスターであろう。これは，各訓練生固有の達成ゴールと「要の問題(lynch-pin problem)」などが書かれた大きなポスターである。リンチピン〔lynch-pin(＝linch-pin)〕とは，「物と物をつなぎ合わせる，または車の車輪をつなぎとめる"くさび"，あるいは最も大切で肝要なものを意味する"かなめ"」という意味である[26]。各訓練生には必ず複数の問題が存在するが，それらのなかの最も本質的な問題点がこのポスターで指摘される。最も本質的な問題を解決すれば，その他の問題もそれに付随して補正することが可能になる。そういう意味で，この「要の問題」は訓練の最重要課題であり，達成可能なゴールが設定され，訓練生とスタッフそして家族が一丸となって，そのサイクル中における解決を目指す目標になる。

　Ben-Yishay博士はこのポスターの重要性を次のような言葉で説明する。「ここに書いてある一語一句に，われわれは相当な時間を費やし，スタッフの英知を傾け，深い意味をこめている」。博士が強調するように，リンチピンの言葉は家族にとっても非常に重みがある。書かれてある一語一句をよく咀嚼しなければならない。そこに訓練生の問題の本質がすべて語られている。リンチピンを見ることで訓練生の今の状態がわかる。それは訓練生本人や家族の思いや想像と異なるかもしれない。しかし，Ruskの長年にわたる研究の成果を信じて訓練生と家族は，素直な気持ちでその問題と向き合い，スタッフが導いてくれる方向に進む必要がある(図12)。

[26) 新英和大辞典(第6版，研究社，2002)と広辞苑による。

```
FUJI
PROBLEM: ADYNAMIA + NEUROFATIGUE
(DIFFICULTY INITIATING AND A TENDENCY
TO RUN OUT OF MENTAL ENERGY)
SOLUTION: BECOME ENERGIZED AND
CAPABLE OF SUSTAINED MENTAL EFFORT.
STRATEGY:
1. I CAN EXPECT THAT, WITH SYSTEMATIC
   PRACTICE, MY ENERGY LEVEL AND
   ABILITY TO INITIATE WILL IMPROVE.
2. BY MAINTAINING AN ERECT POSTURE,
   I CAN FOCUS BETTER ON THE ACTION.
3. TAKING NOTES HELPS KEEP MY MIND
   ACTIVE.
```

図13　Fuji(夫)の1サイクル目のリンチピン・ポスター

　リンチピン・ポスターには，主な問題点とその問題を解決するためのストラテジー（戦略）が大きな紙に書かれてスタッフ側から提示され，訓練生とスタッフの間でその内容についてやり取りがなされる．**図13**は，夫の1サイクル目のリンチピン・ポスターである．中身の詳細は「第3章　体験から見えた通院プログラムの詳細」で述べる．訓練では，ポスターに書かれてあることがひと通り説明されて，訓練生が納得したところでスタッフと握手して，Ruskとの「契約」成立となる．

　リンチピン・ポスターは訓練生の希望する場所に掲示される．訓練生にとっては，いよいよ具体的なゴールを目指して訓練を始めるという意識をもたされる瞬間である．訓練生は「納得して」，「契約する」ことで，自主的にこのゴールを受け入れるという形がとられている．すべての訓練がこのリンチピン・ポスターにつながるように計画されているので，訓練生のこの確認行為は大きな意味をもつことになる．

　訓練のすべてはこのリンチピンのゴールを実現するために機能している．Ruskと自宅，つまり訓練生本人とスタッフと家族は，密に連携をとり，すべての時間が有効に使われるよう，周到に計画され準備されて訓練に励むことになる．オリエンテーションの時間は，1日の出発点であり，問題の基本に回帰する原点なのである．

2. 対人セッション

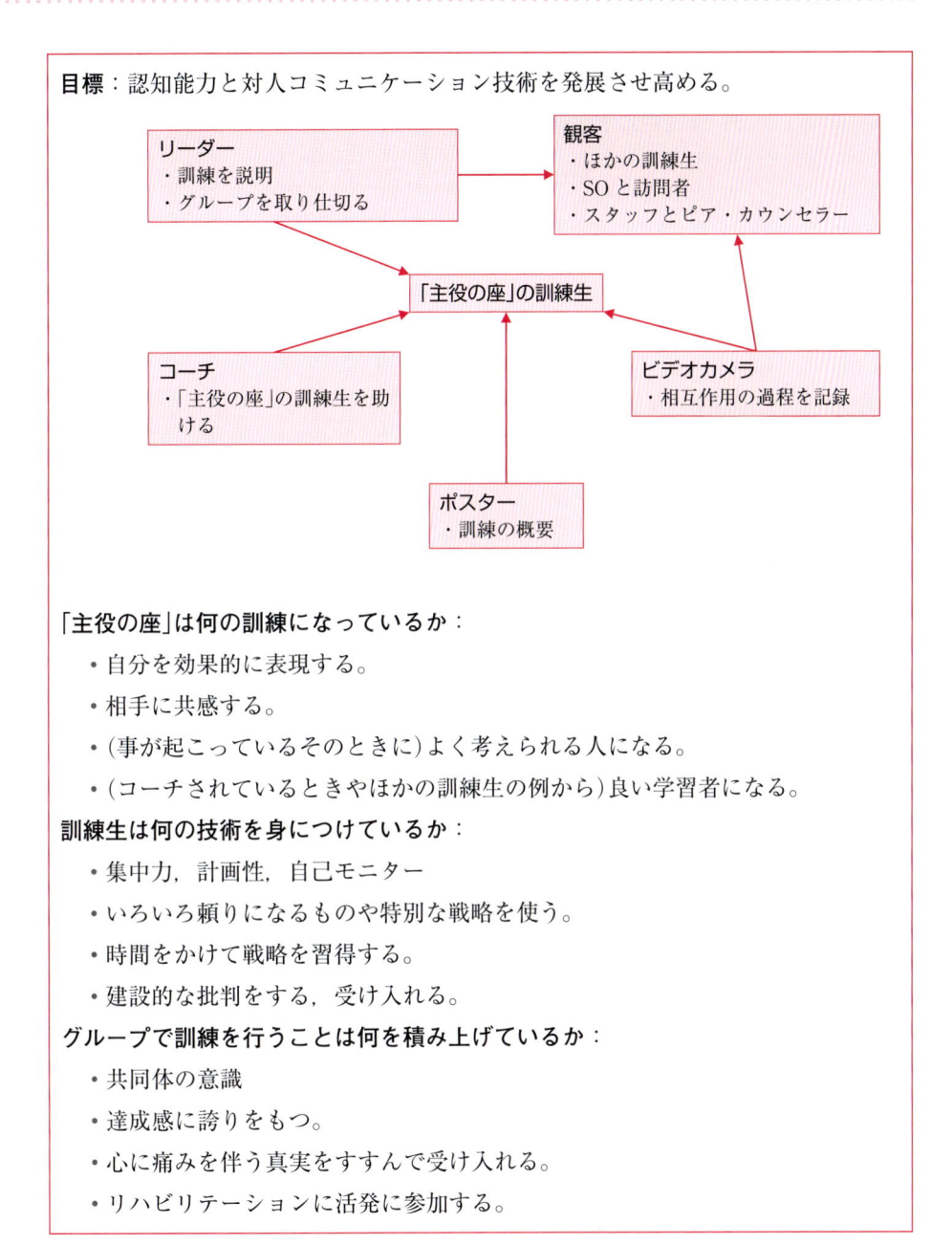

目標：認知能力と対人コミュニケーション技術を発展させ高める。

- **リーダー**
  - 訓練を説明
  - グループを取り仕切る
- **観客**
  - ほかの訓練生
  - SO と訪問者
  - スタッフとピア・カウンセラー
- **コーチ**
  - 「主役の座」の訓練生を助ける
- **ビデオカメラ**
  - 相互作用の過程を記録
- **ポスター**
  - 訓練の概要

→ 「主役の座」の訓練生

「主役の座」は何の訓練になっているか：
- 自分を効果的に表現する。
- 相手に共感する。
- (事が起こっているそのときに)よく考えられる人になる。
- (コーチされているときやほかの訓練生の例から)良い学習者になる。

訓練生は何の技術を身につけているか：
- 集中力，計画性，自己モニター
- いろいろ頼りになるものや特別な戦略を使う。
- 時間をかけて戦略を習得する。
- 建設的な批判をする，受け入れる。

グループで訓練を行うことは何を積み上げているか：
- 共同体の意識
- 達成感に誇りをもつ。
- 心に痛みを伴う真実をすすんで受け入れる。
- リハビリテーションに活発に参加する。

　午前10時40分ごろから12時までは「対人セッション(interpersonal)」である。スタッフからのコーチングを受けながらの対話を通じて，その日の主役の訓練生が実践的に対人技術を磨き，自分の問題に対する認識を深めることを目的としている。その日このセッションの主役となる訓練生が，奥の角の「主役の座(または証人席：hot-seat)」と呼ばれる席に座る。この席で主役の訓練生は，大勢の人前で話すという困難

に立ち向かうことから「汗かき椅子での練習(hot-seat exercise)」[27]とも言われる。主役の座の訓練生は，スタッフとの対話や人前で公式に話すことから，さまざまな社会性を身につける訓練をすることになる。

　対人セッションでは，司会進行を務める「リーダー」と呼ばれるスタッフと，その日のテーマに従って訓練生との対話のなかでさまざまな要素をコーチする「コーチ」と呼ばれるスタッフの2人が，訓練生を「コの字型」に囲んで座る。リーダーは進行とともに，訓練生に，どのように話すか，対話の仕方や決まり事などを説明する。訓練生はコーチと対話をしながら，人前でのバランスの取れた話し方や，堂々とした姿勢や目線，コーチ役のスタッフの話をきちんと受け入れて聞く素直な心をもつこと，などのコーチングを受ける。話が筋道から外れないようにすることや，それに伴い話の内容を充実させること，そして感情をコントロールすることまで，幅広いコーチングを受けることになる。この訓練は，話し手だけではなく，聞き手の訓練でもある。対話が終わると，これを聞いている人全員が，順番にフィードバック[28]を発表する。まず訓練生全員，それから座っている順にスタッフも家族も訪問者も，1人ひとりがその日の主役の訓練生に，フィードバックを行う。主役でない訓練生はフィードバックをすることで，人の話を聞く集中力，他人をバランスよく評価する力，第三者の目で自分の障害と向き合う力，なども同時に訓練されることになる。

　対人セッションにはもう1つ大きな役割がある。それはコーチ役のスタッフがシニアスタッフからコーチングされる姿を，訓練生と家族が見ることである。Ben-Yishay博士は常に次のように話していた。「ここではわれわれスタッフもいつも注意深く行動している。皆の模範になるよう，常にわれわれもストラテジー(戦略)を使い，学ぶ姿勢を忘れずに，人から言われることを素直に受け入れる努力をしている」。

　スタッフの姿は家族にとっては，障害をもっている本人との会話の仕方，言葉の選び方・使い方，心のあり方などの，最高の模範である。ほかの訓練生やスタッフ，時にはゲストの前でフィードバックをすることは，家族にとっても針のむしろに座っているようで，気が抜けない厳しい時間だった。家族は何を言おうがスタッフから指導されることはない。しかしこのときの発言は，障害や訓練に対する家族の理解度を，スタッフが量る重要な秤であったことは確かであろう。全員の前でフィードバックする訓練のおかげで，知らず知らずの間に家族も力がつき，障害への正しい対処法が身につくのだと確信する。

---

27) 第3章　②-1「主役の座」の訓練(p.139)を参照。
28) フィードバック(feedback)とは，広辞苑によると「結果に含まれる情報を原因に反映させ，調節をはかること」とある。Ruskでも単なるコメントではなく，人の話を聞いて良い点や悪い点を具体的に指摘することで，その人の努力がさらに報われることを目的としている。

3. 認知セッション

　午後13時～14時25分までは「認知セッション(cognitive)」の時間となる。基本的にはオーダーメイドの「個別認知訓練」であるが，適宜，＜気づきのワークショップ＞や＜ロールプレイ・ワークショップ＞など，「集団認知療法」としてのワークショップが行われる。これらのワークショップには家族の参加(参観)が強く奨励され，家族にとっても障害についての学びを深める機会となる。

　初めて訓練に参加する訓練生に対しては，まず詳細な障害評価を兼ねた「タイム・エスティメイト」が課せられる。夫の場合もサイクル1では，このタイム・エスティメイトから始まった。ついで特定の文字を消す「ワード・キャンセレーション」，部品を仕分けする「ハードウェア・ソーティング」，6面体の模様を組み合わせて幾何学的な絵柄をつくる「プズラスコ・ブロック訓練」などが順次行われた。これらは神経心理ピラミッドの基礎レベルの諸問題に対する＜戦略＞を使う訓練という目的がある。

　1サイクル目の認知訓練では，個々の障害評価を兼ねた個別の認知訓練が一区切りついたころから，＜気づきのワークショップ＞が始まる。これは神経心理ピラミッドの各症状の「定義と戦略」を「訓練生と家族」がグループでじっくり学ぶ集中的訓練セッションで，Ruskが最も力を入れる訓練の1つである。

　夫は無気力症のため，自分から「疲れた」，「水が飲みたい」などと言うことを思いつくこともできなかったのだが，認知セッションでの個別指導を通じて次第に発言できるようになった。すなわち認知訓練メニューをこなすことが，自然と＜神経疲労＞を予防する訓練になっていた。それはまた＜自発性＞への目覚めの第1歩であった。さらに文字消しやパズルの訓練で＜注意力・集中力＞を高める結果になった。一見つまらなさそうで意味がないように思えることでも，訓練を続けるうちに集中してそのタスクに自分をつき合わせる意識と忍耐力が生まれた。基本的にこれらは基礎レベルの訓練だが，部品仕分けやパズルなどでは，組織化して優先順位をつけるなど，＜高次遂行機能＞を狙った高次レベルの訓練も組み込まれていた。基礎レベルから高次レベルへ，訓練の目的が自然に変化していった。これらの訓練は高い基準点に到達するまで行われる。Ruskの訓練は妥協を許さないので，何サイクルかかっても1つひとつの訓練が基準点に達しないとその訓練を卒業できない。

　Ruskの認知訓練が高い効果を上げる理由の1つに，自分でノートを記録することが挙げられる。神経心理ピラミッドの基礎から高次に至る体系的な訓練自体もさることながら，自分でノートを記録し言葉で説明することにより，訓練生は常に訓練の目的や使う戦略などを意識することになり，このことに意味がある。各訓練生には自分用のブルーのファイルが与えられていて，記録のとり方にも決まった形式が指導される。ブルーノートは次の項目を含んでいる。

> ● **認知訓練のブルーノート（訓練生のノート）**
> 1．タスクは何か　　　　　　　　　　　　Task：
> 2．何の目的か，タスクをする理由は何か　Rationale：
> 3．どんなストラテジー（戦略）を使うか　Strategy：
> 4．進歩はどうだったか　　　　　　　　　Progress：
> 5．次回は何をするか　　　　　　　　　　Next Time：

　どの訓練においても常にピラミッドにおける自分の問題の位置づけと用いる戦略を意識させ，「なぜ，どういう目的で」この訓練をするかということを，訓練生自身で考え記録するようになっている。

　2サイクル目のロールプレイ訓練では，夫の場合はまず＜無気力症＞の発想力不足を補うために，個別訓練で「絵を見て発想を膨らませる」，「絵を他人に説明する」から始まり，言葉を発することに十分慣れてきてから，第三者へのインタビューの練習をした。インタビューでは主に発信・受信情報の確認作業の基礎として，＜確認の技＞を訓練し，相手の言った意味が理解できたか，自分の言った意味が相手にきちんと伝わったかを，「フルセンテンスの言葉」で確認しながらの会話の練習であった。＜確認の技＞は，前頭葉機能不全（高次脳機能障害）のあらゆる欠損に対抗できるオールマイティな戦略と考えられ，Ruskでは，＜確認の技＞を身につける訓練に最も力を入れている。＜確認の技＞は，輸血が必要なあらゆる対象者へ輸血できるO型にちなんで，＜ユニバーサル・ドナー（universal donor：万人への提供者）＞という別名がよく使われていた。

　Andrea Reyes先生との1対1の訓練の後，夫はEllen Daniels＝Zide博士の＜ロールプレイ・ワークショップ＞に参加した。相手へのインタビュー[29]を中心として，相手のことを知る，相手に興味をもつ，共感（相手の立場に立つことのできる気持ち）をもった会話をする，話題にできるだけ深く食い込む，相手との会話を自然に進展させる，などを目的としたこのロールプレイの訓練は，Ruskの高度な精神性が表れた訓練である。コーチングが入りながら会話の仕方を学ぶ，それをビデオで自ら振り返る，オーダーメイドの採点表に自ら点をつける，第三者から自分の欠損がどう見えているかを認識し，正しい会話術を身につける。訓練生自身が自己の欠損を意識し戦略を身につけながら，社会性を学び，限りなくスムーズにコミュニケーションをとれるようになることは，訓練生の将来の社会性に不可欠である。またこのインタビューのおかげで，家族の職業やスタッフの思いがけない趣味などを知ることになり，仲間を知るうえでも意義深いものだった。

---

[29] 相手とは，主には常に一緒に参加している家族や知人，あるいは見学に来たゲスト，そしてスタッフたちのこと。訓練生どうしのこともある。

この時間は家族にとっても，訓練生との話し方を勉強する実践的なワークショップである。質問の仕方，答え方にもルールがあり，訓練生ばかりでなく家族にとっても，自然とこの障害をもつ人との会話の技術を身につけられる良い機会であった。インタビューを受ける側として家族が参加する場合，①あまり長くしゃべりすぎない，②なるべく相手に質問させて会話を深めていく，③答えるときは手短に，的確に，などを心がけるようスタッフから指示される。家族もスタッフのコーチングを受けながら，「ピンポイントに簡潔に言うことの大切さ」と「訓練生が自分で考え，話を発展できるように仕向けることの意味」を学ぶ。

ワークショップの詳細については「第2章　神経心理ピラミッド」と「第3章　体験から見えた通院プログラムの詳細」を参照いただきたい。

4. 交流セッション

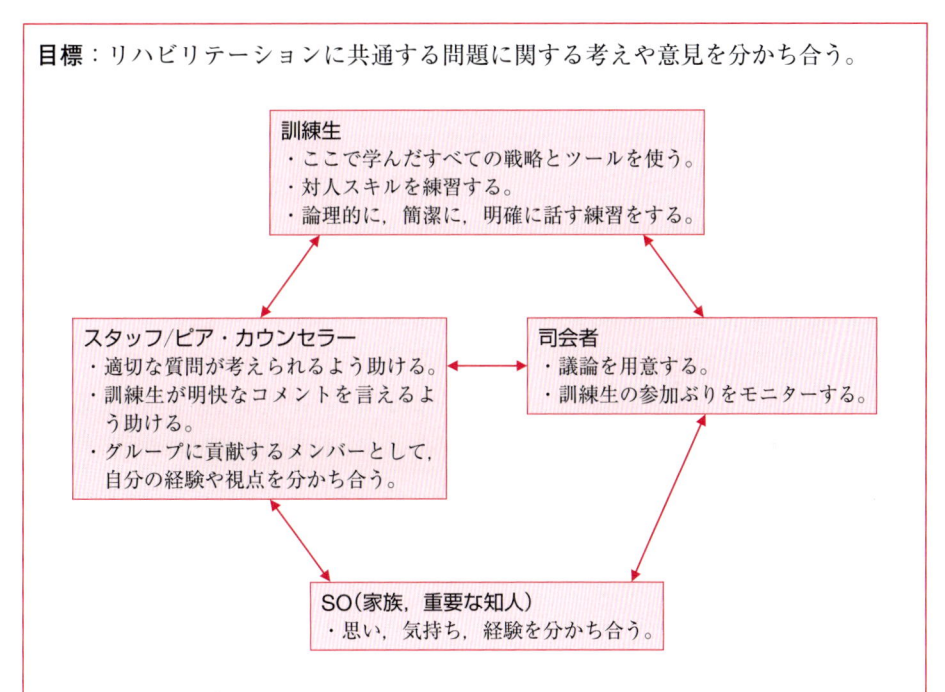

目標：リハビリテーションに共通する問題に関する考えや意見を分かち合う。

訓練生
・ここで学んだすべての戦略とツールを使う。
・対人スキルを練習する。
・論理的に，簡潔に，明確に話す練習をする。

スタッフ/ピア・カウンセラー
・適切な質問が考えられるよう助ける。
・訓練生が明快なコメントを言えるよう助ける。
・グループに貢献するメンバーとして，自分の経験や視点を分かち合う。

司会者
・議論を用意する。
・訓練生の参加ぶりをモニターする。

SO（家族，重要な知人）
・思い，気持ち，経験を分かち合う。

セッションの目的：
- グループ・セッションという形で，その日の訓練時間のなかで与えられる重要なメッセージについて話し合う。
- グループの特別な活動計画を立てる。
- 誕生日など，メンバーの人生にとって大切な出来事を分かち合う。

14時30分〜15時の交流セッション〔コミュニティ（community）〕は，毎日の訓練の最後の時間を使って行われる。その前の認知セッションを個別あるいはグループでそ

れぞれの場所で訓練を受けていた訓練生は，この時間に再び大きいメインの部屋に戻り，家族やスタッフ全員も集まる。

1）交流セッションの役割

交流セッションの役割は4つある。
1．スタッフの1人から出される質問（問いかけ）に答える。
2．特別なセッションの際，「言葉の贈り物（verbal gift）」をする。
3．ゲストとして訪れた人たちのために通院プログラムのことを訓練生が語る。
4．評価診断のために訪れている次サイクル以降の訓練候補生のための特別セッション〔候補生セッション（candidate probe）〕。Ben-Yishay 博士の司会で通院プログラムのことを訓練生と語り合うなかで，候補生が集団療法にふさわしいかを見る[30]。

訓練生はスタッフから，交流セッションに関して次のような約束事や意味を説明される。
1．訓練生は，スタッフから出された問いかけに自主的に答える。
2．問いかけに対して，「短く，的確に」答える練習。
3．スタッフによるコーチングはない。問いかけに対して，自由に自分の意見を述べる。
4．1日の終わりにあたって，訓練生の尊厳を保つ。つまりコーチングなどの指導を受けずに，その日の訓練を終わらせる。
5．質問や自分の答えはノートに書いておく。答えが書けたら手を挙げる。手が挙がった順にスタッフが名前を呼び，呼ばれたら自分の答えを発表する。人の答えを聞いている間に自分の答えを忘れてしまわないように，ノートに書き留めておく。質問文に関しても，質問されている内容の的が外れないように，きちんと書く。
6．自分の考えを他の人たちにオープンにする。打ち明ける気持ちをもつことは，人とのコミュニケーションで大切なことである。

2）普段の交流セッション

これらの約束事を守ったうえで，交流セッションでは，スタッフの1人から出される1つの「問いかけ」に対して，自分の考えを述べ，他の訓練生の意見を聞く。ここではフィードバックはしない。問いかけは，サイクルが進むにつれて，次第に複雑な思考と正確な理解力を要求するものとなっていく。

---

[30] 責任者の Ben-Yishay 博士とスタッフの判断のための材料となるものであると同時に，訓練の仲間として，現在訓練中の訓練生や家族からも，その候補生と一緒に訓練することがふさわしいか，1人ずつフィードバックを述べる。

たとえば，サイクルの初めのころは「あなたにとってグループで訓練を受けることはどういうメリットがありますか」という質問のように，訓練生に対して単純に「あなたは〜をどう思うか」という構造の質問が多い。ところが時間がたつにつれ，たとえば「あなたの訓練を見ることは家族にとってどういうメリットがありますか」などのように，「あなた」ではなく「家族」が主語になるような質問が出される。さらには，「ビジターが訪れることで，ビジターにあなたが説明することは，ビジターにとってどういうメリットがあると，あなたは思いますか」などというように，「あなた」が主語でも，思考を相手に合わせ，なおかつ自分の意見として言うことが要求される。問いかけ自体が複雑な思考を要求するものに変化していく。

このように交流セッションでは，人の話をよく聞くこと，質問に対して的確に明快に答えること，人の意見を受け入れること，などを訓練することにより社会性の技術を磨く。その際，日ごろの訓練の中から特に，＜確認の技（verification technique）[31]＞や＜語幹どりの技（use a stem）[32]＞を使うことが奨励される。質問の理解や答え方を洗練させることにより，訓練がより実践として昇華するように工夫されている。質問の具体例など詳細については「第3章　体験から見えた通院プログラムの詳細」を参照いただきたい。

3）候補生のためのセッション

＜候補生セッション（candidate probe）＞というのは，Ruskに評価や診断を受けるために来た候補生に対し，Ben-Yishay博士が診断の結果，受け入れ可能と認められた場合，候補生とその家族を交流セッションに参加させる。候補生はRuskにおける治療的共同体（remedial therapeutic community）を初体験することになる。

候補生とその家族にとっては緊張のセッションとなるが，訓練生やその家族にとっても，実は非常に特別な時間となる。筆者も候補生側のときには，そのときの訓練生すべてのあまりに進歩した状況に驚かされ，夫がこのようになってほしいとひたすら夢見たことを思い出す。実際に訓練生側になると，訓練の途中経過で訓練生がどれほど訓練の内容や，Ruskの哲学・方針を理解しているかを，客観的に見せつけられる時間になる。訓練の途中のまだまだ未熟なことを実感させられる。しかし同時に，そこにいる候補生のおかげでRuskに参加する以前の状況を思い出し，ここまで進歩したことの喜びを感じることにもなる。改善や進歩を実感として体験できることは，訓練へのさらなる励みになる。

候補生セッションはBen-Yishay博士とスタッフたちの判断のための材料となる。候補生は，障害についての自覚がなかったり，訓練など必要ないと思っている場合が多い。しかしほとんどのケースでは現役訓練生たちの様子やスタッフの雰囲気に触発

31）Ruskの訓練で使う戦略の1つ。詳細は「第2章　神経心理ピラミッド」を参照。
32）脚注31に同じ。

されて，訓練を受けてみようという気になる。ごくまれに，候補生の態度に全く柔軟性がない場合など，「あなたを仲間として受け入れることはできない」とか，「あなたは無理だと思う」といった意見が出て訓練生から拒絶されるケースがある。またBen-Yishay博士もスタッフとの意見交換のうえで，家族を含めた候補生の性格や必要性に応じて，訓練への受け入れを断る場合がある。

4）特別セッション

a．訓練生の誕生日

　Ruskでは訓練生どうしも訓練生からスタッフへも，ものによる贈り物のやりとりは禁止されている。その代わり，誕生日のような特別な日には，「言葉による贈り物（verbal gifts）」をプレゼントする。以下は，夫の2サイクル目に参加が始まった訓練生仲間の誕生日に際しての言葉の贈り物の例文である。

　その訓練生は高学歴の内科医で，歩行中に車に轢かれ，脳外傷を負い，前頭葉障害が残った。自分の悲劇を妻ともどもなかなか受け入れられず，仕事に復帰することを夢見て，あせりが募る日々であった。しかし医師であったこともあり，言葉の選び方や，文章をオーガナイズすること，物事を説明することにかけては，非常に理解が早かった。大きな問題は，感情のコントロール，怒りを抑えることなどであった。彼の妻は小さな子供が2人いることもあり，なかなかRuskに来られず，障害の理解への意欲も薄かった。しかし本人のお母様や，バイオ科学の研究者である弟さんが訓練に参加していた。

　Ben-Yishay博士の贈り言葉：「○○さん，運命があなたをここに連れてきました。ここはエベレストへの登山のための学校です。山登りのためのシェルパはここにいます。訓練のために少しずつ，自分の体力と気力を整えていってください」。

　Fujiからの贈り言葉：「こんにちは，○○さん。僕はFujiです。隣に住んでいます。ここRuskは，本当に素晴らしい訓練の場所です。私にも素晴らしい妻がいますが，あなたも家族にサポートされて幸せだと思います。一緒に訓練をがんばりましょう。今度一緒にご飯を食べましょう。得意のカレーライスをご馳走します」。

　筆者からの贈り言葉：「こんにちは，○○さん。私はFujiの妻で，私たちはあなたの隣のアパートに住んでいます。とても短い期間しかあなたを知りませんが，あなたはすでに，素晴らしい人柄と職業の片鱗をのぞかせ，周りの人への心配りを見せてくれています。それに，これまであなたが発表するときいつも，素晴らしい知性を見せてくれています。あなたには素晴らしいご家族がいて，あなたのことをサポートしています。人生がどんなに大変になっても，あなたは1人ではありません。お誕生日おめでとう！」

　交流セッションではフィードバックはしないが，あとでスタッフから，Fujiのコメ

ントはとてもよくまとまっていた。Fuji の人柄が表れていて，温かい気持ちが伝わった，と言われた。また筆者に対しても，この訓練生が高いプライドをもっている部分をよく言葉で表し，勇気づけた。また家族のことなど，この訓練生への思いやりもよかった，と個人カウンセリングのときに言われた。しかし自分自身では Ben-Yishay 博士のコメントくらい短く凝縮させなくては，と反省した。

b．訓練生の問題

　有名な通院プログラムといえども毎サイクル何か起こる。訓練生の中にはさまざまな事情で問題が生じ，途中でやめていったり，やめさせられたり，いろいろなケースがある。Ben-Yishay 博士は問題の種類に応じて交流セッションを利用する。その訓練生と家族に関して，通院プログラムの参加者全員で問題を分かち合うほうが良いと考えたときに，交流セッションを使って訓練生と（家族と）対話をすることがある。仲間の皆で問題を共有するほうが，当事者にとって客観的に考えられる可能性がある。また，共感を得ることで勇気づけられる可能性がある。ありとあらゆる手段を講じて苦しんでいる仲間を救おうとする。逆にある訓練生に対して，Ben-Yishay 博士がこれ以上 Rusk の訓練を続けても意味がないと宣言しても，家族の強い希望と担当スタッフの強い推薦で訓練を続ける場合もある。とにかく個々の問題はケースバイケースなので，一様な解決策はない。

c．訓練生やスタッフのお別れ会

　去りゆく訓練生とその家族から感想を聞き，プログラムの参加者全員が心をこめて言葉を贈る。国内外からのビジター・スタッフが帰るときなども同様に行われる。訓練生が心をこめて言葉を贈る姿は感動的である。

d．Ben-Yishay 博士による学会報告など

　Ben-Yishay 博士が学会に参加するとその報告を兼ねて最新の研究成果などについてわかりやすく話してくださる。どんなときでも質疑応答になり，脳の神経細胞に関する最新情報など家族も含めて活発な議論になる。

e．長い休暇の前などの心構え

　これは訓練生各人に与えられる公式のワーキング・ゴールとは区別され，休暇の過ごし方，休暇中の心の持ち方に関する注意事項である。中・長期の休暇の前に Rusk として最も心配な出来事は，せっかく積み上げてきた Rusk での訓練が途切れることである。「訓練中」である意識を常にもつために，いつも Ben-Yishay 博士が話していた言葉は「君たちの脳に休みはない」という一言である。「明日から Rusk は休みになるが，君たちの脳には休みはない。今までと同じように，今自分に必要な戦略を使って，ゴールの達成に向けて日々努力しなければいけない。この休みの過ごし方で，次

に Rusk に戻ってきたときの進歩の度合が決まる。自宅や社会を，訓練を実践に移す場所としてとらえてがんばっていらっしゃい」。しかし最後にこうも付け加える。「もちろん休みは十分に楽しみなさい。リフレッシュしてまた会いましょう！」

5）交流セッションのまとめ

　以上が交流セッションの様子である。文章の構文自体が複雑になっていく問いかけに答えることで，情報処理の訓練になるばかりでなく，自分と異なる人の意見も受け入れる社会性の訓練としても機能している。ゲストを交えたセッションなど，訓練生1人ひとりが次第に Rusk についての説明が上手になっていくさまを見ていると，意識の変遷と訓練の成果が手に取るようにわかる。1日みっちり訓練を受け，みな疲れきっている最後のセッションの最後のひとときまで，Rusk は訓練生に気を抜かせない。「あともう少しがんばる」という耐久性をつけるため，容赦のない訓練が最後まで続く。実際の社会を強く意識し，訓練生の欠損の認識と戦略の実践が対人関係を意識した共同体の場で行われる。ここでも神経心理ピラミッドを中心とした全人的かつ実践的な訓練が周到に計画されている。

5. 個人カウンセリング

　15時からの45分間は「個人カウンセリング（counseling）」の時間である。昼食時間が使われることもある。訓練生と家族それぞれに週1コマずつが基本だが，必要に応じてそれより多くカウンセリングを受けることもできる[33]。訓練のない金曜日に特別に行われることもあった。

　個人カウンセリングは，その「個人」にとって完全な信頼を置ける場所であるので，個人以外のほかの人が部屋に入ることはできない。訓練生はリンチピンにあるゴール達成のための補足的な意味，心の問題，家族や社会とのつながり方の見直しなどを話し合っていた。

　家族である筆者は心の奥底にある苦悩を言葉にすることにより，目下のところどのような支援が最も必要かということに気づかされた。そして，日常生活で筆者自身が夫の欠損とどのように付き合っていくかについて事細かに教育された。

　夫の場合は無気力症の克服のために「自分から〜する」ことに焦点が当てられていた。夫はチェックリストを用いて少しずつ自分でいろいろなことをできるようにしていったのだが，細部にわたる計画のときは夫のカウンセリングの時間にも参加が許可され一緒に話し合った。チェックリストのつくり方，それを貼る場所，チェックの仕方など，担当カウンセラーの厳密な指導のもと，細部にわたり3人で検討を重ねた。少しずつ改良していき，その作業を通じて筆者自身が障害の問題点に気づかされて

33）訓練生と家族それぞれが週1回カウンセリングを受けることはプログラムの参加費用の中に含まれているが，それ以上は加算される。

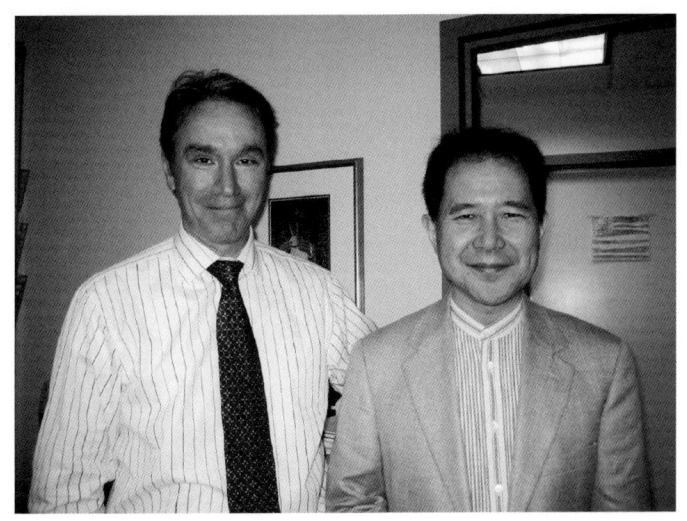

図 14　Faranda 博士と Fuji（夫）

いった。帰国した今でもこのチェックリストは改訂に次ぐ改訂で，夫の毎日の指針になっている。

　夫とは異なる症状，たとえば抑制困難症の若者の訓練生には，担当カウンセラーは「あなたが大人であることは十分にわかっている。しかしリハビリテーション訓練の効果を最大限にするためにはあなたの協力が必要だ。われわれスタッフを信頼して聞く耳をもってほしい。われわれもあなたの話を心から聞く。コーチされたときに素直な心をもつことはリハビリテーションの重要な要素だ」と語る。この言葉をスタッフが訓練生の心に届くようにすることは大切である。訓練生がいずれ訓練所から出たときに，家族や知人・上司など訓練生を支える周囲の人の言葉や指摘に素直に耳を傾ける気持ちと能力がどうしても必要になるためである。

　個人カウンセリングは，スタッフの忍耐力と訓練生に対する愛情，家族に対する真の共感の気持ちで成り立っている。

　最初のサイクルでわれわれの担当カウンセラーになった Frank Faranda 博士（**図14**）は，とにかく人の話を忍耐強く「聞いてくれる」，そして「引き出してくれる」人である。夫は最初のサイクルの前半は，まだ覚醒が十分でなく，あまりはっきり覚えていないが，Faranda 博士が「じっと耳を傾けてくれた人」で，サイクルが進むにつれて圧倒的な信頼感でつながっていったという思いがあるそうである。筆者も同じで，筆者の心の奥底の気持ちを表現できるようになったのは Faranda 博士のおかげと思っている。そして自宅での最初の実践的訓練が成功する大きなきっかけをつくってくれた。

　2 サイクル目の Ellen Daniels ＝ Zide 博士は，日本に帰ってもわれわれが 2 人で歩んでいけるようにさまざまな技術や考え方を実践的に仕込んでくれた。時には厳格な指導に「そんなことまでできない」，「今はまだ無理」と思うようなこともあったが，

Daniels＝Zide 博士から厳しく仕込まれたことは，筆者にとってはコーチングの技術であり，また夫にとってはコミュニケーションの基礎であった。

Daniels＝Zide 博士は Rusk の訓練が終わった今でも，いつでも相談に乗ってくれ，いつでも最も必要なことをアドバイスしてくれる。自分と家族の関係などもすべてお見通しで，「どうしてそんなに私のことがわかるのですか？」と尋ねたら「だってプロですもの」と一笑に付された。Daniels＝Zide 博士は，この世で最も信頼のおける人のひとりとして筆者の心の中に大きな存在感がある。

6. 家族（SO）セッション

SO とは「重要な（significant）」，「他人（others）」の略である。重要な他人とは，訓練生にとっての家族，友人，知人，職場の上司，学校の先生など，訓練生にとって関係する重要な人たちを指す。日本では家族が訓練に付き添うのが一般的であろうが，米国では仕事をもっている家族が来られないときのために雇われた付き人や，親友（友人）や婚約者，親戚など，直系の家族でない人たちが許可を得て通常訓練に参加していた。しかし，家族セッションだけは，なるべく家族が参加するよう求められていた。

家族セッションは毎週火曜日[34]の 15 時 50 分〜17 時にメインの訓練室で行われていた。訓練生は完全にシャットアウトされる。若い訓練生はこの閉鎖性に対してスタッフに文句を言っていた。「われわれの訓練はすべて家族に見られるのに，なぜ家族セッションにわれわれは参加できないのか？ なぜ内容を秘密にするのか？」Ben-Yishay 博士はこう説明していた。「家族セッションは家族のためにある。君たちのことを陰で悪く言う場所では決してない。家族が仲間どうしで気持ちを分かち合うことは，君たちの障害の理解につながっている。そのことを君たちも理解する必要がある」。

家族セッションは家族の本音を語り合う時間であった。家族の本音にはうれしい話もあるが，訓練生の前では見せない深刻な話や激しい心情の吐露もあり，何度も涙を流した。いつも落ち着いて見えるベテランの先輩家族が時には厳しい現実を涙ながらに告白することもあった。どの家族にも家族にしかわからない苦しみがある。家族は訓練が進むとともに，この障害に対する耐久性が確実に増すが，問題の本質はどんなに訓練を積んでも，どんなに時間が経っても永遠に存在する。しかし家族セッションのおかげで，家族の障害に対する理解度は深まり，真実を少しずつ受け入れられるようになる。当時，筆者自身は家族セッションであまり上手に告白できなかった。初めは何が問題なのか，問題の本質もわかっていなかったように思う。障害への理解が深まれば深まるほど，問題点をクリアに表現できるようになる。

家族セッションの目的は大きく3つある。①家族が本音を語る，②家族が良いコー

---

[34] 原則として週1回。われわれが参加した 2004〜2005 年前後は毎週火曜日であった。Ben-Yishay 博士が退官の準備をされている 2008 年度は，博士の出勤日の都合で月曜日に変わっていた。

チになるために教育される．③スタッフが家族の言葉に謙虚に，真摯に耳を傾け，そこから最も必要な訓練のゴールや方法を導く．詳細はRuskからの資料をもとに「第4章　心のケア」で述べる．

　上記③のスタッフが「謙虚に」，「真摯に」家族の言葉を聞く姿は感動的であった．サイクル1でReyes先生はこのように家族に語りかけてくれた．「私たちはこの分野のプロです．訓練はお任せください．しかし，私たちの一番の先生はあなた方ご家族です．私たちは謙虚にあなた方の声に耳を傾ける義務があります．あなた方が最も苦労し，最も考えているからです．私たちはあなた方の苦悩を軽減するために仕事をしています．どうか何でも率直に話してください」．

　スタッフの一貫した謙虚な姿勢は，そのまま正しいコーチの姿として目に映ってくる．筆者はスタッフの立ち居振る舞い，言動のすべてから，コーチとしての心構えと資質を学んだと思っている．

　Ben-Yishay博士は各サイクルの最初の家族セッションのみ参加する．そして必ず3つの質問をする．1つ目は「あなたたちの望みは何か？（What is your hope？）」，2つ目の質問は「われわれスタッフに期待する最も高い望みは何か？（What is your optimal expectation from us？）」と質問する．1サイクル目のとき，筆者は1つ目の質問に対しては「コミュニケーションの復活」，2つ目には「そのためのツールを教えてもらうこと」と答えた．Ben-Yishay博士は3つ目として「あなたたちにとって最悪の事態，最も恐れていることは何か？（What is your worst fear？）」と質問する．この質問は心に深く突き刺さる．その答えはそれぞれのケースで異なるが，「最悪の恐れ」は，おそらくどの家族にとっても心から消えない本当の恐怖であろう．筆者は「夫との真のコミュニケーションが永遠に失われること」と答えた．Ben-Yishay博士は一瞬だがじっと筆者を見つめ，深くうなずいて「端的な答えだが，よくわかった」とおっしゃった．筆者はこのときのBen-Yishay博士の深いまなざしを忘れることはできない．心の奥底にある苦しみを「本当に」理解してもらえる人に出会えたと実感できる一瞬であった．

　スタッフは全員，各家族の答えをノートに記録する．これがリンチピンやRuskでの訓練目標設定に大きな意味をもつためである．家族が最も苦しんでいることや将来の夢に向かって，そのサイクルで達成可能な最良の方法をスタッフ全員で議論しながら決定していく．家族の苦悩を吸い上げてもらったことが形になることで，家族の訓練への参加動機も増す．訓練生・スタッフ・家族のこの心の相関関係こそ，Ruskの訓練を有機的に循環させている原動力なのであろう．

7. パーティ

　訓練生は1サイクルに2度の公式スピーチを通じて，自己を見つめなおし，家族と親しい知人に自分の思いや訓練の様子を伝える機会が与えられる．第9週に行われる

ミッドサイクル・パーティ（mid-cycle party）と，第19週のエンドサイクル・パーティ（end-cycle party）だ。パーティは，訓練生とその招待客，スタッフ全員による「ディナー」と，そのあとに行われる「スピーチ」の2部からなっている。ディナーはNY大学医学部教授たちのダイニングルーム，またスピーチは医学部講堂で行われた。

　　障害を克服しつつある訓練生がNY大学医学部講堂のステージに横一列に並び，司会者を立ててきちんとした身なりで正式にスピーチする様子は，立派で心を打つものであった。全員がついこの前まで生きるか死ぬかの問題と闘っていたわけだが，その苦しさの先にこの立派なステージ姿を見ることは感動以外の何物でもない。そしてこの目をみはるほど素晴らしいステージをつくり上げたスタッフの努力に頭が下がる。

1）パーティ前の2週間

　パーティ前の2週間は訓練生のみの訓練となる。家族は特別なコミュニティ，個人カウンセリング，家族セッション以外はRuskへの出入りを禁止される。家族のサポートなしで訓練生がどのくらい自立しているかをスタッフが見る機会ともなっている。この間は，訓練生がスピーチを準備するためのスピーチ・ライティング（speech writing）の期間である。ライティングは時間をかけて行われ，訓練生は言葉を絞り出して原稿をつくる。その後は本番のスピーチのために，念入りなリハーサルが訓練生とスタッフ全員の間で何回も行われる。その間もスピーチの原稿はより良い文章に書き直されていく。

　　スピーチの内容や会がどのように進行するかに関しては，初めてパーティを経験する家族に対しては絶対秘密である。夫は誰もが認める「妻頼り」だったので，訓練生仲間から毎日「Fuji，今日も粧子には話していないだろうね！」としつこく聞かれていたようだ。夫は普段なら何でも話すのに，これだけは秘密を守り通した。

2）ディナー（dinner）とワーキング・ゴール（working goal）

　スピーチ前の会食には，訓練生は家族を含めて7名まで招待できる。招待客との会食は自分が楽しく食するだけでなく，これも現実的な社会訓練の実践の場として考えられている。訓練の一環である証拠に，会食のためのワーキング・ゴールが設定されていた。これは家族が来てはいけない2週間の間に起こっていることなので家族には知らされない。ただ，壁に貼られたポスター[35]などから想像するに，訓練生は招待主

35）リンチピン・ポスターの発展的なバージョンであるワーキング・ゴールとして壁一面に貼られていたのを垣間見ることができるが，パーティ後にすぐに，後半の訓練に向けてのワーキング・ゴールに取って代わられる。

として，会食の際に会話をリードしたり，招待客に食事やデザートを勧めたり，ゲストの1人ひとりに気を配り楽しんでいただく，などをスムーズに行うために，どのような戦略を使えばよいかということが指導されていた。

Rusk では日ごろから，ここは戦略を使うための「安全な実験室」であり，戦略を使って社会のなかでスムーズに会話したり行動したりするために，あらゆる訓練をしている，と説明されるが，その訓練の効果が会食とパーティのときにどれだけ発揮されるかを見ることができる。

しかも，正式のスピーチということで，訓練生の気持ちがひときわ引き締まり，非常に誇らしい気分になる。この「公の場での達成感」こそ，障害を得たのちに訓練生が獲得する必要のある最も大事な感覚であり，さらなるやる気を引き起こす大きなモチベーションになるものである。そしてこういった神経心理作用をうまく使うところに，人間の「尊厳」を大切にする Rusk の哲学が表れている。

3）スピーチ

1回目のパーティでは，「自分にはこのような障害がある」という事実や気持ちを自分の言葉で公式にスピーチする。2回目のスピーチでは，そのサイクルでより訓練を積んで共同体の「市民」としてどれだけ成長できたかを発表する場となっている。こうしたスピーチは，訓練生に対しては1回目は「障害の所有者」意識を高め，訓練への自覚を促す効果，また2回目のスピーチでは，訓練生はより「社会の一員」意識が高まり，訓練の習慣化を実感する効果がある。家族に対しては，訓練の成果を目で見ることになり，また招待客に対しては感動を与え，その気持ちが訓練生や家族に伝えられ，巡り巡って当事者への大きな励みとなる。

以下にサイクル1のミッドサイクル・パーティのときの夫のスピーチを紹介する。スピーチは訓練生全員が複数回登場するように構成されている。そのサイクルに初めて参加した訓練生は，自分の問題に触れながらプログラムの各セッションを分担して紹介する。夫は「認知訓練について」と「個人的な思い」と2回登場した。以下はそのとき英語で発表した「認知訓練について」のスピーチを夫が自分で日本語に訳したものである。

認知訓練について

ミッドサイクル・スピーチ　　2004年4月29日（木）

小澤富士夫

皆さん，こんばんは。

脳損傷は「注意力と集中力」から「高次機能における思考力」に至るまで，認知の問題にさまざまな影響を与えます。この欠損はその人の人生に深刻な影響を及ぼしま

たとえば，考える前にまず行動してしまい，その行動が人にどのような結果をもたらすか思いつかないことがあります。このことは，愛する家族からさえ孤立しかねません。

　認知セッションの目的は，日常生活で機能するために，どうやって欠損を補うか，あるいはどうやって欠損を何とかするか，ということを学ぶことにあります。

　毎日お昼休みの後，1時間半の認知訓練を行います。スタッフと1対1，あるいは少人数のグループで行います。

　トレーニングはまず神経心理学的機能上の最もベーシックなレベル，「注意力と集中力」から始まります。ひとたび訓練生がフォーカスの仕方と，集中の仕方を学んだら，次に情報処理や記憶，論理的思考力といった，さらに高いレベルへと進みます。

　訓練生は，何度も何度も戦略を繰り返し使い，完全にマスターできるようにします。その結果，学んだことをほかのタスクへ応用することができ，戦略を使うことがより確かなものになってくるのです。目標は，戦略を自動的に使える，あるいは習慣化することによって，人生をさらにうまくいかせることにあります。

　私はこのサイクルでコンピュータ・プログラムによる「注意力と集中力」の訓練から始めました。私には特に会話に集中できないという問題があったため，情報を正しく受信したり発信したりできないことで，しばしば誤解が生じてしまいました。

　この欠損を補うために，気力を維持し，余計なことを排除し，集中を維持するやり方を学び訓練しました。またセッションの詳細を思い起こすために，ノートを取ることも学びました。

　仲間と一緒に訓練を受けることは，他人の欠損を見ることができ，同様の問題が自分にもあることを気づかされます。このことはコミュニケーションの技術を学ぶことにもつながりました。

　私は認知訓練のセッションで，さらに前進するのを楽しみにしています。

　ご静聴ありがとうございました。

　Ruskでこの原稿を書くために夫はずいぶん苦労したようだ。無気力症のなかの「発想の欠如」の問題のために，自分からは言葉が出ず，さまざまな質問をされてスタッフの助けを借りて，英語を整えてもらい，この原稿に至った。スピーチ・ライティングの間中，夫は非常に疲れていたことを思い出す。おそらく発想を振り絞って言葉を浮かべていたのであろう。この間，担当カウンセラーからもFujiは疲れているから，睡眠と栄養をよくとるようにと指導されていた。

　この後1サイクル目のエンドサイクル・パーティでは，夫が司会者(MC：master of ceremony)となり，筆者は当日まで知らされずにステージを見て驚いた。司会者はスピーチ原稿のほかに会の進行の原稿までであり，文章をつくる負担が多い。無気力症の

夫は，しかし驚くべき進歩を見せて，この仕事をやり遂げた。スタッフ一同のサポートがあってのこととは思うが，夫の努力は並大抵ではなかったと後からスタッフに聞いた。当日の夫の誇らしい姿は忘れられない。

　2サイクル目のミッドサイクル・パーティのときは筆者の仕事で日本に一時帰国したために参加できなかった。Ruskに戻ってから特別に全員の前で，日本での出来事を含めた夫のスピーチの機会がつくられた。
　以下は2サイクル目の最後のパーティのときの，夫の「個人的な思い」のスピーチである。筆者が訳した原稿を紹介する。

個人的な思い（personal statement）
2サイクル目の最後のスピーチ　　　2005年2月3日（木）

小澤富士夫

　皆さん，こんばんは。　　　　　　［粧子を見る，見渡す］

　このプログラムに妻と参加できてとても有難く思っています。1年前に来たとき，私は全く別人でした。自分の欠損についても，どうやって回復させるかも，何もわかりませんでした。妻の粧子といるときですら，孤独を感じ暗い世界にいるようでした。

［粧子を見る］

　今では，自分の主な問題が何か理解できます。それは神経疲労，無気力症，情報処理の問題です。これらの欠損は，自分の人生をどう生きるかに何が必要か，ということを一変させてしまいました。
　自分自身のこれらの問題を学び始めたとき，私は悲しみを感じました。しかし，これらの問題を何とかする戦略を学んだので，自分の前のドアが開いているのが見え，希望を感じました。

［粧子を見る］

　戦略を恐ろしいほどたくさん練習し，粧子から忍耐強くコーチングを受け，自分のことが自分でできるようになってきました。毎日のチェックリストは，料理や買い出しなど，家の仕事を自分からすることの助けになっています。前よりずっと自立してきているので，粧子は自分の時間が増え，私は自分を誇れるようになってきています。

［粧子を見る］

　今では，他の人たちと話すとき，話の内容を確認するようになりました。言葉も多く発するようになり，より深く会話できるようになっています。しかし，私はもっと粧子と「心と心で」コミュニケートする練習が必要です。そうすれば粧子に私がど

れほど大事に思っているかを知らせることができます。

　　　　　　　　　　　　　　　　［粧子を見る，ほほ笑む］

　粧子からのキューはまだまだ必要です。時々，欠損による問題が起きているそのときに自分の欠損に気がつかないことがあり，戦略を使わないことがあります。そんなとき，粧子からのコーチングを素直な心と気持ちで受け入れようと思います。なぜならばその必要性を理解しているからです。

　欠損が残りましたので職場に復帰することはできません。はじめは，これはとても悲しいことでした。今では自分の価値観を変えることができたので，ずっと穏やかな気持ちでいることができます。最も大切なことは，粧子との関係です。粧子との関係は私に生きる意味と幸福感をもたらしてくれるからです。

　　　　　　　　　　　　　　　　［粧子を見る，ほほ笑む］

　日本でこれからどのような生活が待っているかわかりません。しかし，私は粧子の完全なるパートナーになるために，ベストを尽くし戦略を使い続けることは確かです。そうすることで幸せな生活を自宅に戻すことが可能だと信じています。

　心からの感謝の気持ちをスタッフ，特にFrankとEllenに表したいと思います。そして仲間の訓練生と家族の皆さんには，そのご支援と友情に対し心から感謝します。

　粧子がいなければ，リハビリテーションを成功させることはできませんでした。粧子の誠実さ，温かい心，そして英知を，私は一生大切にします。心からありがとう。

　　　　　　　　　　　　　　　　［粧子を見る，ほほ笑む］

　ご静聴ありがとうございました。

　オリジナルの原稿は，ステージで間違えないように，大きな文字で書かれてある。また大きな目の絵が所々に書いてあり，そこでは客席の［粧子を見る］ことになっていた[36]。さらに［見渡す］や［ほほ笑む］と書いてあり，原稿を読みながらどのようにふるまうか細かく指示されている。どの訓練生も，スピーチがプロフェッショナルで統制がとれていて，読む態度が素晴らしいのは，リハーサルから原稿まで，スタッフの周到な準備による。

4）パーティ後の体験結果検証

　パーティの翌週の認知セッションでは，スピーチのビデオを見てパーティを振り返り，訓練生1人ひとりができたこと，できなかったことなどを話す。このセッションは「体験結果検証（debriefing）」と呼ばれ，ビデオを見てスピーチを思い出し，スピー

36）夫の場合は，「客席のほうを見る」だけでは，どこを見ればよいのかわからなくなるので，粧子（筆者）の居場所を見つけ，粧子に焦点を当てて，表情豊かに話すように指導されていたとのこと。筆者はステージから見えやすい所に座るように指導されていた。

チの様子を客観的に振り返る。自分の印象と違うこともあれば，さらに感動が増すこともある。どんなことであれ結果を自らが検証し，次への発展につなげていくことは大切である。

5）パーティの効果

このように正式の形でディナーをしたり，スピーチすることは，苦労して準備してきた訓練生に大きな自信と自己尊敬の気持ちを与える。家族と招待客は訓練生のステージ上の姿から感動を与えられる。しかしこれだけではない。実際のステージ上では，スタッフも想像しないさまざまな良いことが起こる。

たとえば，自分からできない症状をもつ無気力症の夫のために，隣に座った訓練生が，夫のスピーチのたびにエレガントに促してくれた。失語症で懸命に話す訓練生のスピーチが終わったときに，全員がステージ上で小さな声で「良かったよ」と笑顔で声をかけた。司会者が次にスピーチする訓練生の背の高さに合わせて，マイクの位置をエレガントに直していた。これらのことは，「欠損による問題が起きているそのときに」訓練生1人ひとりが自分で考えて，とっさに行うことである。こういうときに訓練の成果はおのずと現れる。「エレガントに」と書いたのは，ステージ上での行動が客席から見ていても，本当に美しくできていたためである。訓練生どうしが心を1つにして見事なステージをつくり上げていたこと，訓練生が誰の目にも明らかに「互いを思いやる共感の気持ち」を見せたこと，それはまさしくRuskの日ごろの訓練の集大成であった。スタッフも「われわれも毎回感動する。訓練生からこの仕事を続ける勇気をもらっている」と語っていた。

8. 指導つき試験的就労

試験的就労（work trial）は，個別に指導つきで行われる。訓練生が，通院プログラムの構造化された治療的訓練体制で習得したことを，実社会の「職場」の構造のなかで確実に実践できるようにすることを目的としている。

試験的就労は，少なくとも2サイクル（多くは2サイクル以上）にわたる基本訓練を経て，訓練生の将来の必要性に応じて行われる。集中的に職業訓練に1サイクルを費やすこともあれば，高次レベルの機能回復訓練と組み合わせて複数のサイクルにわたり行われることもある。また，試験的就労なしで修了するケースもある。試験的就労に何サイクル使われるかに関しては，経済的事情も考慮され，個々のケースにとっての最善の方法がスタッフと当事者との間で検討される。

職業訓練はNY大学医療センター内外のさまざまな部署の支援を得て，訓練生の興味や専門性，将来性に応じて，最もふさわしい職業訓練の場が提供される。たとえば，通院プログラムと同じ建物内の病院や4ブロック離れた大学病院内での受付業務，書

類のコピー，カルテや領収書の整理，薬局業務などである。また医学部図書館における業務，コンピュータ部門でのサポート，ロックスミス(錠前)部門での鍵の管理業務，給食の配膳など，さまざまな業種で訓練が行われる。またNY大学以外での例としては，地域の学校や図書館，各種公的施設などがある。

　訓練生には担当部署の監督者(supervisor)がついて管理・監督され，Rusk側の職業訓練担当のBonnie Marks博士と連携する。Marks博士とは週1回のカウンセリングのほかに，訓練生は毎日博士への報告の義務があり，Marks博士と周到に進行具合の考察と微調整が行われる。その場合もリンチピンのゴール達成に訓練の焦点が合っていることに変わりはない。

　試験的就労には派遣先の担当者の理解が欠かせない。Marks博士によると，NY大学内では過去の実績から理解力をもった担当者との良い関係を築いてきたが，新しく訓練を依頼する場合など，脳損傷のことを全く知らない人たちに管理を依頼すること自体が相当の労力を要するとのことであった。なかにはまったく理解しない人たちや，はじめは素っ気なかったが，次第に見事にサポートしてくれるケースもあること，などさまざまなケースがある。Marks博士はさらに「訓練生自身が自らの能力を発揮することで相手に可能性を示し，人間関係を良いものに変えていく力があることは，われわれスタッフにも大きな希望を与えてくれる」と語っていた[37]。

　試験的就労同様，訓練生によってはpre-academicと言われる学業の支援が行われることもある。大学や専門学校に通うための準備がこれにあたる。スタッフと1対1でオーダーメイドの訓練目標が設定され，実際にトライアルとして学校を決める。訓練生は1～2科目の単位取得を目指して授業を受けに行き，Marks博士のサポートを得て，予習・復習や試験・レポート対策を含むスケジュールづくりを検討する。学校からのシラバスや学事日程を組み入れて，訓練生は独自の予定表をつくる。これには日々の生活習慣に加えて他の個人的約束事や用事も組み込まれていき，訓練生はそのサイクルの学業を予定通りに進め，目標が確実に達成できるようスタッフのサポートを得て実行する。日々の生活にはさまざまな突発事態が起こる。健康状態の管理も大切である。疲労が予定の遂行をじゃましないよう，1日を自分で管理することは社会生活の基本である。基礎レベルに加えて高次レベルの各機能を十分に活用できないと，なかなか実際にはやり遂げることはできない。

　いずれにせよ，戦略を練習してマスターする通院プログラムでの基本訓練から社会に出て，実践的な職業訓練を通じて訓練生がより自立するためのさまざまな技術や考え方を学ぶ。試験的就労は，学んだ戦略が習慣化されてどんなときにも応用できるようにするためのRuskにおける最終訓練である。職業訓練の場がそのままインターンシップのように機能し，職場に採用されるケースも珍しくない。職業訓練の詳細は「第3章 ⑥通院プログラムから実社会へ」に詳述する。

---

37) 2008年9月にRuskを訪問したおりの筆者のノートより。

われわれはどうしても1年しか参加できなかったので，夫はNY大学では試験的就労は経験していない。筆者の心配に対してDaniels＝Zide博士は，「全く心配することはありません。Fujiはかつて世界を相手に仕事した経験をもち，"仕事することがどういうことか"ということを教える必要はない。これからは，ふたりでどう暮らしていくか，ということを考えなさい」と助言してくれた。

　この助言は，われわれのこれからの人生を方向づける重要なものであったとのちになって気づかされた。夫に日常生活で活発に参加してほしいさまざまなタスクについて，主に2サイクル目の個人カウンセリングの時間を使ってDaniels＝Zide博士と十分に話し合った。夫にとっては日常生活で筆者を助けるということ自体が，Rusk修了後の第1の仕事である，ということになった。このことが，実際，筆者にとってどれほどの助けになるか自分でも想像できなかった。試験的就労の自宅版を，Daniels＝Zide博士に教えてもらいながら少しずつつくり上げていき，そこから出発して夫と筆者の現在の生活が成り立っている。夫の仕事に関する計画は，夢に向かって現在進行中である。

　経済的・身体的・精神的などさまざまな要素が個々のケースで異なるので，訓練後の生活に関しては本人の必要性は無論のこと，個々の家庭の事情，家族の関係，を周到に考慮することが大切である。

第2章

神経心理ピラミッド

「神経心理ピラミッドで諸機能の欠損を理解し，戦略を学び，訓練することで，認知機能の働きを統合させ，最終的には自己同一性と自らの尊厳を復活できる。（略）神経心理ピラミッドは，脳損傷者と家族が自分の存在価値を再認識するためのツールと哲学のすべてを包含しているといっても過言ではない」（本文 p.60 より）。

　本章では，Rusk 脳損傷通院プログラムの訓練の中核をなす神経心理ピラミッドについて詳述する。

第2章 神経心理ピラミッド

1 神経心理ピラミッドと前頭葉機能不全

1. 通院プログラムの理論的基盤

　かつて Ben-Yishay 博士が師事した Goldstein（1959年[1]）は，「脳外傷後，患者の認知および身体機能に基づく生活能力を，損傷以前のレベルに復活させることは不可能である。したがって患者以外の誰かが，患者が直面している状況の下で求められることへ対処できるように，環境を構造化し調整しなければならない。そうした環境の下では，患者はいわば"正常に健康な状態である"と感じることができるであろう」と主張した。

　Ben-Yishay 博士は『神経心理学的リハビリテーション』の序文[2]で，このように Goldstein の理論を引用し，さらに「脳損傷が患者の能力に永遠の欠陥をもたらした事実にもかかわらず，患者が対処できるようにすることによって，"健康"（または，幸福）という感覚を育むことは可能である」と述べている。しかし患者の環境を構造化することによって，必然的に患者の自由に「制限」つまり限界を課することになる。Ben-Yishay 博士によると「脳外傷者が健康であると感じるのを助けるためには，患者1人ひとりの人格が制限に耐えうるように変換されることが求められる[3]」。同様のことを Goldstein は，「患者が制限に耐える必要性を，制限にもかかわらず生きる価値があると思える程度まで悟り受け入れるのを助けることが，治療の世界にいるわれわれの課題である」としている。

　さらに Goldstein によると，神経心理学的リハビリテーションは，認知の諸機能の能力低下と神経行動上および情動の障害をもつことになった患者に，自分の問題を可能な限り詳細に理解させることから成り立っている。なぜならこの治療は，患者が適正に（積極的かつ主体的に）参加して初めて成功するからである。

　以上のように Rusk の通院プログラムは，Goldstein 博士のホリスティック（全人的）神経心理学的リハビリテーションの概念を基盤としている。この原点を知ることで，通院プログラムが，なぜ患者とその家族に問題を詳細に理解させ，戦略を実践的に学

---

1) Goldstein K：Notes on the development of my concepts. Journal of Individual Psychology 15：5-14, 1959
2) Yehuda Ben-Yishay：Foreword. Neuropsychol Rehabil 18：513-521, 2008 より（p.514）。この論文は Online Publication として 2008 年 12 月 1 日に配信されている（available from URL：http://dx.doi.org/10.1080/09602010802141525）が，筆者は 2008 年 9 月再訪のおり，最終校正の段階のコピー原稿を Ben-Yishay 博士より「Shoko の本の参考になれば」と，直接渡していただいた。
3) 脚注 2, p.514。

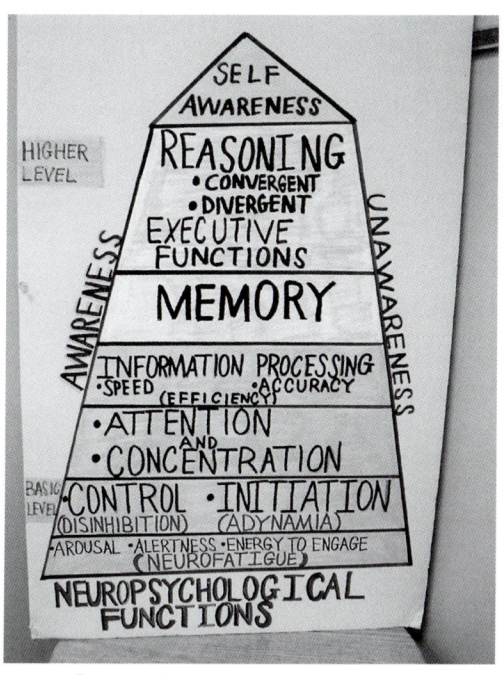

図15 「神経心理学的機能」の図(Rusk の訓練室に置かれている古いバージョンのもの)

ばせるのか，ということの理論的根拠（意味）が理解される．筆者らは，その教育を受けた学び手として，以下に神経心理ピラミッドの意味するところを詳述したい．

2. 神経心理ピラミッド

　Rusk では，グループ・セッションが行われるすべての部屋の目につくところに「神経心理学的機能（neuropsychological functions）」の図が掲示されている（**図15**）．ピラミッドの形状をしたこの図は，認知機能（cognitive functions）を中心とした神経心理学的機能をいくつかの階層に表している．

　2008 年 9 月に改訂されたピラミッド（**図17**，p.59 参照）は，9 つの階層が 5 種類の色で分別されている．神経心理学的機能の働き方に応じて，下位から上位に向かって以下のように分類されている．

> ●神経心理ピラミッドに区分されている 9 つの階層
>
> 　　　白銀色：9. 自己同一性
> 　オリーブ色：8. 受容
> 　　　　青色：7. 遂行機能，論理的思考力（収束的，拡散的）
> 　　　　　　　6. 記憶

> オレンジ色：5. コミュニケーションと情報処理(スピード，正確性)
> 　　　　　 4. 注意力と集中力
> 　　　　　 3. 抑制力〔抑制困難症〕，自発性〔無気力症〕
> 　　　　　 2. 覚醒・警戒態勢・心的エネルギー〔神経疲労〕[*1]
> 赤色[*2]： 1. 神経心理学的リハビリテーションに取り組む意欲
>
> [*1]筆者注：〔　〕内はその機能の欠損により引き起こされる症状を表す。
> [*2]筆者注：機能の特質に応じて色別に区分されているが，色自体に意味があるわけではない。

　ピラミッドが伝えようとしているのは，認知機能の働き方には順番があるということ。つまり，下の階層にある機能は認知の働きの基礎であり，その上にあるすべての機能に影響を及ぼしていると考える。脳損傷者が示す症状の土台には，それより下位の基礎となる「機能の欠損」が常にオーバーラップしながら存在していることになる。

　スタッフが認知機能のさまざまな問題を説明するとき，あるいは対話形式で訓練生とやり取りをするときなどに，「これは脳のどこの問題ですか？」，「そうです，前頭葉が損傷して起こっている問題です」という言葉が，毎日のように繰り返される。Ruskでは脳損傷後に起こるさまざまな問題のうち，主として「前頭葉損傷」に基づく症状に取り組んでいると考えられる。

　本章では，Ruskで学んだ前頭葉損傷を原因とした神経心理学的機能の欠損の定義と戦略について詳述する。訳語に関しては，医療現場で専門用語が使われていることは承知しているが，あえて筆者流の邦訳を使うことにした。それはわが国の医療現場で使われている言葉と，Ruskで毎日のように説明された言葉に多少の差異を感じたためである。Ruskでは「Rusk用語[4]」ともいうべき言葉の使い方がある。ピラミッドのなかの症状の1つひとつがすでにRusk固有の分類の仕方である。したがって，Ben-Yishay博士をはじめスタッフに直接説明してもらった意味を含んだ訳語として，筆者が理解した訳し方での訳語を使用することをお許し願いたい。一般の読者には，筆者が通ってきた思考回路や理解のほうが，むしろ身近に感じられるのではと推測する。

3. 神経心理学的機能の欠損と通院プログラム

　認知機能に起こった問題(症状)に対して，Ruskでは「欠損〔deficit(s)〕」という言葉が使われる。スタッフの指導に従って，本書でも欠損(欠損群)〔deficit(deficits)〕とい

---

4) 通院プログラムの訓練で使われる独特の言い回しを，スタッフはin-house word definitionと呼んでいた。訓練と直結しているので，本書では，Rusk用語を日本の医療の分野で一般的に使用されている訳語に置き換えることはしない。

う訳語を用いる。欠損とは，もともと経理学の「赤字欠損」という意味である。脳外傷や脳内出血などで，前頭葉の機能に関係していた脳細胞の数が「欠けて」しまった状態ととらえる。ひとたび脳細胞が損傷してしまうと細胞自体は「永遠に」復活しない。患者は，数が減少した脳細胞のまま損傷後の一生を生きていく。残された細胞は，常に欠けてしまった細胞の働きを補い続けなければならない。脳は当然疲れやすくなる。後段で詳述するが，このことを Rusk では「神経疲労（neurofatigue）」と規定している。神経心理ピラミッドの底辺に神経疲労が位置づけられているのは，欠損群のなかでも基礎的欠損と考えられるからである。

　損傷した細胞は復活しなくとも，脳に張りめぐらされた神経回路のうちの未使用の回路に信号を送ることで回路を新しくつなげることができる。機能回復訓練の観点からすると，敵（＝欠損の性質）を知ったうえで，その敵を攻略するために作戦を立てて欠損を補う。つまり訓練は，欠損を「補塡する戦略（compensatory strategy）」に基づいて行われるべきである。戦略は繰り返し使うことにより定着する。戦略をほとんど無意識で使えるようになるまで，言い換えれば「習慣化される」まで，その戦略を意識して使わなければならない。そうして，初めて新しい回路は十分に機能を果たすことになる。

　しかし，このようにしてつくられた神経回路でも，元通りというわけにはいかない。Ben-Yishay 博士は訓練中に何度も，「損傷したところを修理したり（repair），配線しなおしたり（rewire）することはできない」と説明した[5]。Rusk では「欠損は永続的である」と初めから告げられる。患者と家族はこの厳しい現実に一度は絶望感を味わうことになる。しかし戦略の実践の習慣化により，「限りなくスムーズな日常生活」と「より質の高い精神性の実現」は可能である。欠損についての学習や各レベルでの集中的な訓練とともに，「対人コミュニケーションの復活」，「尊厳の復活」，「自己の再確立」を目標として全人的に訓練が行われる。その結果，障害による「絶望感」はやがて障害の「受容」そして「自己同一性の確立」へと昇華していく。

　Rusk の訓練は，患者を単に仕事や学業に戻すための技術訓練ではない。障害を負ってもなお「自分らしく生きよう」，「より質の高い精神性を実現しよう」，「真の意味で家族や社会から孤立しないようにしよう」という，共同体の中の個としての全人的訓練である。しかも本人ばかりでなく家族や SO たちも教育され，患者が心身ともに健康的に生きていくための環境が整えられるよう，体系的に構築されている。

4．2つの神経心理ピラミッドの比較

　神経心理ピラミッドは通院プログラムの訓練の歴史のなかで，何回かのバージョン

---

[5] 「これまでは，少なくともそう思われてきた」と付け加えられたこの説明は，2004〜2005年のころのこと。そのときもそれ以降も，Ben-Yishay 博士は参加した学会の最新の医学の進歩の発表をコミュニティ・セッションで報告した。

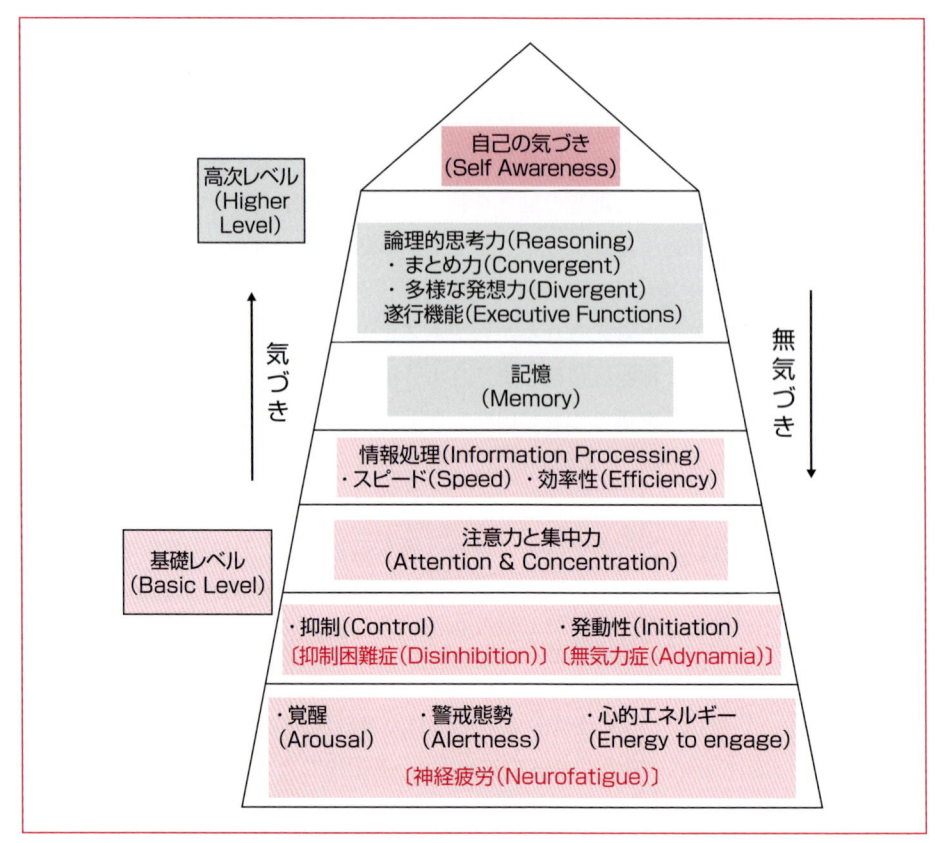

```
                    自己の気づき
                   (Self Awareness)
  高次レベル
  (Higher           論理的思考力(Reasoning)
   Level)           ・まとめ力(Convergent)
                   ・多様な発想力(Divergent)
                   遂行機能(Executive Functions)
気                                                 無
づ                       記憶                       気
き                      (Memory)                    づ
                                                   き
                 情報処理(Information Processing)
                 ・スピード(Speed)・効率性(Efficiency)

                      注意力と集中力
  基礎レベル            (Attention & Concentration)
  (Basic Level)
              ・抑制(Control)         ・発動性(Initiation)
              〔抑制困難症(Disinhibition)〕〔無気力症(Adynamia)〕

            ・覚醒      ・警戒態勢     ・心的エネルギー
            (Arousal)   (Alertness)    (Energy to engage)
                      〔神経疲労(Neurofatigue)〕
```

図16　神経心理ピラミッド(2008年9月以前)

アップを経て現在の形になっている。常に最新の研究を取り入れながら，またBen-Yishay博士によると「訓練から見えてくる問題点や成果を反映させながら」，少しずつ改善してきているそうだ。

次に2種類の神経心理ピラミッドの図を紹介する。**図16**は2008年9月以前まで使われていたもの，**図17**は2008年9月以降のものである。

2008年9月より改訂された神経心理ピラミッドの変更点は，次のとおりである。

1. 一番下に「神経心理学的リハビリテーションに取り組む意欲」が加わる。これは，障害のなかの「無気づき症候群(unawareness syndrome)」をカバーした項目だと説明された。以前は自明の理，とされていた部分ではあるが，脳損傷による器質性障害ということを，より意識させる形となった。また，患者自身の訓練への主体的な参加意欲が訓練の成果を左右することを強調している。

2. 「情報処理(information processing)」には「コミュニケーション(communications)」の言葉が加わり，より対人コミュニケーションの意識が強められた。

3. また「情報処理」の部分で，以前の「スピードと効率性(speed and efficiency)」の項目は「スピードと正確性(speed and accuracy)」になった。2004年より以前の表には「正確性」が書かれていたので，再び戻ったということになる。Ben-

```
                    自己同一性
                   (Ego Identity)
                      受容
                   (Acceptance)

              論理的思考力(Reasoning)
                ・まとめ力(Convergent)
                ・多様な発想力(Divergent)
              遂行機能(Executive Functions)

                     記憶(Memory)

           コミュニケーションと情報処理
       (Communications & Information Processing)
         ・スピード(Speed) ・正確性(Accuracy)

                   注意力と集中力
              (Attention & Concentration)

        ・抑制 (Control)        ・発動性 (Initiation)
         〔抑制困難症〕           〔無気力症〕
         (Disinhibition)         (Adynamia)

      ・覚醒    ・警戒態勢    ・心的エネルギー
      (Arousal) (Alertness)   (Energy to engage)
             〔神経疲労〕(Neurofatigue)

        神経心理学的リハビリテーションに取り組む意欲
    (Willingness to Engage in Neuropsychological Rehabilitation)
```
左斜面: 気づき(Awareness)　右斜面: 理解(Understanding)

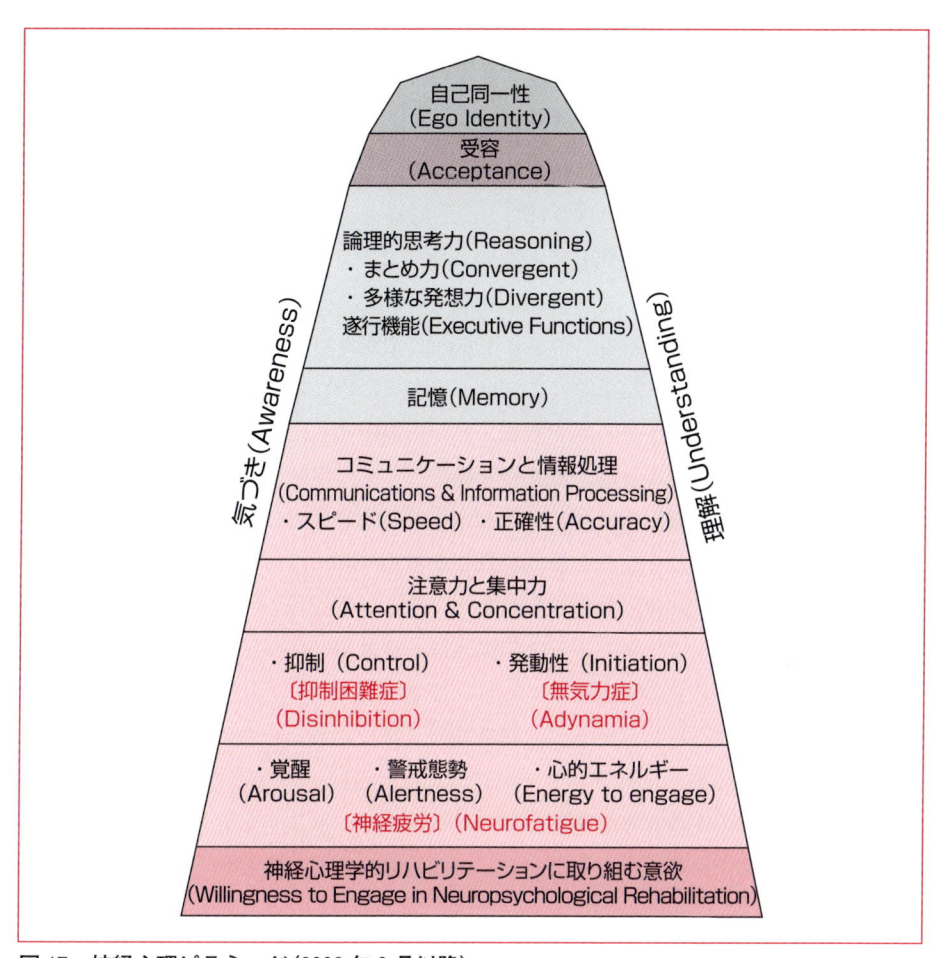

図17　神経心理ピラミッド(2008年9月以降)

　　Yishay博士の説明によると，この階層は「スピードと正確性の効率を高めること」が目的とのことである。
4．以前の一番上の「自己の気づき」の項目は，「受容」と「自己同一性」の2つの階層に分けられた。受傷による「自己の変容や制限を受け入れた」うえで，「それでも以前と同じように自分を好きでいられる」，あるいは「新しい自分を自分として認められる」といった自己同一性を確立することを神経心理ピラミッドの頂点としている。
5．以前は神経疲労から情報処理までの「基礎レベル」と，記憶から自己の気づきまでの「高次レベル」とに区分されていた。その言葉は取り払われたが，以前と同様な色分けは残されている。
6．以前はピラミッドの左の斜面に上向きで「気づき(awareness)」，右側の斜面に下向きで「無気づき(unawareness)」と書いてあった。2008年からのピラミッドでは，左側の斜面に「気づき」，右側の斜面に「理解」と書かれ，下位からの「気づ

き」と「理解」が増すほど上位の意識や能力が高まる，という構造が強調される形になった。以前の書き方だと，向かって左側が「気づき」，右側が「無気づき」と誤解されることがあったためと説明された。「気づき」も「理解」も認識がなくなると「無気づき」や「無理解」になることに変わりはない。

　バージョンアップされても，各階層の神経心理学的機能など，ピラミッドの本質的な意味合いは変化していない。なぜピラミッド型なのか。それは「下位の欠損はそれより上位のすべての欠損に影響を与える」という図式で，認知機能の働きが理解されているためである。つまり下位の欠損がカバーされなければ，上位の欠損は改善されない。欠損へ効果的にアプローチするためには，この認知機能の働き方や働く順序を理解することが必要である，との指摘があった。神経心理機能がピラミッド型に配置されていることは，患者や家族にとって，症状や訓練を理解するための重要な基盤となる。欠損が複数存在するという並列的思考ではなく，欠損どうしが互いにどう関係し，何がどうなると働きが良くなったり悪くなったりするか，ということを認識することが，訓練の効果を左右する。そういう意味で，構造化された認知機能を視覚的に理解することができるこの図式は，訓練の実践においても，患者や家族の日常においても，共通の基盤として不可欠であった。

　神経心理ピラミッドで諸機能の欠損を理解し，戦略を学び，訓練することで，認知機能の働きを統合させ，最終的には自己同一性と自らの尊厳を復活できる。Rusk の訓練の中核をなす神経心理ピラミッドは，脳損傷者と家族が自分の存在価値を再認識するためのツールと哲学のすべてを包含しているといっても過言ではない。

2 第2章 神経心理ピラミッド
前頭葉機能不全による欠損の定義

　本節では，2004年に渡された個人資料のメディカルレポートをもとに，前頭葉機能不全による神経心理学的機能の各欠損の定義を紹介する。この資料は家族セッションで，家族がコーチングの技術を学ぶときにも使われる[6]。以前のレポートの付録資料には載っていなかった「1. 無気づき症候群」は，Ruskからの指導を得て新しく加えて紹介する。以下はこのレポートの私訳であるが，必要に応じて訓練時のノートに基づいた筆者による説明を加えた。

1. 無気づき症候群

　この用語は筆者らが参加したときには「記憶」の項目の中に組み込まれていた。しかし，「前頭葉の器質性損傷（frontal lobe organic injury）」が「無気づき症候群（unawareness syndrome）」を引き起こし，すべての症状の源にあるという認識が訓練への心構えを左右することから，訓練の大前提として底辺に置かれた。2008年9月にRuskを再訪したおりにDaniels＝Zide博士よりこのように説明を受け，神経疲労より前に置かれるべきとの指摘を受けた。まず初めにこの言葉の定義を紹介する。この項目は，2006年5〜6月，ならびに2007年11〜12月の＜気づきのワークショップ＞の復習用プリント[7]を参考資料としている。

> **定義**：自分に欠損があることに気づくことができない，という独特の欠損群。
>
> 　「無気づき症候群」は（主に）前頭葉の神経細胞が損傷した結果起こる器質性の障害である。自分の行為を「完全に」かつ「正確に」観察することが難しくなり，さまざまな事柄が脳損傷によっていかに変わってしまったかを「わかる」ことが難しいこと。そしてそれまでもっていた「第三者の目」が機能しなくなり，自分自身で気づいていたことがわからなくなり，ピント外れになる。

---

6) 2008年9月に神経心理ピラミッドが改訂されても訓練参加者に渡される資料は改訂されていないので，定義に関しては以前と変わらない。
7) Daniels=Zide E, et al：Awareness Workshop, May-June, 2006 ならびに Biederman D, et al：Awareness Workshop, November-December, 2007. 認知訓練の『気づきのワークショップ：復習用プリント』より。（個人資料）

「自分にはまったく問題がない。しかし家族がこの訓練は良いというから，ここにいる」と言い放つ患者に心当たりがある方は多いであろう。本人には「自分は，脳損傷のために変わってしまった」ということがどうしても理解できないのである。夫と同じサイクルから始めた訓練仲間の1人がそうだった。しかし訓練を続けるうちに問題意識が生まれ，こう言うようになった。「はじめ，私には何の問題もないと思っていたけれど，10個くらい問題があるとわかったわ」。自分に問題があることに気づくようになって初めて，訓練に従事する意識が変わる。訓練に取り組む意欲が生まれると，訓練の成功率は高まる。

■ 基礎レベル(basic level)

以下は，神経ピラミッドが改訂される以前，「基礎レベル」に分類されていた諸症状である。「神経疲労」から「情報処理の問題」まで，脳損傷が引き起こした神経心理学上の基本的な問題であり，Ruskにおけるさまざまな基礎的訓練と連動している[8]。

2. 神経疲労

「神経疲労(neurofatigue)」についての下記枠内の説明は，Ben-Yishay博士がセッションで説明された言葉をそのまま書き残した筆者のノートからの記録である。

> **定義**：精神的・心的エネルギーがなくなりがちな傾向。
>
> 前頭葉機能に関連した脳細胞が損傷したため，以前より少ない数の脳細胞で日常生活のすべてを行わなければならない。当然，神経が非常に疲れやすくなり，疲労回復にも余計に時間がかかる。肉体疲労と決定的に異なることは，肉体疲労は休めば元の状態まで回復するが，神経疲労は脳損傷前の状態にまでは回復しないということである。また，肉体疲労は自分で感じることができるが，神経疲労は感じなくとも起こりうる。その結果，われわれの行動や思考にとっての土台ともいうべき最も基礎的な脳の働きである覚醒(arousal)，警戒態勢・敏捷性(alertness)，心的エネルギー(energy to engage)に欠損が生じ，その上の階層のすべての機能に大きな影響が出る。

神経疲労の概念は，2004年当時のわが国の医療ではあまり明確ではなかった。「易疲労性」という言葉は聞いていたが，具体的になぜそうなるのか，身体疲労と何がどう違うのか，ましてやそれに対する具体的な戦略などは意識されていなかった。神経疲労という訳語と，神経疲労がいかに各欠損に影響するかというRuskの考え方に関し

---

8) 改訂された新しいピラミッドでは，「基礎レベル」という言葉は省かれたが系統別に色分けされており，概念としても訓練としても，以前と同じく「基礎レベル」として考えられている。

て，筆者は2006年の『総合リハビリテーション』誌(医学書院)で紹介した[9]。

　Ruskでの訓練で最初に行われることは，「神経疲労に対する認識をもつこと」と「神経疲労を予防すること」である。そのための訓練を重ねるうちに，神経疲労がどうにもならない状態になる前に，訓練生が自らをコントロールすることを覚えていく。そのうえでその先のより高度な訓練に進むことができるようになる。患者の家族にとっても，患者の疲れやすさの源を真に理解することは，日常生活での精神的ストレスを軽減する最大の助けでもある。

3. 無気力症

> **定義**：精神力，精神エネルギー，意志，発動性，自発性の欠如に関連した欠損群。
>
> 　無気力症(adynamia)は，以下のような症状として現れる。
> 1．発動性の困難(difficulty in initiation)：思いを形づくってそれらを行動に起こすことが困難。意志や思考過程の「麻痺」ともいわれる。
> 2．発想法の欠如(paucity of ideation)：創造する力や連想する力が弱まった結果，アイデアが枯渇する傾向にあり，拡大できない。
> 3．自発性(自発的反応)の欠如(aspontaneity)：心の動きや活動性の欠如。つまりその場に参加せず，動作や言葉は右から左へ抜けてしまうという感じ。したがって他人からの刺激や促しが必要になる。また彼らは無表情なので，共感する気持ちや感情が「ない」ように他人には映る。

　無気力症のこの3つの症状は相互に影響しあい，患者本人の存在価値を脅かす大きな要因になりうる。無気力症の人は，「自分から何かを行動したり，発言したりする」ことができない。ありとあらゆることにキュー(cue：きっかけを与えること)が必要になる。寒くても「寒い」と言えないし，お腹がすいても「お腹がすいた」と言えない。何も話しかけてこない。したがって，眠ることしかしない。

　酷な言い方をすればこんなにやる気のない怠惰な人とは暮らせない，という気持ちにさせられる。このような日常生活は共同生活者(家族)に肉体的・精神的に大変な負担を強いる。何らかの手立てを編み出してその負担を軽減しなければ共同生活は成り立たなくなる。チェックリストを作成して日常の流れを管理し，自立して行動できるように習慣化していくことは最重要課題であろう。

　無気力症の患者は言葉が出てこないので，失語症と疑われることもありうる。また，症状が心的エネルギーの欠如の点で神経疲労と重なる部分もあるので，どちらが原因

---

9) 実際は，2004年夏に訓練より一時帰国した際，神奈川リハビリテーション病院における勉強会で通院プログラムについて講演をしたおりに，この訳語と概念を初めて紹介した。

か見極めることの難しさがある。

4. 抑制困難症

> **定義**：間違った方向のエネルギー，あるいは下手にコントロールされたエネルギーが「過度であること」に関連した欠損群。
>
> 　抑制困難症(disinhibition)は，典型的には次のような症状となる。
> 1．衝動症(impulsivity)
> 　十分慎重に考慮したり，どんな意図かを明白にすることをしないまま，行動に突入する。その結果，事前に考えることなく，またそうすることで起こりうる結果を考慮することなく，行動に突入してしまう。
> 2．反応の調整下手(poorly modulated responses)
> 　行動や言葉で表すのに「過度の」力・速度・感情を使ってしまう。これは「調整できない」，つまり，そのときの状況にあった表現に合わせたり，また強すぎず早すぎず「ちょうど良い」ように合わせることができない，ということである。
> 3．多動症(motor restlessness)
> 　じっとしていることができない。動いたりそわそわしたりする欲求が強く，この行動は頻繁に起こる。
> 4．「イライラ症」とフラストレーション耐性低下症(irritability and low tolerance for frustration)
> 　他の人からの助けや鎮静化がなければ，小さなイライラの原因をやり過ごしたり，ぬぐい去ったりすることができない。
> 5．情動の「洪水」(emotional "flooding")
> 　患者の認知の限度を超えると，非個人的なことであっても，感情が揺さぶられ，思考過程が情動に圧倒される。ひとたび情動の「洪水」が起こると，日ごろはできることでも，慎重かつ効果的に考えることが一時的に不可能となる。このようなとき，理性(思考能力)を取り戻すために，患者は「溢れてしまっている」状態から冷静に考えられるよう自分自身を救い出すために，他者からの助けを求める必要がある。さもないと患者は「洪水の心の状態」から抜け出すことができない。
> 6．感情の爆発または激怒症("explosive" temper or rage outbursts)
> 　何かによってイライラが募り，神経が張りつめて，挑発されたときに患者は激怒の反応によって爆発しやすくなる。これらの激怒の反応は普通の種類の怒りの反応とは異なり，行動に現れる特徴がある。つまりフラストレーションや怒り，あるいは衝動性の表現を抑制する能力が限界に達したことを意味している。このようなと

> き，感情のコントロールを取り戻すために，患者は他者になだめてもらうよう助け
> を求める必要がある。さもないと患者は超興奮状態から抜け出すことができない。
>
> 　また，抑制困難症の患者では，何らかの言動が患者の心に貼り付いてぬぐえなく
> なる「ハエ取り紙症候群（fly-paper syndrome）」が起こりやすくなり，ますます自分
> の気持ちを狭くすることも特徴である。

　上記1〜6の各症状は，相互に影響しあい，複雑に絡み合って症状をさらに悪くする。その根本に神経疲労が支配している場合がある。「神経疲労」は，本人も気づかないうちに「イライラ」や「フラストレーション」を引き起こし，それらがさらに「情動の洪水」や「激怒症」を引き起こす。基盤に神経疲労があるということを理解できると，援助の方法を考えることができる。「4 機能欠損への補填戦略」で詳しく述べるが，＜確認の技（verification technique）＞や＜遅れの技（make a delay）＞を身につけると，衝動的に話すことや聞くことが少なくなり，受信情報を勝手に誤解して「イライラ症」を引き起こすことも少なくなる。これらの技を使って，思考に時間を与えることが大切である。

5. 基本的な注意力障害

> **定義**：不十分な覚醒，注意態勢，厳戒態勢に関連した，あるいは選択的注意にフォー
> 　　　　カスすることに関連した，または思いの連鎖を維持できないことに関連した
> 　　　　欠損群。

　基本的な注意力障害（basic attention disturbances）の欠損には，以下のような症状がある。
1. 目覚めている状態あるいは覚醒のレベルが不十分である。このため他者からは「怠惰」とか，今起こっていることに参加するための心の準備ができていない，と受け取られる。
2. 注意を選択的にフォーカスすることが困難。なぜならば，①周囲が音や動きや刺激に満ちている環境では，フォーカスすべき事柄とは無関係なことを「排除」したり「無視」したりできない。そして，②フォーカスすべき事柄とは無関係な思いや先入観などが心に浮かぶため，気が散っている。
3. 一般的に求められる時間の間，集中力を維持することが困難。すなわちフォーカスすべき思いの連鎖，動作，聴覚的・視覚的刺激などを維持することができない。注意をフォーカスするのが難しいのと同じ理由で，集中力はなくなって

> しまう。注意をフォーカスすることに成功しても，少しの間集中力は持続するが，再び集中できなくなってしまう。

　注意力と集中力の問題はRuskの訓練の基本である。各患者の詳しい評価診断のあと，まず初めに取り入れられる認知訓練は，注意力の欠損を補塡することに関する訓練である。訓練メニューは患者の問題に合わせてオーダーメイドでつくられ，スタッフが密着して，それぞれの欠損を補う戦略の実践を促す。注意力と集中力はピラミッドのその先のすべての認知障害に対する訓練の基礎となる。

　また，①訓練中の部屋のドアが開いていても外の気配で気が散ることのないようにする，②他の患者と同じ部屋でも自分の訓練に集中する，③他の患者と競うように同じ訓練をして成績に差がついても自分の訓練に集中してがんばる気持ちをもつなど，認知訓練セッションに行われる注意力と集中力の訓練には，実際に起こりうるさまざまな問題要因に対する配慮あるいは戦略が含まれている。

6. 情報処理とコミュニケーション・スキルの能力低下

> **定義**：情報処理の的確性の低下と，思いを言葉で伝える能力に関連した欠損群。

　情報処理とコミュニケーション・スキルの能力低下(impaired information processing and communication skills)の問題は，以下のように典型的に現れる。

1. 普通より大幅に，情報処理に時間がかかる。すなわち，受信情報を把握して理解することに時間がかかる。たとえば，耳からにせよ書かれた指示にせよ，言われたことを，今起こっている状況に合わせてどうするか，心のなかで判断するといった情報処理に時間がかかる。
2. 言葉を返したり，動作をつなげたり，応答したりするのに，普通より大幅に時間がかかる。
3. タイムリーで最もふさわしい方法で周囲と交流するのに，重大なギャップが生じる。すなわち受信情報に対して，その返答を用意する過程に困難が生じるため，患者は多くの場合，進行中のプロセスの一部を処理し損なってしまう。その結果，患者の返答は不適切な内容になりうる。
4. 不正確で，断片的で，あいまいで，不明瞭な言葉のコミュニケーション。これは正しい言葉が出てこないため，あるいは文法的に正しくない文章構造のためである。この問題は発想法の欠如を引き起こす無気力症と混同されるべきではない。むしろ，ここでは失語症の問題を考えるべきである。
5. 一見流暢で文法的には正しくても，ねらいや焦点が定まっていない言葉によるコミュニケーション。会話がとりとめもなくなったり，回りくどくなったり，

> しばしば混乱する。ここでの問題は論理的な考え方の能力低下があるためである。多くの場合，コミュニケーションにとりとめがないことに加え，患者にしてみると，いつ意図した発言をすべきか，またはすべきでないかを決断するのが難しい。ゆえに比較的単純な主張を始めたときですら，患者は簡潔に要点を言って発言を終了することができない。その代わり患者はとどまるところを知らずとりとめもなく話す傾向にある。

　患者は表面的にはコミュニケーションにさほどの問題がないと思われる場合が多い。しかし実際は，本人にも周囲にも，予想以上に情報処理の問題が起こっている可能性がある。言われた情報を言い直すことができない，わかったと思っても何もわかっていなかった，そのときは覚えていられると思っても思い出せない，間違って理解していた，などの問題が日常的に起きる。受信・発信情報の確実な理解と確認は，社会的にも対人的にも患者の存在感を確かなものにするためにきわめて重要である。

　情報処理では，受信情報と発信情報の「効率性や正確性」と「スピード」に対処できる能力が求められる。後述するさまざまな＜技＞を意識的に使い，仕事や学業での情報処理力，また対人関係におけるスムーズで深いコミュニケーション力，などを高める訓練が行われる。情報処理の能力は神経心理ピラミッドの情報処理より上の問題，つまり記憶，高次レベルの遂行機能や論理的思考力の問題，これらすべてにかかわってくる。個別の認知訓練，グループで行う＜ロールプレイ＞などのワークショップを通じて，情報処理の能力を高め，確実にしていくことで，脳損傷者が実社会で直面するすべての問題に対処できることを Rusk では目指している。

　情報処理の問題も，注意力と集中力の問題と同じく基本的な訓練の対象となる。失語症の患者は特に，言葉が出にくいので自分では発信情報が危ないと思っていても，実は受信情報から問題があると気づく必要がある。また上記4で述べられたように，「発想法の欠如」が特徴の無気力症と失語症は混同されるべきではない。初めは区別しにくいが，訓練が進むにつれてこの両者の違いは明白となる。無気力症の患者には失語症の患者が抱える文法上・意味上の問題はあまりなく，発想につまる，あるいは話すこと自体の発動性の問題がみられる。

■高次レベル（higher level）

　改訂される前の神経心理ピラミッドの図（**図16**，p.58）では，「記憶（memory）」から高次レベルに分類されている。「神経疲労」，「無気力症と抑制困難症」，「注意力と集中力」，「情報処理力」が基礎レベルの欠損であった。高次レベルにおいては，これら基礎レベルの諸問題に加えて，日常生活のさまざまなシーンでより実践的な遂行機能，論理的思考力，そして対人行為の問題などが定義される。

7. 記憶能力の低下

> **定義**：①獲得する，すなわち習得する，②必要に応じて維持，増強する，③必要に応じて情報を自発的に思い出す，などの問題に関連した欠損群。
>
> 　記憶能力の低下(impaired memory functions)は，以下のように現れる。
> 1．短い指示や説明でもすぐに思いだすことができない。たとえば，指示が終わったときに，患者は初めのところを覚えていることができない。
> 2．エピソード記憶の問題。少し前に伝えられたことの概要ですら記憶しておくことができない。
> 3．自分に伝達された大事なメッセージのように個人的に意味のある経験であっても，維持して記憶することができない。あるいは，約束など引き受けた重要なことを思い出せない。または自分の問題を深く洞察して，そこから得た結論を維持することができない。
> 4．「無気づき症候群」と結びつくと，患者の記憶の欠損は「断続性症候群(discontinuity syndrome：断続症)」に帰結することになりうる。「断続性の問題」とは，自分の行っていることの何かが不具合だと気づくことができず，したがって補填戦略を教わっても，これを用いることを思い出せない。
> 5．「断続性症候群」は他者から，思い出すための合図や，きっかけを示すというかたちで介入を必要とする。

　次のような経験は患者の家族なら誰でも経験していることであろう。何か言ってもすぐ忘れる。1つのことしか頭にとどまらず，複数のことを頼んでもなかなか覚えてもらえない。複数のことを言うと，何度も聞き返してくる。また自分が言ったこと，行ったことが錯綜し，正しい脈絡で記憶できないために，「作話」になってしまう。「嘘を言ってはいけない！」などと簡単に家族は怒ってしまうが，本人は至って真面目である。本当にそうであったと信じ込んでいるので，家族との間に決定的な亀裂を生じさせることもあるだろう。患者は自分の思いが伝わらないのでイライラして怒り出し，抑制困難症の諸症状がそれによって引き起こされることもある。これらはすべて記憶がつながらない，つまり過去という時空間にギャップが生じているためである。

　さらにこの断続症には，「記憶」のほかに「気づき」の意識も途切れ途切れになる，という問題も含まれる。脳損傷者が自己の欠損に気づくことができなくなると，戦略を使えないばかりか，その結果，仕事のうえでも対人関係でも大きな問題に発展しかねない問題が生じる。

　「自分には〜の欠損があるので，常に〜について注意しなければ」という気持ちをもつことは，訓練後の患者の将来を左右するといっても過言ではない。そのためには，

自分で思い出せるような何らかのメモやキュー（合図，きっかけ）をつくったり，人からきっかけや合図を送ってもらったり，断続症に陥らないようにする手立てが必要である。

　Ben-Yishay 博士は「Rusk では記憶を良くすることを狙った訓練はしない」とよく話していた。夫の場合でも帰国直後に再評価しても，短期記憶の欠損自体は改善されていなかった。しかしプログラムに参加して，神経心理ピラミッドで示された記憶より下の基礎レベルの欠損に対する訓練を受けた結果，日常のさまざまなシーンで，それまで記憶の問題と思っていたことが改善された。それは，本人の物事に対する集中力や，情報処理力の向上，あるいは無気力症や神経疲労に対する戦略の実践，心の動きなどにより，明らかに向上した「自分で意識して生きる技術」によるものと思われる。訓練を続けていると行動がスムーズになり，錯覚かもしれないが，現在も夫の記憶力は進化していると感じることができる。

　その場ですぐにメモをとる，日記をつける，チェックリストを常に確認する，などの戦略的手段を通じて，日常的に記憶の欠損を補っていることが，記憶を補強していることはいうまでもない。しかし，記憶を視覚情報で補えたとしても，実際の行動に移すとき，新たにさまざまな問題が発生する。そのことは神経心理ピラミッドの次のレベルで具体的に説明される。

8. 論理的思考力の低下

> **定義**：論理的な思考力や，計画の立案，問題解決のための実行力，そして推論を導き，結果を評価することにおける欠損群。
>
> 　論理的な思考力の低下（deficiencies in reasoning）は，以下のように現れる。
> 1. 「収束的思考力（convergent reasoning）」が弱い。主要な考えに要約する，あるいは周辺の二義的な考えから主な考えを区別することが困難，またはできない。話されたあるいは書かれた長いコミュニケーションの主なポイントやメッセージの要点を言い直すことが，目的やゴールという形にまとめることと同じく，困難である。
> 2. 「拡散的思考力（divergent reasoning）」の問題。①たとえば分析して問題解決をするときに異なった視点から問題を考えるなど自分の視点を柔軟に変える，②問題を解決するために論理的に異なる選択肢を考える，③そのときの状況に最も適切なアプローチを選択する，などの能力の問題。
> 3. 「遂行機能（executive functions）」の欠損。問題を解決するための計画を秩序立てて実践的に実行する（implement）が困難。つまり，①考えや事実，行い，そし

> て取り巻くものを秩序づける(organize)，②優先順位をつける(prioritize)，③ある特定の行動の細かいところを練ってつくる(plan)，④誤りを正し適切に対処する(trouble shoot)，⑤そのときの状況に応じて行動を変えるなど適正に自己モニターする(self-monitor)などに問題がある。

1～2か月に1回の割合で，本人と家族そして主治医に送付されるマンスリー・レポートには，上記のように書かれている。いっぽう神経心理ピラミッドでは，この3つの要素を2つに分け，同じ枠の中に入れている。遂行機能(executive functions)に関しては，Ruskでは何度も「高次レベルの遂行機能(higher level executive functions)」と言われていたので，高次遂行機能という言葉で理解するほうがふさわしいかもしれない。

遂行機能は日常生活における実際の行動を分節化したものである。人と約束をしていて，何か別のことをしていたために，時間がなくなって家を出ることができなくて時間に遅れてしまった，という例があるとしよう。ここには，約束の時間を中心に計画を立てることができなかった，優先順位を正しくつけることができなかった，行動と時間を正しく判断することができなかった，というような問題が含まれる。

神経心理ピラミッドの同じ枠に高次遂行機能の上に置かれているのが「論理的思考力(reasoning)」である。このなかには「収束的思考力・まとめ力(convergent reasoning)」と「拡散的思考力・臨機応変の多様な発想力(divergent reasoning)」が含まれる。

「収束的思考力・まとめ力」とは，たとえば本を読んで各段落を要旨にまとめることができる力，あるいは映画を見てそのあらすじを見ていない人に話すことができる力，などである。「拡散的思考力・臨機応変の多様な発想力」とは，こうするつもりと思っていたことが何か問題にぶつかったときに，その場で別の発想をもってくることができる力，または異なる解決法を見つけることができる力などのことである。その場に合った「多様な発想」ができることは，日常生活のあらゆる場面で必要な能力である。何かの判断や思考の際に，われわれはこのどちらかを常に使い分けている。この2つの思考力は，表裏一体であり，ワンセットで存在しているといっても過言ではない。

認知訓練セッションでこの2種類の思考力をスタッフが説明するときに，次のような例を使っていた。「さあ，朝仕事に行くときに，昨日決めたネクタイを汚してしまいました。どうしようか，別のどのネクタイをしていこうか迷っているときは，どちらの思考力を使うでしょうか？」。訓練生が「たくさんのネクタイの中から1つを選び出すので，まとめ力だと思う」と答えた。スタッフは「いいえ，これは多様な発想力のほうです。朝決めていたことを急に変えなくてはいけない，さらに複数の選択肢を発想する力が必要だからです」と教えた。

「では，仕事から帰宅してその日にしていたネクタイをしまいます。このときに必要な思考力はどちらでしょうか？」。スタッフの質問に訓練生はこう答えた。「それはま

とめ力です。ほかのネクタイと同じ場所にしまう，つまり同類としてまとめる力が必要だからです」。スタッフは「そうです。では，そのような例をそれぞれ挙げてみてください」と，訓練生に考えさせる。

9. 不適切な対人的行為

> **定義**：対人的（対社会的）判断力や行動の領域における器質性の欠損群。
>
> 　患者の器質性認知・行動障害は，以下のような不適切な対人的行為（inadequacies of interpersonal behavior）の原因になる。
> 1．人を思いやる能力が不十分。つまり，他の人がどのように感じるかを感じとることができない。あるいは他の人の立場に立つことができない。思いやりがもてないことの結果，時として，自己中心的な狭い視野から物事を見る傾向になる。これは，①しばしば他の人の意図を誤解する，②他の人が自分と同じように傷つくこともあるということを認めることができない，あるいは認めようとしない，③他の人の感情や感受性を考慮しようとする，またそれに従って行動しようとする気持ちに欠ける，などの問題として示される。
> 2．社会的判断力が乏しい。人に対して発言したり行動したりするときに，何がふさわしいのか正しい基準で判断できない。社会的な判断力の弱さは，意図しないで相手を困らせたり，悩ませたり，怒らせたり，人を退けたり，傷つけたり，など厄介な発言や行動を引き起こす。
> 3．反感をもたせるコミュニケーションや交流。患者は人に反感をもたせる傾向にある。なぜならば患者は人とコミュニケーションするときに，①声の調子やボディランゲージの調整をうまく行えない，②不適格な，まずい言葉を選ぶ，③人と交流するのに時や場所を正しく選べない。多くの場合，患者はこれらの人に対する不適格な振る舞いに気がついていない。それは第1に患者が事前によく考えないため，あるいは自分の行動の結果，相手がどうなるかに関して間違った結論に到達してしまうためである。たとえ自分の振る舞いが相手に対してどのようなインパクトをもつかに気がつこうと，自分のコミュニケーションがもともと故意に否定的であろうと，患者は，しばしば他の人の心に嫌悪感とまではいかなくとも，困惑や徹底的な反感を生じさせてしまう。
> 4．機転や，社交的な意味での親愛感が十分でない。患者は，①他の人に罪を犯したとき心から後悔の念を伝えること，②他の人の機嫌を取ったり，苦しんでいる人をなだめたりするのに必要な機転や親愛感を示すこと，③人の気を害さずに自分を主張したり問題を解決することなどを，最低限しかできない。

筆者が参加していたとき不適切な対人的行為は，神経心理ピラミッドのなかでは「自己の気づき(self awareness)」という言葉に集約されていた。2008年9月にピラミッドが再編され，「受容(acceptance)」と「自己同一性(ego identity)」に取って代わられた。Ben-Yishay博士は，「内容的には変わらないが，欠損をもった自分の限界を受容し，そのうえで以前と同じようにあるいは新しく"自分が自分らしくあること"，"変わってしまった自分を好きになること"，"自分はどうありたいかを明瞭にすること"，などの意識がもてるようになることが最終的な目標である」と説明した。自己同一性に関する詳細は「第5章　全人的プログラムの到達点」で述べる。

　現実の対人関係で問題になることは，その下の欠損すべてにまつわるものであり，そのすべてにおいて自己の欠損に自覚があるかどうかが大きくかかわってくる。つまり下位の神経心理学的機能に欠損がある場合は，家でも社会でも自分に不利益なことが起こりうる，ということを患者自身が認識できるかどうかが大切である。
　また対人関係で重要な要素である「共感できること(empathy)」に関しても，脳損傷者には困難が付きまとう。empathyという言葉は，自分とは異なる相手のことを，相手の立場になって考えられる思いやりの気持ちのことである。ここではもう少し心理学的に「共感性」という言葉を使いたい。Ruskでよく使われていた説明は，「共感性とは，相手の靴をはいて考えること」ということであった。単に「思いやる」というよりは，「自分とは異なる発想をもった相手の頭や心になって，真にそちら側の立場で考える」という意味だ。この「相手側に回る発想力」が，前頭葉損傷者には少し難しくなる。しかし，自己の欠損に対する認識を深めて適切な戦略を使えば，この問題を改善できる可能性は十分にある。

10. 定義に関する考察

　以上がRuskで用いられている用語の定義である。認知機能をあらゆる方向から分析し，基礎レベルから高次レベルへとピラミッド状に配置したことが，Rusk式の欠損の捉え方である。しかしこれらの認知機能の神経心理学的な働きが，なぜこの「順序」で「ピラミッド状」でなければいけないのか，この真の意味は，概念を頭で理解するだけでは捉えることができない。欠損が「永遠」であり，すべての欠損は互いに有機的に関連性があり，さらに自分の欠損の性質に「自覚あり(awareness)」と「自覚なし(unawareness)」がサイクルの大小はあれ，日常的に繰り返されることに気づいたとき，真に理解される。

　そして実際に戦略を使う場面になると，「ピラミッド状である」ことが真の威力を発揮する。より下に置かれている神経心理学的機能が十分に準備されていないと，それより上に置かれている機能は効果的に働かない。この原理は，前頭葉機能不全(高次脳

機能障害)をもつ夫との日常の暮らしから，まったく正しいと認めざるを得ない。「ピラミッド状」の図式を理解することで，後節で説明する「補塡戦略」をより効果的に使うことができる。同時に患者の家族はこの表を頭に入れると，日常生活における患者のコーチとして役割を果たそうとするときに，心に苦しみを抱えてむだに時間を使うことなく，ピンポイントでそのときの問題に対処できるようになる。患者の問題の特定や整理に大きな助けとなる。

　このように，欠損を学び，ピラミッド状の性質を理解することは，障害を抱えて生きていくうえでの最も大切な学びといえる。この学びをさらに深めるために③と④では，認知セッションの一環として行われた＜気づきのワークショップ＞からの資料をもとに，さらに具体的に解説する。

第2章　神経心理ピラミッド

3　前頭葉機能不全への対処

1. 補填戦略

1）定義

　家族を含めて当事者は，前頭葉機能不全により神経心理学的機能に欠損が生じて起こる「日常のそして対人関係のさまざまな問題を認識し」，それらの問題に「自ら作戦を立てて対策を講じる」というプラス志向の「主体性」が重要である。脳損傷による前頭葉機能不全に対して，Ruskでは「欠損（群）〔deficit(s)〕」という言葉を当てることはすでに述べた。そのいわば赤字欠損を「補填する戦略・策略」という意味で，"compensatory strategies for the deficits"という言葉が使われる。本書では英語の意味に忠実に，「補填戦略」（以下，戦略）という訳語を使う。これは「代償手段」，「対策」，「対応（策）」，「対処（法）」などと同義語である。

　「戦略」という訳語にこだわる理由は，もう1つある。それはBen-Yishay博士がしきりに繰り返していた次の説明にある。「欠損はなかなか手ごわい。それに立ち向かうには，こちらにも相応の戦略が必要だ」。訓練生や周囲の人は「全体を常に見渡し，計画性をもって相手（＝欠損）を攻略する，あるいは相手の攻撃から身を守る」という「戦略」本来の意味をもって，「状況に応じて自ら工夫して，欠損と闘いながら生きていかなくてはならない」からである。受動的な方法論に安住するのでなく，常に襲ってくる相手（＝欠損）の性格や手口を学んで，先手を打ち，防衛し，賢く作戦を立てて立ち向かう気概が必要となる。

2）戦略と訓練

　Ruskでは「患者（patient）」とはいわずに「訓練生，研修生（trainee）」と呼ぶ。各サイクルの初めに，Ben-Yishay博士は次のように説明する。「君たちは患者ではない。患者なら薬や手術を受けるが，ここで君たちが受け取るのは脳損傷をもって生きていくための戦略だ。戦略は訓練しなければ会得できない。しかも君たちは，自ら志願してその訓練を受けにきたのだ，ということを忘れないように」。ゆえに「受動的な患者」としてではなく，「主体的な訓練生」として戦略の理論的・体験的習得が期待される。

　訓練のゴールは，どのような状況でも，訓練生が主体的・自主的に対処できるようになるための「戦略の実践の習慣化」である。戦略はリンチピンに書かれた各訓練生の

達成可能なゴールと連動している。訓練生は Rusk でも自宅でも，スタッフと家族からの支援やコーチングを受けながら，そのサイクルに固有の戦略の習得と実践に焦点を合わせて訓練する。

3）家族の役割

Rusk において，家族もすべての訓練への参加を奨励されているのには，明確な理由と目的がある。「家族や重要な知人(significant others：SO)」は，訓練生のコーチ役として，その後の人生を支援する重要な役割がある。すべてのセッションは，医療機関や訓練施設に頼るのではなく，できるだけ自立して暮らすための「SOへの」重要な教育の場でもある。「コーチ」は単なる支援者という以上に，障害を理解して戦略の実践を実行し率先する「戦略の指導者」であり，訓練生とのチームの「監督者」である。そういう立場なので，訓練生とは深い信頼関係が成り立つ必要がある。

家族セッションで，技術から信頼性まで「コーチングの技[10]」を学ぶのもそのためである。コーチとしての接し方・話し方などは，対人セッションにおけるフィードバックの機会を通じて体系的に訓練される。しかもスタッフが，戦略やコーチングの技の使い方を常に手本として示してくれる。筆者自身も，全セッションに参加してスタッフを「観察し」，「まねる」ことで，戦略が少しずつ自然に身についた。

訓練生と一緒に各症状の戦略をじっくり学べたのは，認知訓練の中の＜気づきのワークショップ＞においてである。そして社会における対人コミュニケーションを想定して戦略をより実践的に学べたのは，＜ロールプレイ・ワークショップ＞においてであった。

4）戦略を身につけることの意味

Ben-Yishay 博士は，欠損に対する戦略の習得に関して，「習得(master)するまで練習(practice)しよう。マスターしても，習慣化(habituate)するまでさらに練習しよう。習慣化しても，欠損がなくなることはないのだから，常に戦略を意識しよう。君たちの脳には，これから休日はないのだよ」と語っていた。

この障害の特徴は，残念ながら「欠損の永遠性」にある。ピラミッドの各階層の欠損すべてが，程度の差はあれ常に存在している。少しでも自身の欠損の所有認識が欠けると，患者は共同体のなかでの存在意義に大きな問題が生じる可能性がある。患者が，職業訓練などによって特定の分野で作業する能力を獲得したとしても，周りの人との「心の関係」が良くなるとは限らない。

機能回復の究極の目的は，家庭，職場あるいは学校など，患者が属する共同体のなかで「自立した自分を再確立すること」，「相手の気持ちを理解できる心と思考回路をもつこと」，「相手にとっても自分にとっても意味のある存在になること」である。患者

---

[10]「コーチングの技(art of coaching)」については，「第4章　心のケア」で詳述する。

が真の意味で社会や家庭で「共に生きていく」ために，戦略の習得は不可欠である．

2. 気づきのワークショップ

1）＜気づきのワークショップ＞の意味

　訓練生と家族は，最初のサイクルの認知訓練の一環[11]として行われる＜気づきのワークショップ＞で，欠損の定義と戦略を徹底的に学ぶことになる．＜気づきのワークショップ＞はRuskでの最初のサイクルの，個別の認知評価訓練が終わって，一段落したあたりから始まることになっている[12]．夫のときは訓練が始まって2か月たった2004年5月に，約4週間かけてJohnson先生とReyes先生の指導で行われた．

　Ruskでは＜気づきのワークショップ＞を訓練の中でも特に重要なものと位置づけている．すべてのセッションへの家族の参加が奨励されるなか，家族は他の何をおいてもできるだけこのワークショップには参加するように言われる．それはこのワークショップが，「脳損傷とは何か」，「患者の症状の真の問題」，そして「欠損を補うためにどのような戦略を使うか」を家族が訓練生とともに学ぶ場でもあるからだ．

　スタッフはセッションをただの講義に終始せずに，飽きずに楽しみながら緊張感が保てるよう，充実した内容維持のためにあらゆる工夫をしていた．訓練生とのやり取りには，活発な質疑応答やゲーム感覚の得点競争などが含まれ，内容の充実度もさることながら，教授法の工夫により実践的な認知訓練として成立していた[13]．

　またワークショップが始まるときと終わるときと，筆記試験が2回もある．参加者全員が必死でノートをとり，みな学生に戻ったようだった．常に緊張感があり，身によくつく結果となった．試験は得点が問題なのではなく，ワークショップを受講して自分がどれくらいの理解を深められたかを体感する目的だった．受講すると必ず理解は深まっているので，訓練生も家族も自信と充実感が得られ，訓練へのモチベーションが高まる．訓練生と家族はこうして学んだ戦略を，これ以降Ruskでも自宅でも，習慣化するまで習得し，日常および社会生活に応用する責任をもつことになる．＜気づきのワークショップ＞はRuskでの訓練の「実質的な」スタートラインに立つことといえよう．

　ワークショップでは欠損の具体的なイメージが，現実的な実際の状況の言葉で繰り返し説明される．訓練生が理解できるよう，噛み砕いた説明のおかげで，家族も日常に起こっていることに当てはめて講義を受けることができる．つまり欠損によって，

11）13時からの認知セッションのみならず，14時30分からの交流セッションも使い，13時～15時まで続けてセッションが行われることもしばしばであった．
12）ほとんどの場合は1サイクル目に行われるが，新入訓練生が1名のときなど，次のサイクルの新入生とともに次のサイクルで行われることもある．
13）訓練の実際は「第3章　体験から見えた通院プログラムの詳細」で詳述する．

本人がどのように見えるか，どのように対人関係に影響するか，どのように日常生活や人生に影響が出てくるか，などの問題が解説される。このことを筆者はとても重要なことと思っている。訓練のあとに思い出されるのはこのときに学んだ説明の1つひとつであり，問題が起こるたびに，解決の糸口がそのどこかに必ず存在している。

2）＜気づきのワークショップ＞の目的

ワークショップはまず「導入（introduction）」としてワークショップの目的を言葉で理解するところから始まる[14]。

＜気づきのワークショップ＞の導入

1．ワークショップの目的
（a）脳損傷によって生じた，自分たちの問題（欠損）について学ぶ。
（b）自分の欠損を認識して補うことができるようになるために，欠損を詳しく（「実際の生活」では一体どのように見えるか）知っておかなければならない。
（c）「気づきは力なり」，これはわれわれを制御可能な状態に戻してくれる。
（d）「気づく」と，コーチしてもらうことが容易になる。
（e）コーチに自分の問題を教えることによって，コーチを助けることにもなる。
（f）自分の問題を「所有する」ことの理解の助けになる。
（g）「気づくこと」は変動するので，自分の問題を常に続けて復習する必要がある。
（h）欠損は永遠のものなので，常に補わなければならないことを思い出させる。気づきはあったり，なかったり，持続しない可能性がある。
（i）ひとたび気づけば，問題に取り組むことができ，1つひとつ成功させていくことにより，自尊心を再構築できる。
（j）「気づくこと」は結果的に，受容を導く。人生をそのままに認めること，につながる。

欠損を知って初めて，自分の問題に取り組むことができる。自分で問題を改善しようとする気持ちは，自己の存在価値を再構築する力を生み，結果的に脳損傷後の自己の受容につながる。

ワークショップの導入はさらに続き，＜気づきのワークショップ＞がなぜグループの形態で行われるかについて，以下のように説明される。

2．なぜグループで行うか
（a）このワークショップを，1対1ではなくグループで行う。これは，お互いの経験から，欠損が実際どのように「見えるか」，そして何が功を奏して何が功を奏

---

[14] 2004年5月の＜気づきのワークショップ＞に参加したおりの個人資料より。

さないのかを学ぶことができるからである。
（b）ここは自分の問題を学んだり，戦略を実践したりするのに安全な場所である。「私たちは皆，同じ船に乗っている」。
（c）ここでは余計なものを排斥し，討論に集中して理解し，メインポイントを引き出し，自分の考えをクリアに述べる練習をする。
（d）もし自分たちの問題をオープンに話すことができれば，恥ずかしさや困惑といった感情を取り除くことができる。

　欠損と戦略の学びがグループで行われることにはさまざまなメリットがある。仲間の訓練生の問題を見ることで，同様の問題をもつ自らに対して客観的な気づきが生まれる。また運命共同体のなかで，訓練生は安心して戦略を実践できる。他人の存在は，集中力をつける訓練にもなる。同時に，論理的思考や情報処理の実践的訓練ができる。そして対人関係における，適切なふるまいや共感性の確立の練習になる。

　このように目的意識を明瞭にしたうえで，ワークショップが始まる。後節では神経心理ピラミッドの下位から上位に向けて，症状として現れる欠損の1つひとつについて，訓練生と家族向けの欠損の性質，欠損の日常生活への影響，そして実践すべき補填戦略を詳述する。

第2章 神経心理ピラミッド
4 機能欠損への補塡戦略

■**基礎レベル**

　各欠損に対する戦略について，2004年5月＜気づきのワークショップ＞での筆者の受講ノートと，スタッフからの復習用の講義メモをもとに紹介したい[15]。＜気づきのワークショップ＞は，医療や心理学には全くの素人である訓練生本人や家族・知人の「理解と教育」のためになされるものである。症状を真に理解するために，日常生活や対人関係で起こりうる問題の説明は，訓練生本人や家族にとっては大きな意味をもつ。当事者が真に理解できなければ，訓練の意味はない。定義と重なる部分が多いとは思うが，異なる視点からの説明として，また治療の実践的な1例として参考にしていただきたい。

　すべての欠損に共通の必須の戦略として，次のような「キー（鍵となる）戦略（key strategies）」と「欠損の影響力」がある。

●**キー（鍵となる）戦略と欠損の影響力**
すべての欠損のためのキー戦略：
- 自分に問題があることを知る。「気づき」は決定的に重要である，自分に問題があると認識しないと，自分の欠損を補塡しようとしないからである。
- 欠損による問題が起きているそのときに，欠損が起きていることに自分では気がつかないかもしれない。するとどうなるか，ということを思い出そう。
- コーチを求め，受け入れること。

欠損の影響力：ピラミッドの下のほうの欠損はすべて，その上の問題をさらに悪くする，ということを忘れないよう。

　以下に説明するすべての戦略の初めに，Ruskではこのキー戦略を必ず意識するように指導される。キー戦略は訓練生が共通してもっている欠損，特に断続症を補塡する戦略として大きな意味をもっている。自分では欠損に気づかないときのために，訓練生がコーチを必要とし，コーチを受け入れることの大切さを説いている。この3つのキー戦略は，脳損傷者が一生意識しなければならない基本の戦略である。

---

15) Ruskでのワークショップにおける筆者のノートを中心にした個人資料。

欠損の影響力は，欠損の性質や戦略を語るときに必ず登場する注意事項である。下位に置かれている欠損がそれより上位の欠損にいかに影響するかということを，ピラミッドの形状を通して学習する。

また本人が戦略を使う認識がなくなりがちなことも，この障害の特徴なのでコーチ[16]に事前に次のようにお願いしておく。

> **コーチへのお願い**
> 問題が起きているそのときに助けてくれるよう。あるいは，助けが必要だが自分では気がついていない，または自分から助けを求める発動性がない，とコーチが思ったら，そのときは助けてくれるよう。

戦略を使う気づきにギャップがあるとき，コーチの言うことを受け入れる素直な心（malleability）をもつことが大切である。問題が実際に起こるときは，抑制困難症や無気力症の症状のために，コーチの言葉を受け入れ，実行することが困難であろう。しかし訓練生が常に自分の問題を意識し，言葉で確認することで状況は改善される。

1. 無気づき症候群

2008年版のピラミッドの一番下に「神経心理学的リハビリテーションに取り組む意欲（willingness to engage in neuropsychological rehabilitation）」が加わったことは前述した。この項目は，「無気づき症候群」があると，訓練に積極的に取り組む意欲が失われがちになることから加えられた。訓練への主体性をもつ意識はこれより上位の欠損と補塡戦略すべてに影響する。

1）無気づき症候群とは何か

> **無気づき症候群とは**
> 自分の欠損に気づくことができないという独特の問題。欠損に気がつかないので，これらの欠損が自分の人生にどのようにインパクトを与えて，なぜリハビリテーションが必要なのか，ということが理解できない。
> これは主として前頭葉において脳細胞（ニューロン）が傷ついた結果起こる問題である。器質性障害により，自分の行為を「十分に」，「正確に」観察することができず，脳損傷がいかに自分に変化を引き起こしたかを理解することができない。以前はもっていた「第三者の目」が機能せず，自分自身についても，ピント外れになる可能

---

[16] Rusk においてはスタッフがコーチだが，Rusk の外ではこの訓練を学んだ家族や友人，そして職場では，患者の症状に一定の理解のある上司などがコーチになりうる。

> 性がある。つまり，前頭葉によってコントロールされている自分自身に向けられている「カメラ」が誤って機能しているということである。自分の問題や，それらがいかに自分に影響しているか，自分でわからない。もし自分の何が間違っているかがわからなければ，リハビリテーションに従事することはできない。

　「私には何の問題もありません。何でここに来たのかよくわからないが，とりあえず家族の勧めでやって来ました。そんなに問題があるわけではないですけどね」と堂々と答える訓練生のことは前述した。重症なケースとして「事故にあったおかげで彼女と別れることができた。事故に感謝している。今はとても幸せです」と笑いながら語る訓練生もいた。自分の前頭葉の機能にさまざまな問題があるが，そのことに本人は気づいていない。したがって，訓練も本気で取り組まない。こうした悪循環は，本人ばかりでなく家族にも長い苦しみを与えることになる。自分に起こった欠損に「気づき」，戦略の必要性を実感することは訓練の大前提である。

　また家族の命令ではなく，「主体的に」訓練する「意欲」がなければ，戦略の習得は起こらない。ピラミッドの底辺に「訓練に取り組む意欲」が追加された理由がここにある。自分に起こったことを知り，自分から補う意欲・やる気が訓練の結果を左右する。

2）「完全に気づく」とは何を意味するか

> 「完全に気づく（to be fully aware）」とは次のようなことである。
> 1. 自分に脳損傷がある，ということを知る。
> 2. 脳損傷の結果，自分がもつこととなった欠損を羅列できる。
> 3. ①それぞれの欠損が何を意味しているか，そして②それらの欠損がどのように互いに関係し，互いに影響しているか，ということを説明できる。
> 4. 自分の欠損を「内からも外からも」理解し，日常生活（自立，仕事や学業，家族や友人）にどのように影響を与えるかを知る。
> 5. 欠損による問題が起きているそのときに自分の欠損に気づく。そうすれば，戦略を自分から使うことができる。

　「完全に」気づかないと，訓練の効果は十分には機能しない。自分に向けられているスタッフの言葉も自分とは無関係であると誤解してしまう。訓練に参加する強い気持ちは，自分で何とかしたいという気持ちから生まれるので，本人が欠損の意識をもつことが訓練に不可欠である。

3）無気づき症候群への戦略

　無気づき症候群のための補塡戦略は以下のとおりである。患者自身が自分に問題があることを気づくことが何よりも大切である。そして自分の感覚だけに頼らずに，ス

タッフやコーチ，そして仲間から指摘してもらう心をもつこと。そのためには他人からの指摘に心が開かれていることが前提条件となる。

無気づき症候群への戦略

キー戦略，コーチへのお願いに加えて，
1. コーチとの間で，人前でのサインを決めておく。そうすれば人前で事が起きても，プライバシーや尊厳が保てる。
2. 自分の問題についての情報をすべて記録し，復習すること。たとえば，①いつ問題が起きたか，②問題がどのように自分に影響したか，日誌をつける。そして毎日復習する。これは持続性をつくり出し，自分の過ちや進歩から学ぶ助けになる。
3. 自分の欠損を思い出すための「キュー（cue：指示，合図，きっかけ）」を家に掲げる。
4. 実際に，行動する助けや，情報を書き留める助けとしてキューカードを使う。
5. 似たような欠損を補うためにどのような努力をしているか，仲間に説明してもらい描写してもらう。
6. どのように欠損が現れるか，あるいはどのように実際に戦略を使っているか，仲間の行動を見て，聞いて，学ぶこと。

Rusk ではすべての訓練の様子が録画され，訓練生や家族に復習や記録のために必要なビデオのコピーを渡してくれる[17]。録画されたテープを無気づき症候群の訓練生が見ることは特に大切なことである。無気づき症候群の訓練生は自分のイメージが実際と異なることが多い。テープに映る自分を見て，自分の感覚と実際との違いを具体的に認識できるようになる。

たとえば，抑制困難症をもつ訓練生が，他の訓練生の欠損を思いやりに欠ける強い言葉で指摘したとしよう。他人の欠損は指摘できても，それが自分自身にもあるとはなかなか思えない。訓練の過程で，言葉による説明やテープによる確認，そして共同体による治療的介入のおかげで，そうした訓練生が少しずつ気づいていく姿は，家族仲間として本当にうれしいし希望がわいてくる。

---

17) 訓練生は新しいテープを持って行き，視聴可能なテープをすべてダビングしてもらう。特に主役になったときの対人セッションや，ワークショップのビデオは復習のために大切な素材となる。

2. 神経疲労

1）神経疲労とは何か

> **神経疲労(neurofatigue)とは**
>
> 　脳損傷の結果生じた，器質性の欠損である。脳が，「損傷した」，「死んだ」細胞を補うために人一倍努力することにより引き起こされる「神経の」疲労。健康な細胞が，今や以前の2倍仕事をしなくてはいけなくなったわけである。これは，単なる物理的な疲労ではない。脳が燃え尽きてしまったようなもの，あるいは液がなくなってしまったバッテリーのようなもの。
>
> 　クリアに考えることができない，あるいは考えたり行動したりするのに必要な精神的エネルギーが少ない。かつては自動的にできていた色々なことも，今では慎重な努力が必要になる。
>
> 　たとえば，次のことに前より余計にエネルギーが必要となる。①余計なことを排除する，②集中する，③意味を読み込む，④うるさい場所で会話する，⑤自分自身をモニターする，など。したがってこれらに以前より余計に時間がかかり，以前より早く精神的に疲労する。短い昼寝は助けになるが，必ずしも完全にエネルギーが復活するとは限らない。

　神経疲労は肉体疲労とは異なり自覚症状がないので，訓練生自らが戦略を習慣づけるまで，周囲の人の気配り，計画的なペース配分が重要になる。行動や思考において，訓練生が以前とは全く異なる疲労のレベルになったことを理解することが肝要である。

2）神経疲労の日常生活への影響

　神経疲労という言葉にあまりなじみがなかった訓練生と家族は，次のような説明で，その存在の大きさを少しずつ実感していく。

　戦略を効果的に使うには努力がいる。疲れているときには，脳にあまりエネルギーが残っていないので，欠損を補うのに必要な戦略を使うことがずっと難しくなる。ゆえに，神経疲労を感じたときは，次のことが難しくなる。①抑制困難症をコントロールする。つまり，より衝動的になったり，よりイライラしたりしてしまう。②自分から行動する。③何かに焦点を当てて注意を払う。④余計なことを排除して集中する。⑤言われたことを完全に理解する。⑥自分の考えを明快に説明する。⑦何をしたかったかを思い出す。⑧良い判断を下す。⑨自分の行いをモニターする。

　その結果，生活は次のようにさらに大変になる。①会話についていくのが大変にな

る。②かつては容易だった活動が困難になる。③仕事にずっと時間がかかる，あるいは完了しない。④人との論争を起こしやすくなり，その結果人との関係に問題を起こす。⑤計画に従って終わらせることができない。

　こうした問題に対応し，予防するために次のような戦略を使う。

3）神経疲労への戦略

　神経疲労への戦略は，すべての訓練の基礎になる。特に，①まっすぐの姿勢，②深呼吸，③短い休憩，は「三種の神器」ともいうべき最も大切な戦略である。

神経疲労への補填戦略

キー戦略，コーチへのお願いに加えて，

1. まっすぐの姿勢を保つ。だらしない姿勢は，実際もっと疲れさせることがある。
2. 深呼吸する。脳は大量の酸素を必要とする。
3. 神経疲労が起こる前に，短い休憩をとる。
4. 神経疲労が起こるのを防ぐために，パワーナップ（元気を出すための少しの居眠り）を1日のスケジュールに組み込む。
5. 水を飲む。水分補給は大事である。
6. ストレッチなど，軽い運動をする。有酸素運動で脳に酸素を送り込む。
7. 健康的な睡眠のスケジュールを維持する。脳を損傷すると，脳にはより休息が必要となる。
8. 1つのことにフォーカスする。そうすればエネルギーの節約になる。
9. フォーカスできるようにノートをとる。ノートをとることで脳がより活発になる。
10. 話し手や対象物など，起こっていることに視線を向ける。
11. その日の計画を事前に立てて，オーバースケジュールにならないようにする。
12. 活動に優先順位をつけて，神経疲労が少ないときに最もエネルギーを必要とすることができるようにする。たとえば神経疲労がひどくなる午後や夜に，大事な話し合いを計画しないようにする。午前中などもっと良い時間帯，疲労が少ない時間帯に計画を立てる。
13. 神経疲労が少ないときにできるよう，後ですることをノートに書いておく。
14. 何度も質問してむだなエネルギーを使わないよう，大事な情報を書いておく。
15. 神経疲労を起こしそうなサインを自己モニターする。神経疲労はその他すべての欠損をさらに悪くする，ということを思い出すこと。自分がイライラしてきたり，集中できなくなったりしていることに気がついたら，そのときは休憩が必要，ということ。
16. より精神的に楽な，異なる活動に変える。タスクを変えると，脳の別の部位を使うために，使われるエネルギーが異なり，できなかったことでもできること

がある。
17. 自分の好きなことをしたり思い出したりして、気持ちをリラックスさせる。たとえば、海など広大な景色を思い浮かべる、瞑想する、クラシック音楽を聴く、など。

　夫は神経疲労の典型例で、なかなか覚醒が上がらず、訓練仲間からも「いつも眠ってしまう Fuji」と思われていた。母国語ではない言語で訓練を受けるため、余計に神経疲労があったことも確かだが、訓練中に眠ってしまい、集中が維持できない。夫の場合「まっすぐの姿勢」、「深呼吸」、「短い休憩」の3点セットが、すべての訓練での最初の課題であった。これらを集中的に訓練することで、次第に訓練における耐久性が増してきた。

3. 無気力症

1）無気力症とは何か

　無気力症(adynamia)という言葉は、「ダイナミズム、生き生きしていること、動きのあること(dynamia)」が「欠如している a〜（接頭語）」ことである。したがって、無気力症は精神的エネルギーへアクセスできないことを意味する。

無気力症とは
無気力症は以下の3つの構成要素からなる症候群である。
1. 自分からできないという問題(problems initiating)：自分から何かを始めたり、自分を活動的にさせる、ということが難しい。つまり、意志が「麻痺」している状態。
2. 発想法の欠乏(paucity of ideation)：アイデアの不足、1つの考えが他の考えを導かない（これは、失語症とは異なる。失語症は言葉を理解するのが難しく、言うべき正しい言葉を見つけられない）。
3. 心の自発性の欠如(aspontaneity)：顔の表情（無表情、仮面のよう、ほとんど笑わない）、ボディランゲージ（ほとんど動かない）、あるいは声の調子（抑揚の不足、ほとんど声の調子が変化しなくて「平坦」という言葉の意味に近い。モノトーン）によって、感情の動きや心の動きを表現するのが難しい。

　無気力症の人は他人から次のように誤解されて見えてしまう。エネルギーがない、興味がない、動機がない、退屈だ、うんざりして異常なほど眠そうで、情緒的にも身体的にも気力がない、何かにとらわれているよう、元気がない、自尊心が傷つけられているよう、受け身、関心が低い、人に共感できない、怠け者、知的でない、など。

その結果，無気力症の患者は，社会的に孤立する。

2）無気力症は「思考や学習の能力」そして「対人関係」にどのように影響するか

思考や学習能力に関しては，どの欠損に対してもそれを補う戦略を「自分から使うこと」が難しいので，①話し手に焦点を合わせる，②コーチを求める，③ノートをとる，④ノートを復習する，⑤自分の理解を確認する(verify)，などができない。

また，無気力症の人は対人関係においても戦略を「自分から使うこと」が難しいので，次のことが困難になる。①話し手に焦点を合わせる，②会話を続けるために質問する，③自己紹介する，④会話を主導する，⑤自分の理解を確認する，⑥人に電話をかける，⑦楽しい活動を提案する，など。

「心の自発性の欠如(aspontaneity)」を補わないと，無気力症の患者は，他の人から「無反応」で「無表情」と誤解されるであろう。その結果，周りの人は交流しなくなり，会話に興味がなかったと誤って信じることになる。

3）無気力症は日常生活にどのように影響するか

無気力症は，食品の買い出し，身の回りのこと，各種支払い，家の掃除，食事の準備など，日常生活のうえで大きな問題を引き起こす。どの欠損に対してもそれを補う戦略を「自分から使うこと」が難しいので，①朝起きてその日の準備をする，②日課を始める，③「するべき」リストにとりかかる，④仕事を遂行する，⑤コーチを求める，などができない。

4）無気力症を補う戦略

キー戦略がここでも重要なことは言うまでもない。また欠損の影響力のために，ピラミッドの下位にあたる神経疲労への戦略はすべて，無気力症にも有効に作用する。そのうえで，無気力症の戦略は以下のようなことである。

無気力症の補填戦略

キー戦略，コーチへのお願い，神経疲労の戦略に加えて，

1. 何が求められているかを知るために周りの環境の中に手がかり(キュー：cue)を探す。もし周りの皆がノートをとっていたら，自分もとらなくてはいけないのかも，と思うようにする。
2. 次に何をするかを思い出させるように，書かれたキューを使う。明るい色のキューカードはより注意力を引く。
3. できる限り頻繁に確認する(verify)こと。話すということだけでも，心を活性化させることができる。
4. 議論をしている間は，できる限り自分の意見を自分から言えるようにする。
5. するべき仕事や，楽しいことを含む活動のチェックリストを前もってつくる。

> そしていつも見るところに掲げておく。
> 6．規則正しい間隔(たとえば15分)にセットしたタイマーを使う。音が鳴ったら，自分自身に「今は何をすべきか？」を尋ねる。そしてチェックリストを見る。
> 7．誰かと会話を始めたいが何を話してよいかわからないときは，事前に話したい話題を用意して，その話題を思い出せるようキューカードを持ち運ぶ。
> 8．話されているテーマについては，さらなる情報を加えることで話を膨らませる。その際，5つのWと1つのH—誰が(Who)，何を(What)，どこで(Where)，いつ(When)，なぜ(Why)，そして，どのように(How)—を活用して，それぞれの質問に答えたかどうかを自分に問いかける。

　夫は教科書のような典型的無気力症と言われた。表情が以前よりも豊かになった現在でも，本人がよほど戦略を意識しないと自分から行動あるいは会話することが難しい。部屋が寒くてもそれを感じて自分から窓を閉めることや暖房を入れることもできない。汗をかいてもハンカチで拭くことができない。お腹がすいても自分から何かを食べる発想が出ない。会話を自分から始めることができない。

　Ruskで無気力症の詳しい症状を説明されるまで「自発性の欠如」という一般的な説明しか受けてこなかったので，問題の本質が理解できなかった。この戦略のおかげで，生活のすべてを管理・監督しなくてはいけなかった悪夢のような状況が劇的に改善された。戦略を使った訓練によって本人はチェックリストに従って行動し，少しずつさまざまなことが自分からできるようになった。できることが増えたことで，本人も家族も気分が大きく変わった。しかし，無気力症をもっているということ自体は変わらないので，欠損の所有意識を忘れず，常に戦略を「意識して」使い続けていかなくてはならない。症状の程度は違うだろうから，それぞれのケースで最も必要なこと，これだけは自立してほしいと思われることから，少しずつ訓練していくことが大事である。

　また無気力症の患者にはスキンシップを行って，皮膚からの刺激とともに，本人の心の奥底を揺り動かすことも大切である。Ruskのスタッフからは「しっかり抱き締めてあげなさい」，「何かのたびに顔をしっかり見て手を握り締めてあげて」と言われた。また「良かったときは満面笑顔でほめてあげて」と，常に表情豊かに接するよう助言を受けた。

4. 抑制困難症

1）抑制困難症とは何か

　「抑制困難症(disinhibition)」という言葉は，「〜がない，〜が困難である(dis)」と「抑制，自制，〜を止めるコントロール力があること(inhibition)」からなっている。したがって，「抑制困難症」は，自己調整力に問題があること，自己を抑制することができ

ないこと，エネルギーがありすぎて，そのエネルギーをコントロールすることができないこと，という意味である。

「抑制困難症」は，以下の7つの要因からなる症候群である。
1．衝動症(impulsivity)
2．調整不良症(poor modulation)
3．フラストレーション耐性低下症(low tolerance for frustration)
4．イライラ症(irritability)
5．激怒症，気性爆発症(temper/rage outburst)
6．多動症(motor restlessness)
7．洪水症(情動あるいは認知の)〔flooding(emotional or cognitive)〕

前述の定義のところと重なるが，ワークショップでの説明はより具体的で，医療の現場や自宅，職場で役立つと思われるので詳述する。

抑制困難症とは

1．衝動症：衝動による欠損

①心に浮かんだことを，考えなしに，あるいは結果を考えずに，言ったり行ったりすること。たとえば時と場所と相手のことを考えずに，冗談やコメントを言い放ってしまうなど。②たくさんの思いが次から次へと頭の中を駆け巡ること。1つの思いが別の思いへ，そしてそれがまた別の思いへ，というように。③自分の番でないときに話すこと。人の話をさえぎったり，人が話していてもかまわず話したりしてしまうこと。④ふさわしくないときに，冗談を言ったりののしったりすること。脳損傷以前だったら，そのときがふさわしくないとか，誰かが傷つくかもしれないなどと考えて自分を抑制できていたが，損傷後はそういった思いに至らない。

2．調整不良症

①あまりに激しく，あるいはあまりに早く，言ったり行ったりしてしまうこと。大声で話したり，猛烈に早口で話すこと。②動作するときのエネルギーをコントロールできない。たとえば，ドアを普通に閉じるつもりでも激しく閉じてしまう，コンピュータのキーを激しく叩く，など。③情緒の調節がきかないこと。または，感情的に「持っていかれて」しまうこと。微笑み程度がふさわしいようなときでも，ヒステリックに笑うこと。④誇張したり，あまりにドラマチックな表現をすること。

3．フラストレーション耐性低下症

①困難や挑戦などに耐える能力が不足していること(たとえば，要求の高い仕事，退屈な仕事，感情的に「荷が重い」仕事，何を言われたのかわからずに混乱しているとき，突然の変化，新しい状況，などのような状況のときにそれらに耐える力が低下する)。②フラストレーション耐性低下症は，イライラ症と激怒症につながりうる。

4．イライラ症

　これは脳損傷による器質性障害で，人格の問題ではないということの理解がまず大事である。①脳損傷後は，簡単にイライラしやすくなる。紙のすれる音や，誰かが誤ってぶつかってきたときや，何かのサービスが遅れたときなど，ほんの些細なことでもイライラする。②刺激がありすぎると，イライラ症を引き起こすことがある。③「ハエ取り紙症候群」と言われるように，小さなイライラの要因でも「払い落とす」ことが難しく，それに「とらわれて」しまい，それを脇に置くことができなくなる。「ハエ取り紙症候群」は「感情の洪水症」につながりうる。④「フラストレーション耐性低下症」は「イライラ症」の増加を引き起こし，「激怒症」に導く。怒りの連鎖が起こる。

5．激怒症，気性爆発症

　フラストレーションや怒りの気持ちがあまりに強くなると，直ちに引き金の調節が利かなくなり，怒りの爆発が起こる。

6．多動症

　身体を動かすところに生じるエネルギー過多症。前後に動かす，揺らす，部屋をぐるぐる歩き回る，座る場所を変える，つめを噛む，など症状はさまざまであるが，じっとしていることができない。退屈や心配が原因ではなく，エネルギーがありすぎる問題。多動症は，フォーカスや集中力をなくす原因になりうる。そしてそれは記憶や，学ぶ力，学ぶ過程，そして学ぶ理由に影響する。

7．洪水症（情動・感情あるいは認知の）

　情動・感情や心の混乱にあまりに圧倒され，物事をクリアに考えられなくなってしまうこと。心や頭の中が「真っ白に」なること。あまりにたくさんの思いが心に去来し，それらの思いを伝えるのに，どこから始めてよいかわからなくなること。何も語ることができなくなり，泣きじゃくる，固まってしまう，というふうになる。

2）抑制困難症はどのように日常生活に影響するか

　神経疲労は抑制困難症をさらに悪くする。なぜなら自己コントロールに必要な戦略を使うためのエネルギーがなくなるためである。

　そして，抑制困難症はそれより上のすべての欠損を悪化させる。具体的には以下のとおりである。①心の中で競っている思いは，気をそらせ，集中力を失わせる原因になる。②衝動症は，事実をすべて把握する以前に，結論に「飛び込んでしまう」ことにつながる。③フラストレーション耐性低下症は，フォーカスするのを難しくし，仕事をあきらめたり終わらなくさせる原因をつくる。④何かがイライラさせるとフォーカスを失わせたり，誰かが言ったことの一部を聞き損じたり誤解したりする原因をつくる。⑤抑制困難症は論理的思考力に問題があるため，慎重に（計画して，よく）考えることを非常に難しくする。

その結果，以下の点で人生はさらに困難になる。①周りの人の感情を害したり傷つけたりする。これは友情を失ったり，さらには家族を失ったりする結果となりうる。②上司や仕事仲間を怒らせて，失業してしまうことがありうる。③会話についていくのが難しくなる。④いつもイライラしているとリラックスできなくなる。その結果，健康的な食事や睡眠スケジュールに従うのが難しくなって，身体の健康を損ないうる。⑤作業をこなすのに時間がかかる，あるいは作業を終わらせることができない。⑥計画を最後までやり遂げられなくなる。⑦間違った決断をして，自分自身を危険な状況に追い込むことがありうる。

3）抑制困難症への戦略

抑制困難症の補塡戦略

キー戦略，コーチへのお願い，神経疲労の戦略に加えて，

1. 行動を起こす前に立ち止まり，行動を遅らせる。Rusk ではこのことを "make a delay" と表現する。ひと呼吸，間をおくことで，考えなしに「飛び込まない」ようにする戦術である。
2. 自分自身に「自分が言いたいこと，したいことは，この状況にふさわしいか？」，「私は誰かの感情を傷つけていないか，あるいは不愉快にしていないか？」と問いかける。
3. 神経疲労，イライラ症，自分の弱点などを自己モニターする。大勢のグループ・セッションのときなどは，より衝動的となりがちなので，意識して気をつける。
4. 行為を遅らせて，自分をなだめるテクニックを身につける。たとえば，深呼吸する，数を10数える，休みを取る，その場から離れる，なども良い方策である。
5. 身体運動などで，過度なエネルギーは発散させる。
6. フラストレーション，イライラ，怒りが高まっているときに自分に起こるサインを知る。サインは人によって異なるが，たとえば，小さい声でぶつぶつ言う，呼吸が早くなる，胃がキュッとしてくる，などがある。こうしたサインに気をつけて，爆発する前に，自分を爆発させないような努力をする。
7. 問題は自分にあるという意識をもつ。他の人を非難しないように。
8. 自分の気分を変えるためにプラス思考の何かに気持ちを集中させる。
9. 心の中で「これは失うに値するか？」と，自分に向けて問いかける。
10. 自分を抑制できたらずっと気分が良いこと，そして人を傷つけたり困らせたりしなくてすむということを思い出す。

抑制困難症（一部またはすべて）と無気力症の双方を併せもつケースもある。少し複雑だが，時間の経過とともに両方の症状が交代で現れる可能性がある。日常的には無気力症の様相を見せているが，何かが起こると抑制困難症の症状となり，激しい怒り

を見せたり，相手に対する言葉が強すぎたり，人から何かを言われて頭の中が真っ白になる。そうした場合，そのときの症状に合わせて両方の戦略が必要になる。

5. 注意力と集中力の機能不全

注意力は何もない状態から次第に増していく連続性のなかに存在している。それを表すと以下のようになる。

> 1．眠っている状態（asleep）
>   ↓
> 2．起きている状態（awake）
>   ↓
> 3．警戒している状態（alert）
>   ↓
> 4．厳戒態勢（自ら位置につける，「準備完了」状態）〔vigilant（able to self-induct-"get ready"）〕
>   ↓
> 5．フォーカスしている状態（focused）
>   ↓
> 6．選択的に注意できる状態（selective attention）
>   ↓
> 7．持続的に注意できる状態（集中）〔sustained attention（concentration）〕
>   ↓
> 8．分割的に注意できる状態（divided attention）

1）注意力と集中力とは何か

> 注意力（attention）の欠損とは，以下のような能力の障害である。
> 1．周りに注意を払える，起こっていることに完全に従事する準備がある。
> 2．今行っている仕事に注意の焦点を合わせられる。
> 3．環境の変化に敏感で，注意を払うことができていて，気をつけている。
> 4．必要に応じて，注意の焦点を選択することができる。
>
> 集中力（concentration）の欠損とは，以下のような能力の障害である。
> 1．注意力を長い時間維持できる。
> 2．余計なことを排除できる。
>   余計なこととは，以下のようなことである。

> （a）内的障害物（心配，疑い，空想，イライラなど，フォーカスしている仕事と無関係なものなら何でも）
> （b）外的障害物（環境の中の音や動き）

　注意と集中の問題は，訓練生の症状に直接影響し，神経心理ピラミッドの注意・集中より上位の問題を引き起こす大きな要因になっている。Rusk の認知訓練ではこの問題を改善するところから始まるが，夫の例でも，注意力と集中力が増すことで，その他の症状に想像以上に良い影響が見られた。

2）注意力障害はどのように日常の機能に影響するか

　脳損傷者は常に，神経心理ピラミッドの下位の欠損が問題を悪くすることを思い出す必要がある。つまり神経疲労があると，集中して余計な考えを排斥するための戦略を使うのが難しくなる。神経疲労は，抑制困難症をさらに悪くさせ，そのことが注意を払うことを困難にさせる。たとえば，グループでの話し合いの際，衝動的に手を挙げると，重要な情報を聞き漏らすかもしれない。イライラしてくると集中力を失う。「ハエ取り紙症候群」があると，「心静かに」聞くことが難しくなる。「感情の洪水」が起こると，話題に集中することができなくなり，心がそのように動揺していなければ答えられる質問にも答えられなくなる。

　さらに，注意力と集中力の問題は，神経心理ピラミッドのその上の欠損を悪化させる。注意力や集中力が阻害される，つまり何かにじゃまされると，脳損傷者は，もとの状態にすぐ戻ることができなくなる可能性が高まる。

　「情報処理力」に関しては，以下の問題が起こるかもしれない。①話されていることの断片を聞き漏らす。②聞いたり読んだりしていることを誤解する。③話しているときに，ポイントがずれて話の筋道から外れる。④自分の考えを明確に書くことができなくなる。何かにじゃまされると，もともともっていた考えでなく，そのときに考えていることを書き始めてしまう，からである。

　「記憶」に関しては，以下の問題が起こる可能性がある。①何かにじゃまされると，言われていることの断片を聞き漏らすかもしれない。そうすると，情報が自分の脳に正しく貯蔵されない。②何かにじゃまされると，聞いたことを誤解するかもしれない。その結果，間違った情報が貯蔵される。

　「高次レベルの論理的思考力」に関しては，以下の問題が起こる可能性がある。①もし何かにじゃまされてすべての情報を頭に入れることができないと，正しい判断を下すことができなくなる。②集中することができないと，効果的な計画を立てて，それに従うことが難しくなる。

　その結果，以下のように，人生はますます難しくなる。①会話についていったり，記事を読んだり，映画の進行についていくことが難しくなる。②作業を終わらせることができたとしても，すごく時間がかかる。③何かにじゃまされやすくなり，ミスし

がちになる。④他の人から，言われていることに興味を示さず，何も気にしない，というように思われるかもしれない。

3）注意力と集中力を補う戦略

> **注意力と集中力を改善させるための補填戦略**
> キー戦略，コーチへのお願い，神経疲労，無気力症，抑制困難症の戦略に加えて，
> 1. 起こっていることについていく努力をする。たとえば，視線を話し手に向ける，ノートをとるなどして，フォーカスを維持する。これは，何を言われたかに注意を向けることを助ける。ただしノートをとる戦略は，自分の注意力を，聞くことと書くことと同時に向けることができるときに限る。
> 2. 確認する（verify）ことでフォーカスを維持する。もし活発に確認しようとすると，議論にずっと参加している必要がある。
> 3. もしできるなら，じゃまになりうるものを排斥できる環境に変える。たとえば，静かな部屋を使う，机の上を整理する，など。
> 4. あせることのないよう，仕事をこなすのに十分な時間をつくる。そのときに1つのことにフォーカスする。何が重要か，1番目，2番目とゴールを決め，優先順位をつける。一度にたくさんのことをしない。
> 5. 退屈で面倒くさいと思ったら，それに対して新しいやり方を考える。
> 6. 規則正しい寝起きのサイクルを維持する。
> 7. 短い眠りを取る。よく身体が休まっている状態を維持する。
> 8. 一歩下がって考える。深呼吸する。心穏やかにする。客観的になる。
> 9. 「デッキを掃除して清潔を保つ」ようにする。つまり，じゃまなものを片づけて，すっきりさせておく。心の中の余計な思いを排除する。
> 10. 「質の悪い考え」に陥らないよう気をつける。

注意力や集中力は，どんな作業をするときも自分の意志でコントロールできることが必要となる。何かをしなくてはいけないときに，それ以外の余計なことで心が惑わされ仕事に集中できないことのないよう，自らの意志で内的・外的刺激をシャットアウトできる戦略を身につけたい。

6. 情報処理能力の障害

1）情報処理とは何か

情報処理の能力には，「受信情報の処理力」と「発信情報の処理力」とが求められる。情報の取り込み・収集といった「受信」の情報処理とは，言われたことを聞き取ること，

あるいは書かれたことを読み取ることである。「発信」の情報処理とは，情報の「表現」や「コミュニケーション」に関すること，たとえば誰かにアイデアを伝える，書くなどのことである。

情報処理の問題とは

情報処理の過程で起こりうる問題には，以下のようなものがある。

1．処理の速さ：脳損傷者の場合，脳が入ってくる情報を「取り込む」，あるいは翻訳したり理解したりするのに以前より長い時間がかかる。
2．処理の正確さ：脳損傷者の場合，脳は言葉の情報を正しく翻訳できない可能性がある。
3．失語症：言葉を簡単あるいは正確に，見つけたり理解したりすることができないので，情報の正確な把握を難しくする。失語症はまた，考えや思いを正確にそして明確に伝達するのを難しくする。

2）情報処理力障害の日常生活への影響

　神経心理ピラミッドの下位の欠損が，以下のように上位の問題を悪くする。①神経疲労があると，情報処理を助ける戦略を使うことが難しくなる。②神経疲労や無気力症は，どう言えばよいかを考えたり，自分の意見を明確に表現するための戦略を使うことも難しくする。③抑制困難症は，情報処理を効果的，かつ適切に行わせるのを難しくする。特に衝動症は，すべての情報を得る前に，人の話に割り込んでしまう。またイライラ症は，フォーカスを難しくさせ，したがって情報処理は効果的に行われなくなる。④注意力をしっかり払っていないと，すべての情報の取り込み，また自分の意見の明確な表現が難しくなる。⑤情報処理の問題はそれより上位のすべての欠損を効果的に悪化させてしまう。

　ピラミッドの上位の欠損に対しても，次のような影響を与える。①記憶の問題：情報の中身や，構成要素を聞き損なうと，「正しい」情報は脳に貯蔵されなくなる。また，もし勝手に情報を誤解してしまうと，脳は間違った情報を貯蔵することになる。ごみ情報を取り入れて，ごみ情報を取り出すことになる。②高次レベルの論理的思考力の問題：もしすべての情報を処理しないと，適格な決定をすることができない。また，もしすべての情報を処理しないと，効果的なプランを立てるためのすべての材料，事実をもたないことになる。

　その結果，以下のように人生はさらに困難になる。①脳が受け取っている情報が機能していないと，会話についていくこと，記事を読むこと，映画についていくことなどが難しくなる。②もし自分の考えを明確に表すことができないと，他の人があなたのことを理解できずに，結果的に誤解を生んでしまう可能性がある。③もし正しい言葉を見つけることが難しいと，あなたが良い考えをもっていても他の人にそれに気づ

いてもらえない可能性がある。④もしすべての情報を得るようにしなかったり，情報を誤解すると，もっと間違いを起こすようになる。⑤決断力がなくなる傾向がある。⑥コミュニケーションが難しくなることで，他の人との関係に影響が出て，結果的に孤独になる。

3）情報処理力を補う戦略

> **情報処理力を改善させるための戦略**
> キー戦略，コーチへのお願い，神経疲労，無気力症，抑制困難症，注意力と集中力の戦略に加えて，
> 1．最も大事な戦略は＜確認の技（verification technique）＞である。
> 　（a）言われたことを正しく理解したかどうか，言葉で確認する。
> 　（b）自分の表現したことがクリアで，他の人がそれを理解したかどうか，言葉で確認する。
> 2．自己モニター（self-monitor）する。自分自身に次のことを質問する。「すべての事実を捉えたか？」，「自分は正確に答えたか？」，「自分が言ったことは筋が通っているか？」
> 詳しくは，本章「5の1．＜ロールプレイ・ワークショップ＞と＜確認の技＞」の項を参照していただきたい。

　夫は英語と日本語の情報のやり取りに苦労していた。頭のなかでの翻訳作業に，海外で仕事をしていた以前とは比較にならないほど時間がかかっていた。そこに記憶の問題が加わるので，受信情報がとどまらない。Rusk での訓練が終わったあとも，その日の復習を自宅で毎日していたが，筆者が日本語で説明してようやく理解することができた。しかしそのときに理解しても，それが記憶にとどまることは容易ではなかった。

　また夫の場合，情報処理と無気力症とが結びつき，自分の言葉で説明することが難しかったので，言葉による情報を扱うこと自体が，受信であれ発信であれ困難であった。自分が言ったこととしていることが全く一致しない，返事をしたその直後に違う行動をとっている，などという事態が日常的に起きていることに気づかされた。

　こうした問題を改善できる最も重要な戦略は，＜確認の技＞を習慣化することであった。情報を取り込むそのときに，言葉で（実際に口に出しても，頭のなかででも）繰り返して確認できる能力，そしてその後の行動を自己モニターできる能力，などを身につけなければ，この問題の解決は望めない。

■高次レベル
●高次レベルの欠損の補塡戦略

　基礎レベルと同様，高次レベルの各欠損の補塡戦略においても，すべての戦略には「キー（鍵となる）戦略と欠損の影響力」が前提として存在する。したがって，基礎レベルで説明したキー戦略と欠損の影響力(p.79)は，以下に説明する高次レベルのすべての戦略に適用される。

7．記憶障害

1）記憶とは何か

　記憶というメカニズムは実に複雑である。脳は「記憶する」ために次のことをしなくてはいけない。①情報を取り入れる，②情報を整理し，組織化する，③情報を適正に貯蔵する，④情報を思い出せるようにしておく。ゆえに，上記のいかなる過程で起こる障害も記憶に影響を与える。

　記憶には以下の2つのタイプがある。顕在記憶と潜在記憶である。

a．顕在（意識的）記憶システム〔explicit(conscious) memory system〕

　これは意識，つまり思い出そうとする気持ち，によって呼び起こされる。このシステムは脳損傷によるダメージを受けやすい。記憶の段階は次のように図式化される。

●顕在記憶

〔段階〕

1．登録(registration)（情報は1,000分の数秒しかもたない）
　（情報が記憶システムに入力される過程は脳によって記録され，脳は情報のごく一部を選択して保持する）

　↓突出(salient)（脳は何が重要かを決め情報を次のステップに渡す）

2．作動記憶(working memory)（30秒〜数分続く）
　（今言われたことを繰り返すことができる。心にとどめておいて書くことができる）

　↓予行練習(rehearsal)（情報を何度も考えたり，書いたり，話したりして活発に繰り返す）

3．短期記憶(short term memory)（数分〜数時間から1〜2日）
　（情報は，記憶として貯蔵するためにニューロンに加えられる処理を始める。半日〜1日の間もたせるのに必要な情報が予行練習により保持される）

> ↓ 統合(consolidation) = 繰り返しにより記憶を何かと結びつけ，何かと束にして学習する。
> 4．長期記憶(long term memory)(「永遠に」あるいは何年も続く)
> ↓ 符号化(encoding) = 貯蔵(storage)，検索(retrieval) = 思い出し(remembering)，見覚え・聞き覚え(recognition) = 思い出すことだが思い出すためにキューやヒントが必要

　何かを思い出すとき，意識的な努力が必要である。記憶とは，たとえば昨日の昼食が何だったか，「抑制困難症」という言葉はどういう意味か，9歳のときの誕生会はどんなだったか，などを思い出すことである。記憶には，何が起こったか，そのときどういうふうに感じたか，どんなにおいだったか，どんな味だったか，というようなことも含まれる。これは宣言的記憶(declarative memory)と呼ばれる。不幸なことに，このシステムは壊れやすい。

b．潜在(自動的)記憶システム〔implicit(automatic) memory system〕

　自転車に乗る，好きな食べ物を料理する，車を運転する，キャッチボールをする，などのような記憶のこと。これは手続きを記憶するところから，手続き記憶(procedural memory)と呼ばれ，骨身にしみ込んでいるものである。これらを行うのに，考える必要はない。自動的にできるようになるための，戦略の習慣化(habituation of strategies)の基礎となるものである。習慣化とは，うまくいっていないその瞬間の判断に頼ることなく，補塡戦略を自動的に使うことである。潜在記憶は頑強で壊れにくいシステムである。

　潜在記憶は以下のように図式化できる。

> ● 潜在記憶
> 1．作動記憶
> ↓ 同じやり方で何度も繰り返す(自転車に乗る，など)。
> 2．長期記憶の貯蔵 = どうやって貯蔵するか考える必要がない，できてしまう
> 　　　　　　　　 = 戦略の「習慣化」

c．作話(confabulation)

　記憶の問題の別の局面に，作話がある。作話を Rusk では次のように定義している。

> ● **作話とは**
> 1. もし脳が記憶の諸段階を「伝達暗号化すること」(情報を適切な内容ごとにまとめ体系的に整理すること)が難しいとき，情報は混乱するか，ゆがめられてしまう。情報はゆがめられたまま貯蔵され，この情報を思い返そうとして出てくるものが作話である。
> 2. 嘘とは違う：これは脳損傷後，脳が記憶のギャップを埋めようとして起こる問題である。
> 3. 極端なものになり得る：たとえば，おかしな内容の記憶など。一方，些細な記憶もあり得る：たとえば何かをしてそれが確かだと思うのだが，実際には起こらなかった，というようなこと。
> 4. この問題に気づくことは非常に重要である。なぜなら作話は確かに現実のように感じられるからである。

2）下位欠損の記憶への影響

　神経疲労は，情報を貯蔵するのに役立つ戦略や，貯蔵した情報を思い出すための戦略を使うことを困難にする。無気力症があると，自分から情報を得ようとしたり，情報を貯蔵しようとすらしない。抑制困難症は，情報を貯蔵し，あるいは情報を効果的に思い出すことを困難にする。なぜなら，抑制困難症は注意力と情報処理能力に影響するからである。

　注意力障害は，記憶力低下の原因になる。なぜなら，それは情報処理に影響するからである。情報処理に問題があると，情報のすべてを取り込むことはできず，情報のすべてが貯蔵されることはない。そして，しばしば間違った情報を取り込んでしまう，ということを意味する。Ruskでは「ごみを取り入れ，ごみを出す」という言い方が使われていた。つまり，肝心な情報ではなく，捨てても良いような情報の出し入れをしてしまうということである。

3）記憶障害の日常生活への影響

　記憶の問題はそれより上位の欠損をさらに悪化させる。論理的思考力に関しては，①もし必要な情報を貯蔵したり思い出したりしなかったら，的確な判断を下せなくなる。②もし間違った情報を貯蔵したら，効果的な計画を立てるための正しい事実をもたないことになる。③記憶の問題は，計画のすべての段階を覚えることを困難にする。したがって，自分が始めたことを終わらせることができない可能性がある。

　その結果，人生はさらに困難になり得る。対人関係において次のような問題が起きる。①脳が受け取った情報のすべてを覚えておくことができないために，会話についていったり，記事を読んだり，映画の筋についていくのが難しくなる。②自分でする

と言った日常の雑用を忘れてしまうかもしれない。③仕事をするのに必要な事柄を忘れ続けるので，何かをするのにより時間がかかる。④新しいことを学ぶのがとても難しい。⑤もし人から言われたことや，頼まれごとを忘れ続けると，対人関係に影響が出る。

　このように脳損傷による記憶の問題は，患者本人の意識と違うところで問題が起きてしまう。このことは，患者に対する信頼ばかりでなく，患者が自分自身に対しても信頼感を失う要因となり，社会生活において不利益や疎外感を味わうことになる。

4）記憶に対する戦略

　記憶障害自体を治療することはできない。神経心理ピラミッドの下位にあるすべての戦略の習慣化が必要である。そのうえで，なるべくメモ帳などに記録することや，声に出して言うことや，メモを読み返すことなどを意識的に行う。そして＜確認の技＞が，ここでも非常に大きな役割を果たしている。

● 記憶障害を補塡するための戦略

キー戦略，コーチへのお願い，記憶より下位のすべての戦略に加えて，

1. 「覚えておくね」とは決して言わないように。書き残すように！　ノートをとることは，情報をより深く記憶にとどめることになる。書いたほうが物事をより覚えられる。
2. 情報をすべて取り入れて，正しく理解したことを確かにするために，確認すること。
3. 情報を一度以上繰り返すこと。情報を復唱することは覚えるのに役立つ（記憶のなかに深くとどまる）。
4. 復習，復習，ひたすら復習。
5. 毎日の予定表を活用する。
6. 重要な予定を書き入れるための，大きなカレンダーを使う。大きく，そしていつも見えるところにあれば，大事なキューになる。
7. するべきことを思い出すために，（ポスト・イットなどの）キューを，壁・鏡・ドアなどに貼る。
8. 小さなメモ帳を持って歩く。いつでも覚えるべきことを書き留められるように（たとえば，新しい友人の電話番号，約束の日にちや時間，あとで見るためのWebページ，など）。

　夫の場合，短期記憶の問題（記憶がとどまらない，物事を自分から思い出すことをしない）は日常生活において大きな部分を占めている。「確認の技，チェックリスト，日記書き」の3点セットが，この問題を補うための大変有効な戦略になっている。＜確認の技＞を使って言われたことを繰り返すことにより，記憶の増強がはかれるし，同時

に無気力症による自発性や発想の欠如を補うことができる。また，朝起きてから夜寝るまでのチェックリストを作成し，それに従って行動することで，次にするべきことを思い出すことができる。日記をつけることにより，1日の流れを復習し，チェックリストのコメント書きに加えて日記にも書くこと，つまり何回も書くことで記憶の増強がはかれる。

　それでも記憶は途切れ途切れになる。夫自身も，筆者にも，どうしようもできない。その不安な気持ちや，混乱する気持ちになる時間ができるだけ少なくなるよう，自分で行動できて，自分で自分を管理できるようにするために，それぞれの家庭で患者の記憶の手助けとなるさまざまな手立てを考えることが肝要である。

5）断続性症候群（断続症）

a．断続性症候群（discontinuity syndrome：断続症）とは何か

　「持続性（continuity）」が「ない（dis-）」という言葉で，断続症を一言で言うと「自分の欠損に対する気づきと記憶との間のギャップ」である。「自分には特定の欠損があり，欠損が日常生活にどう影響するかについて詳細に覚えておくことができない」という自覚が持続しない。断続症のために欠損に気づくことができず，自己モニターできず，戦略を使うことができない。

> **断続性症候群（断続症）とは**
> 1．自分の欠損への「気づき」と「記憶」の"ギャップ"。
> 2．「記憶」と「気づき」が持続しない。記憶の断片が失われる。
> 3．「AW＿R＿NE＿S（awareness）＋ME＿O＿Y（memory）」というようにしか覚えていられないので，論理的思考力や判断力が不足する。
> 4．「気づきのギャップ」とは，欠損による影響が起きているときに自分の欠損がわからないということを意味している。そして「記憶のギャップ」のせいで，戦略を使うことを忘れてしまう。したがって，いかなる他の欠損をも補うことができない。
> 5．自分が覚えられない，ということを覚えられないようなもの。
> 6．脳がテフロン（くっつかないフライパン）でできているようなもの。つまり，情報がスルスル落ちる。何百回聞いても情報が脳に「貼り付いて」くれない。
> 7．断続症は，習得にも影響を与える。過ちを覚えていないので，過ちから学ぶことができない。
> 8．断続症があるために，フラストレーションが非常にたまる。自分では覚えているつもりなのに，あなたは覚えていないと人から指摘される。あるいは，スタッフがある行動の理由を言っても，それを覚えていない。説明を「思い出さない」ためである。
> 9．自分の進歩に気づかず，思い出せないと，リハビリテーションの意味がわから

> ないことになる。
> 10. 何かが起こったとき，他の人から「あなたはそこにいた」と言われても，実際には起きていたことであっても，自分ではそんなことは起こらなかったと感じてしまう。

　断続症の理解に苦しんでいるとき，Reyes 先生が絵を描いてその概念を説明してくれた。いくつかの穴を横から見たように描きながら，一筆書きのように描かれた1本の線である。「過去の出来事を，この1本の線だとします。Fuji はそれをここから（絵を指して，右のほうから）振り返るのだけれど，穴には気がつきません。穴は見えないし，穴があったとしても覚えてもいない。その穴のところで起こったことは，Fuji にとっては見つけることができないのです」。出来事がいつ起こったかに関係なく，覚えていることと全く覚えていないことがある。出来事がつながらない，話が錯綜する，人の話や注意を思い出せない，ということの意味に真に気づかされたのはこのときだった。患者には見えてこない穴に，明かりを当てる手助けや，穴のところまでいって見せてあげる，あるいは本人が穴に気づくようにする周囲からの支援が必要である。

b．断続性症候群（断続症）への戦略

　記憶を良くする治療はない。とは言うものの，Rusk には断続症が原因で起こる問題を予防する戦略はある。

> **● 断続性症候群（断続症）を補塡するための戦略**
> キー戦略，コーチへのお願い，記憶より下位のすべての戦略に加えて，
> 1．自分の欠損についての説明と，それらをどのように補うかについて，求める，記録する，復習する。
> 2．詳細なノートをとる。その際，5つのW〔だれが(Who)，何を(What)，どこで(Where)，いつ(When)，なぜ(Why)〕と1つのH〔どのように(How)〕を活用する。
> 3．約束事，日用のこと，電話することなどを忘れないように，手帳を使う。
> 4．自分の計画に従うこと。あとでするとは言わないこと。なぜなら，多分忘れてしまうから。
> 5．いつも小さなメモ帳を持ち歩いて，そのときのことをメモする。
> 6．タイマーを用いて，規則的に鳴るようにセットしておく。タイマーが鳴るたびに，「今は何をしていたか，何か忘れたことはないか？」と自分に尋ねる。
> 7．自分がなぜ戦略を使わなければいけないかを思い出すために，見えるところに戦略を使う理由を書いたものを保管しておく。
> 8．間違ったプライドを捨てる。「覚えておけるよ」とか「自分1人でできる」とか

「助けはいらない」などと言わない。
9．戦略を習慣化するまで，ひたすら練習する。

　「記憶と気づきにギャップがある」ことに気づいた患者は，戦略の価値を理解する。日常襲ってくる「記憶と気づきのギャップ」を予防し，応戦するために最も大切なことは，チェックリストをつくったりメモをとったりして，常に確認して復習することである。

　Rusk の訓練生は例外なく，多かれ少なかれ記憶の問題を抱えていた。＜気づきのワークショップ＞でも，訓練生は記憶の問題の解決法を早く教えてもらおうと，スタッフに戦略に関する質問を矢継ぎ早にしていた。しかしスタッフの答えはこうであった。「記憶に関する機能や症状の詳しい説明はしません。なぜならば，脳機能のこの領域におけるメカニズムはあまりに複雑であり，個人によって症状の様子が全く異なるためです。Rusk では記憶に特化した解決法を教えることはありません。すべての戦略をきちんと使えば，記憶を補強する助けになるし，記憶の欠損を補う戦略として非常に有効に働きます」。こうして，訓練生は神経心理ピラミッドのすべての欠損に対する戦略の習慣化を鼓舞された。

8. 論理的思考力と遂行機能の障害

1）論理的思考力とは何か

　論理的思考力には，「収束的思考力・まとめ力」と「拡散的思考力・臨機応変力，あるいは多様な発想力」が含まれる。さらに，神経心理ピラミッドの同じ枠組みの中に，7つの要素からなる「遂行機能」がある。

> ●論理的思考力
> **収束的思考力・まとめ力**(convergent reasoning)
> 　「まとめ力」とは，話の主題や要点に的を絞る力のことである。たとえば，①誰かに映画の最も興味を引かれる部分を話す，②本のある章を，1段落くらいに要約する，③新聞の記事に表題をつける，④いくつかの項目をまとめるために，1つのカテゴリー名（たとえば，リンゴ，オレンジ，ナシ，レモンに「果物」）をつける，などの力のことである。
> **拡散的思考力・臨機応変力，あるいは多様な発想力**(divergent reasoning)
> 　複数の発想を生み出す力，あるいは代わりの視点から考えられる力。発想が柔軟であることや，「共感」という言葉で表されるような，ほかの人の身になって考えられる力。たとえば，次のような力である。①自分が見た SF 映画の名前を全部挙げるなど，カテゴリーに属するすべての項目を思い浮かべることができる力，②買い

物リスト，雑用リスト，招待リストなど，項目を含むリストをつくる力，③何かを行う際に，違う方法をいくらでも考えつく力，④ある状況において，その人がどのように感じるかを想像する力，など。

　この2つの論理的思考力は，表裏一体で常に使われている。＜確認の技＞は，人の長い話のなかから要点を取り出して自分の言葉にする作業も含まれる。これは，まとめ力にほかならない。そして同じ人との会話のその先には，話を展開させたり深めたりする必要が生じる。そのときには，多様な発想で話の成り行きに柔軟に適応する必要がある。これは，多様な発想力にほかならない。このように，ある出来事のつながりに参加するためには，どうしても，この2種類の思考力をスムーズに組み合わせる能力が必要である。

　さらに実際の社会生活においては，思いを行動に移したり，計画を立てたり，自己モニターしたり，いわゆる遂行機能の働きがうまくいく必要がある。高次レベルの遂行機能とは，以下のとおりである。

遂行機能
　順序正しく，また実際的なやり方で，問題を解決しながら計画を実行する力。これをするために，次のような技術が必要である。
1．ゴールを設定する，解決の必要な問題を考える(goal setting)。
2．オーガナイズする(organizing)。つまり，すべての情報，データ，項目を集めて分類する。
3．優先順位をつける(prioritizing)。つまり，情報，データ，項目を重要性に従ってランクづけすること。
4．計画を立てる(planning)。つまり，自分のゴールのために，体系的な方法を形づくること。体系的な方法とは，ステップの連続を計画するという意味である。
5．計画を実行する(implementing)，遂行する。
6．自己モニターする(self-monitoring)。つまり，計画を行っている間，そして行った後，誤りがないかダブルチェックする。
7．トラブル・シューティング(trouble shooting)，つまり問題の解決を考えること。

　日常生活や試験的就労などで壁に突き当たるときの多くが，遂行機能の問題であろう。神経心理ピラミッドの下位の諸機能が整っていても，ここで起こる小さな問題が，たちまち下位の欠損に影響を与え，ピラミッドの下のほうまで，問題がさかのぼってしまうことが簡単に起こる。論理的思考力の問題に関しても同様である。

　以下の図式は，これら遂行機能の各ステップを結びつけて説明しているものである。

一連のステップはある行動が次の行動を引き起こすことを意味し，最終的には元に戻るので，全体としてはすべてが関連しており，どの機能の欠落もその行動の実現に影響を与えるということが理解される。

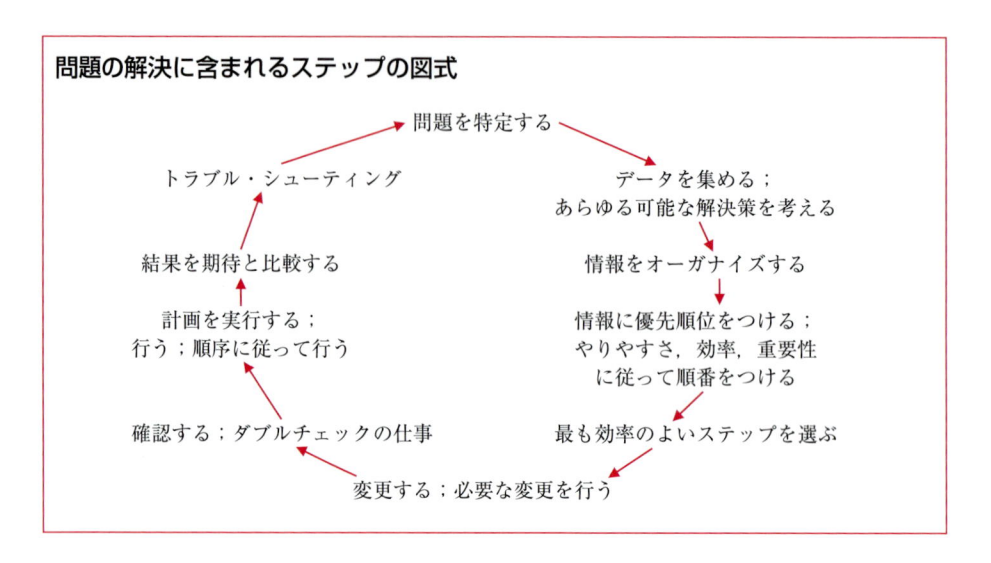

問題の解決に含まれるステップの図式

- 問題を特定する
- データを集める；あらゆる可能な解決策を考える
- 情報をオーガナイズする
- 情報に優先順位をつける；やりやすさ，効率，重要性に従って順番をつける
- 最も効率のよいステップを選ぶ
- 変更する：必要な変更を行う
- 確認する：ダブルチェックの仕事
- 計画を実行する；行う；順序に従って行う
- 結果を期待と比較する
- トラブル・シューティング

2）下位欠損が論理的思考力に与える影響

　正確な情報収集をじゃまする欠損は，どのようなものも，その人の論理的思考力に悪影響を与える。つまり神経心理ピラミッドのこれより下位の欠損が解決されていないと，論理的思考力に問題が生じる。

1. 神経疲労のために，十分に注意力を払えないと，人に言われたことに注意するエネルギーをもてなくなる。したがって，重要な情報を落としてしまう。
2. 無気力症の発動性低下，つまり自分から行動することが難しいと，精神的エネルギーレベルを維持し，与えられた情報に意識を集中する戦略を実行できない。
3. 無気力症の発想の欠如に問題があると，1つ以上のアイデアを出すのが難しく，これは多様な発想力に問題があるということである。
4. 抑制困難症の衝動症があると，すべての情報を得る前に結論に飛んでしまう。
5. 抑制困難症の衝動症やイライラ症からくる「ちゃんと聞かない症」の傾向があると，情報を正しく処理できない。したがって，得られた情報から間違った推論を導き出してしまう。
6. 注意力の問題があると，簡単に気が散るために，集中を維持できず，情報の断片を聞き損なったり，不正確に情報を聞いたりする。
7. 情報処理に時間がかかり，今聞いている情報を理解するのが難しいと，不正確な情報に基づいて結論を導くことになる。
8. 情報処理に時間がかかり，自分の考えを表現するのが難しいと，不正確な情報を発信して，他の人が決断をするのに悪い影響を及ぼす。あるいは，間違った

要点を発信して，他の人に間違った推論をさせることになる。
9．記憶に問題があり，事実を部分的にしか覚えていないと，間違った判断をすることになる。
10．断続症で，自分に欠損があることに気がつかず，自分の欠損についての説明を思い出せないと，それらの欠損を補うことができない。論理的思考力に悪い影響を及ぼす。

3）論理的思考力の障害を補う戦略

　人間の生活には，「まとめ力」と「多様な発想力」の連続が求められる。そして思考を行動に移す過程で，「遂行機能」の各ステージでの能力が必要になる。人の話や情報を理解すること，そこから発展して会話や行動を進めていくこと，行動を構造化し，自己モニターできること。これらすべてにこの高次レベルの機能がかかわっている。

　Rusk では 3～4 サイクル目あたりから，訓練の最終段階として，各訓練生の必要性に応じた高次レベルの訓練と試験的就労が始まる[18]。学生生活に戻る準備であれば，論文やテキストや記事の要約や，レポートの作成などをパソコンを使い，実践的な訓練が行われる。社会人であれば，同様に記事を要約し，人の話をまとめる練習をする。そして実地訓練として，訓練生の将来を見通した計画性の中で，NY 大学医療センターの施設を使って，試験的就労がある。その最終段階の訓練に，以下の戦略が重要になる。

● 論理的思考力を補う戦略

キー戦略，コーチへのお願い，下位のすべての戦略に加えて，
1．心を落ち着ける。常に，自分の感情を確かめるように習慣づける。そうすれば自分の心をクリアにできる。
2．自分自身に次のことを尋ねる。
　・私は意識を何かに集中しているか？　私は今どのような仕事をしているか？
　・すべての情報を得たか？
　・決断を今すぐにする必要があるか？（情報処理する時間を取り入れる）
　・コーチングを求めたか？　フィードバックをもらう。
3．常に確認する。必ず言葉で確かめなさい！
4．ノートをとる。「断続症」がある場合は特に記録すること。そうすれば重要なメッセージを逃すことはない。
5．自分の目的やゴールが何かを特定し，それを書き留める。
6．オープンな心をもつようにする。いくつかのやり方を生み出す。1 つ以上の解決策があれば，トラブル・シューティング（困ったときの解決）が必要なときの

---

[18] いつ試験的就労が始まるかに関しては，訓練生のさまざまな事情が考慮される。高次レベルの訓練をしっかり終わらせてからの場合もあれば，高次レベルの途中あたりから試験的就労が始まる場合もある。

7．もし1つのアイデアに凝り固まってしまったら，休みを取る！　少ししてから戻るか，誰かに助けを求める。

　　ここでの戦略は，今までの各欠損の集大成のようなものである。患者を取り巻く社会において，情報を正しく受信・発信し，人との関係を維持でき，自分を信じることができるようになるための，最終的な戦略として機能している。

9. 補塡戦略についての考察

　　神経心理ピラミッドに含まれる欠損を補う戦略のすべては，訓練生が家族や社会とのつながりのなかで「存在価値をもって生きていく」ことを目的として，実践的に考案されている。そして戦略すべてが，つながりをもって体系的に運用されるように訓練が構築されている。基礎レベルから高次レベルに至るすべての過程で，全人的な発想が組み込まれ，患者が障害を負ってもなお，自己や他人に対しての尊厳を失わないように配慮されている。

　　患者自身が生きるすべをもつことも大事だが，患者が家族や他人への正しい思いをもって，人とかかわる力をもつことは何よりも大切である。社会でも家族間でも，スムーズなコミュニケーション力と対人関係力は，この障害をもつ患者にとっては「1日にして成るもの」ではない。

　　「記憶障害」のところで述べたように，脳損傷によっては顕在記憶システムが機能しなくなり，患者の日常生活に多大な困難が生じる。しかし潜在記憶システムの働きを利用して，戦略を繰り返すことにより，脳損傷後でも新しい何かができるようになる。患者は戦略をじっくり訓練し，繰り返し練習して習得したその先に，生活の新しいリズムをつくることができ，違和感のないコミュニケーションをとることができるようになる。戦略が「習慣化される」まで忍耐強く訓練を続けることが肝心である。このことは患者のよきコーチとなる家族や知人にとっても同じことである。

　　戦略の習慣化の先に，ようやく共同体における自立や市民性の確立が見えてくる。ピラミッドのその先には，損傷後の自己の受容と自己同一性の確立がある。脳損傷による制限つきの人生を受容し，障害がある「にもかかわらず」自分の存在価値を感じ，自己を確立できること，患者だけに限らず周囲の家族や知人も，変わってしまった人生を受け入れ，新しい生き方の中にもそれなりの価値や幸せを目指せるようになること，これが神経心理ピラミッドの先端，つまり「自分らしく生きること」の目的である。

第2章 神経心理ピラミッド

5 神経心理ピラミッドと治療的介入

1. ＜ロールプレイ・ワークショップ＞と＜確認の技＞

1）高度な戦略としての＜確認の技＞の重要性

　　＜気づきのワークショップ＞が終わり，各訓練生固有の認知訓練で注意力や集中力が高められると，＜ロールプレイ・ワークショップ（role-play workshop）＞が始まる。2004～2005年のワークショップでは，訓練生が一緒に参加している家族やゲスト訪問者などを相手にインタビューをするという訓練が行われた。「相手のことを知ろう」というテーマで，相手から話を引き出し，その場にふさわしい対話をすることで，実際に社会で起こりうるさまざまなシーンに対応する力を養う。

　　以下そのときの資料を中心に，2008年再訪のときの資料も織り込みながら説明する[19]。

　　「障害による問題が起きているそのときに，神経心理ピラミッドの欠損に起因するさまざまな問題を見抜き，克服するための戦略を練習する場」が，ロールプレイ訓練である。そこは「安全な実験室（safe laboratory）」であり，訓練の目的は以下のことを習得することである。

> ● ロールプレイ・ワークショップの目的
> 1．それまでに学んだ戦略の練習と習慣化。
> 2．どんなときでも安定してスムーズに＜確認の技（verification technique）＞を実行する。
> 3．相手への共感性をさらに発展させ，それを表す。
> 4．自分の考えや思いをはっきりと手短にまとめて伝えるために，効果的な対人コミュニケーション力を発展させる。

　　各訓練生には，それぞれ改善されるべき欠損に合わせた評価シートが用意される。

19）2004年春夏サイクル時の認知セッションにおける筆者のノートと，2004年秋冬サイクルの認知セッションにおける＜ロールプレイ・ワークショップ＞時の資料をまとめたもの。枠内は，個人資料を掲載の許可を得て筆者が訳した。

そして対話の後すぐに，ビデオを見ながら自己評価が行われる。実際の訓練については「第3章　体験から見えた通院プログラムの詳細」で詳述する。

こうしたロールプレイ訓練において，習得すべき最も重要な技術が＜確認の技＞である。人との関係を成功させるためには，明確に考え・伝える能力，共感して相手とかかわる能力が重要である。＜確認の技＞が上達すれば，家族や友人，仕事仲間，それに上司との関係がより良く維持され，発展する可能性が増す。

2）言葉による確認行為の必要性

Ruskのスタッフは，訓練生の言葉の使い方に非常に敏感である。長年ロールプレイ訓練のリーダーであったDaniels＝Zide博士は，訓練生が欠損の状況説明などをするとき，主語として一般的なYouやOneを使うと，「欠損があるのは誰ですか？」と指摘する。そして訓練生が「私は〜します（I……）」と言い直すよう指導する。主語を意識することで，訓練生は自然に，「欠損の所有意識」が高まる。所有意識が高まることは，次のような相乗効果を生む。

● 欠損の所有意識の効果

- 欠損が自分の問題であると意識する→欠損を知り戦略を知る→戦略を使う訓練により，難しかったことができるようになる→やる気がさらに高まる。
- 自分にはどのような欠損がある，ということを相手にうまく伝えられ，対人関係で不利益をこうむることのないように自分で予防できる。

また訓練生は，常に「フルセンテンスで」話すように指導される。単語の羅列ではなく，完全な文章を使いこなすことで，①無気力症の発想力の欠乏を補い，②抑制困難症の衝動性に時間を与え，③情報処理の正確さを促し，④記憶のギャップを埋め，⑤論理的思考力を訓練する。フルセンテンスによる伝達は，神経心理ピラミッドの基礎から高次の領域を一度にカバーする。そのうえこれは，単に機能回復のための訓練にとどまらない。相手に自分の理解を伝えたり，正確で深いフォローアップの質問をすることなどで，相手への共感や心のつながりを示すことができる。相手との心の交流の点でも大きな意味がある。

3）欠損に対する＜確認の技＞の効果

＜確認の技＞は，情報処理を補う第1の戦略であると同時に，神経心理ピラミッドの各欠損に対する「万能な貢献者（universal donor）」として，以下のように，対人関係に多大な有益性をもたらす。

欠損に対する＜確認の技＞の効果

1．無気力症

①人が言うことに集中するのを助ける。②相手からの言葉の幹を利用する＜語幹どりの技(use a stem)＞（言われた言葉の一部またはすべてを利用して繰り返すこと）で，質問や意見を含めて，自分の発想を生み出すことを助ける。③相手が言ったことを明確にするのを助けるので，フォローアップの質問ができる。④自分が従事していることに焦点を合わせるのを助ける。⑤関心を維持して，人とより良くかかわりをもつことを助ける。

2．抑制困難症

①＜遅れの技(make a delay)＞（遅れをつくること）を助けて，衝動症を防げる。②会話のテンポを遅くしてすべての情報を得ることにより，イライラ症をコントロールするのを助ける。③感情の洪水になりそうな混乱をコントロールするのを助ける。④すべての情報と全体像を得ることでイライラしなくなり，よくない考えをコントロールできる。⑤会話に意識を集中し，理解が正確になるため，感情をコントロールするのを助ける。つまり，認知や感情の誤解を避けることができる。⑥どう言いたいかを考える時間をかせぐことになるので，感情を適正に調整するのを助ける。

3．注意力・集中力

①そのときの課題に集中するのを助ける。②より集中できるので，話し手をエネルギッシュにするのを助ける。③言われたことを，より理解するのを助ける。④聞き手を会話に参加させるのを助ける。⑤自分の気を散らす要素，たとえば否定的な独り言，他の心配事，先々の計画などを心から閉め出すことを助けるので，議論についていける。⑥神経疲労の予防に役立つ。⑦退屈にならないようにするのを助ける。⑧周囲の人々とのかかわりに，より活発な参加者になるのを助ける。

4．情報処理

①正しい筋道にいて相手の言っていることの要旨をつかんでいる，と自分でわかることを助ける。②情報が入ってくるスピードを遅くすることを助け，そうすることでもっと正確に情報を理解できる。③相手に，あなたがちゃんと話についていっていることを知らせるのを助ける。④相手にあなたの気持ちを伝えるのに役立つ。⑤質問を覚えておくのを助けるので，あなたの答えはより的確になる。⑥最もふさわしい言葉を選ぶ時間を与えてくれる。⑦より多くの情報を得るので，自分の答えがより的確になり，自分の考えを広げることができる。⑧相手の話のスピードを遅くすることで，相手にあなたのニーズを気づかせるのを助ける。

5．記憶

①言われたことを繰り返すことは，記憶力を増強するのにつながる。②より良い情報処理，より良い理解は，より良い情報の貯蔵（記憶）につながる。

> **6．論理的思考力**
>   ①確認行為によって，すべての事実と完全な理解をもつことが期待できる。②事実をより明確に理解できるため，より完全でまとまった応答ができるようになる。③完全に理解するので，答えが脱線しないようにするのを助ける。④他の人の視点を完全に理解することを助ける。そうすることで，異なる考え方が生まれるのを助ける。
>
> **7．対人的な関係**
>   ①会話に参加していることを示すことができる。②相手が言っていることに興味を示すことで，人のことを思いやる気持ちを，相手に表現することができる。

　このように＜確認の技＞によって，各欠損に必要な補填戦略を自動的に使うことになり，欠損を補う行為を自然な形で実行させることになる。

4）＜確認の技＞の例文

　以下の例文は＜ロールプレイ・ワークショップ＞のときの資料[20]を訳したものである。訓練生はこれらの例文を，＜ロールプレイ・ワークショップ＞のときに限らず，対人セッションや交流セッションなどにおいても，常に意識して使うように指導される。

> ● **＜確認の技＞の例文**
> 受信情報に対する＜確認の技＞の例文：自分が相手から言われたことを理解したかを確かめるためには，以下の例文が考えられる。
> 1.「あなたが言っていることは〜ですか？」
> 2.「要するに，〜ということですか？」
> 3.「私は〜というふうに理解しましたが，それでよろしいですか？」
> 4.「もう一度言ってもらえますか？」
> 5.「よくわからなかったのですが，要点をもう一度お願いします」
> 6.「〜のところを繰り返してもらえますか？」
> 7.「よくわかりますよ。〜ですね」
> 8.「私にしてほしいことは〜ですね」
> 9.「確認させてください。〜（時，場所，など）」
> 10.「もし間違っていたら教えてください。〜ですか？（言い直し）」
> 11.「あなたの話がわかったか，確かめてみましょう……」
> 12.「別な言葉で言えば〜ですね」
> 13.「わかりません。別な言い方で言い直していただけますか」

---

20) 2004年春夏サイクル時の認知セッションにおける筆者のノートと，2004年秋冬サイクルの認知セッションにおける＜ロールプレイ・ワークショップ＞時の資料をまとめたもの。

14.「少しずつ言っていただけますか？」
発信情報に対する＜確認の技＞の例文：相手が自分の言ったことを理解したかを確かめるためには，以下の例文が考えられる。
1．「言いたいことは伝わりましたか？」（相手の表情を読み，気遣う言葉）
2．「もう一度言いましょうか？」
3．「いいですか？　先を続けて大丈夫ですか？」
4．「わかった？」
5．「何かわからないことはありますか？」
6．「こちらの話についてきていますか？」
受信情報に対する＜確認の技＞の，正しくない例文
・「ふん，ふん」，「そう，そう」（相づちだけ）
・「へえ，そうなんだ」（何がそうなのか，どこを理解したのか言わない）
・「私も同じです」（そのときはわかっていても，どこがどう同じなのか，一度言葉にしないとすぐにわからなくなってしまう）

　上記の＜確認の技＞の例文は英語的言い回しなので，日本語にすると仰々しい感じがする。しかし，不自然に感じるかもしれないが，訓練生はこのような言葉を実際に口にすることにより，頭のなかを思考が通りぬける瞬間に，言われたことを「確認する」ことになる。訓練では，初めはわざとらしいくらいの確認行為の練習から始まる。ゴールは，会話の中に溶け込み，確認しているとはわからないほど自然に聞こえ，会話を弾ませる＜確認の技＞の獲得である。

5）＜確認の技＞と日常生活

　＜ロールプレイ・ワークショップ＞では，対人コミュニケーションにおける＜確認の技＞を集中的に訓練するが，＜確認の技＞は実際にはあらゆることに応用されるべき技術である。

　脳損傷者が自立して日常生活を送るためには，＜確認の技＞が身についている必要がある。たとえば，掃除・洗濯などの家事において，1つひとつの仕事がきちんとできているかどうか。メモを持って買い物に行くとき，買わなければいけないものがすべてきちんと買えたか。誰かから電話がかかったとき，電話を受けた日時，相手の情報，伝言の内容，連絡先などが完全に記録できたか。電車やバスで出かけるとき，行先や時間を間違えていないか。明細書，各種マニュアル，料理のレシピなど，間違えないようにダブルチェックしたか。これらは高次レベルの遂行機能にも関係する。自己モニター力やトラブル・シューティング（困ったときの解決）などは，＜確認の技＞の高度なかたちと言える。

　どのようなことでも，「私はきちんと〜しただろうか？」と確認することが習慣づいていなくては，何かをし損なう可能性がある。日常や社会において失敗が多くなると，

```
          自己同一性(自分)
           を再構築する
         脳外傷による制限を平静
            に受容する
          欠陥を改善する
           ・収束的思考力
           ・拡散的思考力
           ・遂行的思考力
          (そして問題解決力)
       記憶と学習の諸機能を高める
      情報処理とコミュニケーション
       の効率性(スピードと正確性)を
             高める
         注意機能を最適化する
          問題を改善する
       ・制御    and/or   ・発動性
      〔抑制困難症〕        〔無気力症〕
       神経心理学的リハビリテーションを
        自ら進んで行う(順応性)
```
(左側:気づく / 右側:理解する)

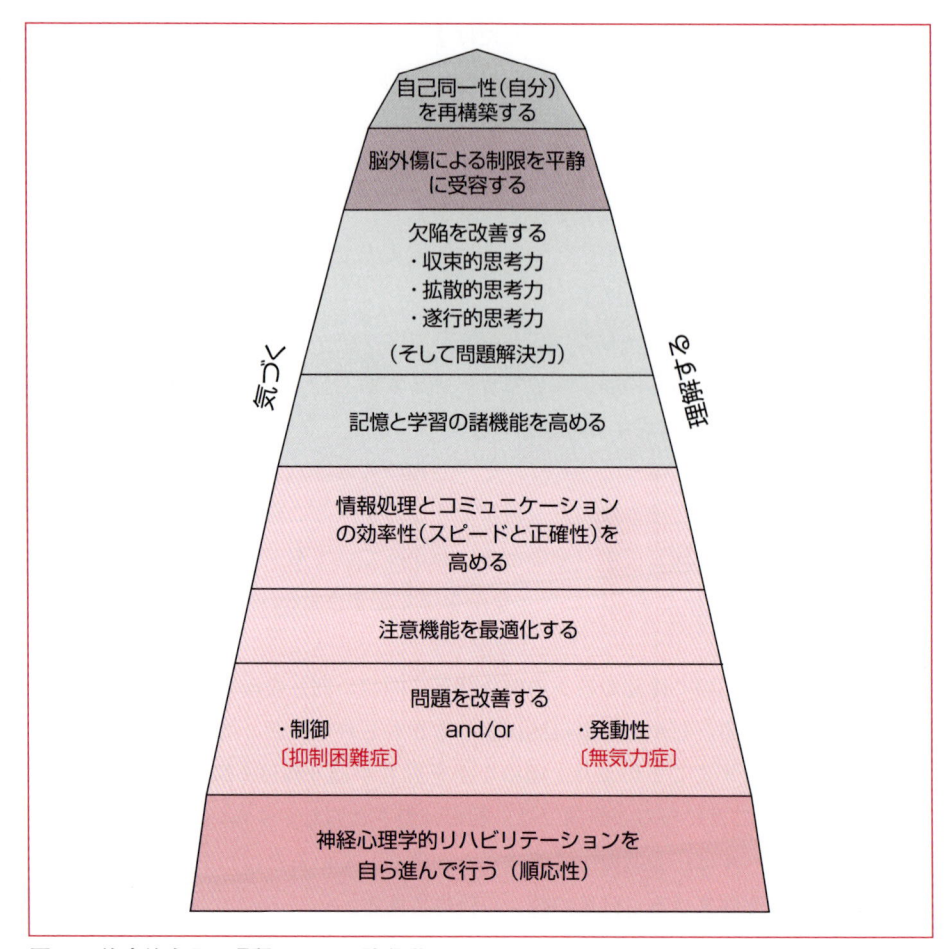

図18 治療的介入の過程における諸段階

人からの信頼を失い，自己への信頼についても自信をなくす。患者は自己確立ができなくなり，自尊心を失う。

＜確認の技＞は，神経心理ピラミッドのすべての階層の機能の欠損を改善させ，同時に患者のスムーズな社会生活と自己確立すなわち対人的および内面的問題に対処できる，万能の戦略である。

2. 治療的介入のまとめ

Ben-Yishay博士はRusk通院プログラムで効果のあった治療的介入の過程を**図18**のようにまとめている[21]。

博士はそれぞれの問題をどのように解決したいか，ということを下位の階層から以

---

21) Yehuda Ben-Yishay：Foreword. Neuropsychol Rehabil 18：515, 2008 の図1を，博士からの許可を得て掲載。

下のように言葉で説明している。
1. 自発的にリハビリテーションに取り組む(engage voluntarily in rehabilitation)。
2. 制御の問題(抑制困難症)と発動性の問題(無気力症)のどちらか，あるいは両方を改善する〔ameliorate problems with control(disinhibition) and/or initiation (adynamia)〕。
3. 注意機能を最適化する(optimize attentional functions)。
4. 情報処理とコミュニケーションの効率性(スピードと正確性)を高める〔improve efficiency(speed and accuracy) of information processing & communications〕。
5. 記憶と学習の諸機能を高める(improve memory and learning functions)。
6. 「収束的」・「拡散的」・「遂行的」思考力(そして問題解決力)の欠陥を改善する〔ameliorate deficiencies in "convergent", "divergent", "executive" reasoning ("and problem solving")〕。
7. 脳外傷による制限を心穏やかに受け入れる(accept equanimously limitations due to the TBI)。
8. 自己同一性(自我)を再構築する〔reconstitute ego-identity(the self)〕。

この**図18**は通院プログラムにおける治療的介入の過程での，さまざまに重なり合った階層を表している。博士によると治療的介入の到達点は，「脳損傷後の患者の自己同一性[22]を少しずつ再構築すること」である。自己同一性という目標に向かって，訓練はあらゆる方向から思慮深く組み立てられている。そのことを博士は次のように表現している。「治療共同体の中で，仲間や尊敬するSOやスタッフに囲まれて，患者は通院プログラムの活動に全身全霊で参加するよう，常に勇気づけられ，鼓舞され，奨励される。患者はまた，自分の欠損の性質や，欠損がどのように互いに影響しあうか，そしてその結果どのようなことが起こりうるかについて，体系的に気づかされ理解していくようになっている。さらに患者は，そうした欠損に効果的に対応するためには，それ専門のリハビリテーション治療を受ける必要があると説得される。なぜならば，脳損傷によって引き起こされた欠損を補うことを習得することでしか，患者はその後の機能調整を最善にする希望をもてないからである」[23]。

Ben-Yishay博士は治療の過程で次々と現れる階層のそれぞれにおいて，問題を改善する必要性について強調している。「抑制困難症(衝動性をコントロールすることが困難で，ふるまいの調整が下手など)や無気力症(自分から何かをすることや，目的をもった行動を維持するのが困難)を改善すること。注意機能を最適化すること。情報

[22) 「自己同一性」に関しては「第5章　全人的プログラムの到達点」で述べる。
[23) 脚注2，p.515。

処理や対人コミュニケーションにおけるスピードと正確性を促進すること。記憶の機能(患者に，効果的な記憶を助ける技術や回顧する技術を教えることを含む)を増進させること。そして患者の収束的・拡散的思考力を促進させ，同様に遂行機能(物事を分類・整理する，計画を立てる，優先順位をつける，問題解決する，そして自己モニターのスキルなど)を促進させること[24]」。

この治療アプローチは，個人カウンセリングとそれに連結した家族カウンセリングによって補完される。個別カウンセリングは脳損傷を負っても，リハビリテーション訓練のなかで成し遂げたことに意味を見出す心の平静さを獲得することを助けてくれる。さらに患者の多くが自分の能力の制限を受容でき，最終的には患者自身が，ぐらついてしまった自己同一性や自我を再構築できるように[25]助けてくれる。このように通院プログラムにおける治療は全人的なアプローチに基づき，あらゆる観点から工夫されている。

通院プログラムにおいて神経心理ピラミッドは，スタッフと訓練生(患者)，ピア・カウンセラー，そして家族を結びつける「治療の柱」である。そして訓練生(患者)と家族の双方が目指す自己再構築の指針として，中心的な役割を果たしていることが理解されよう。

---

24) 脚注2，p.515-516。
25) 脚注2，p.516。

第3章

体験から見えた通院プログラムの詳細

　本章では，「第1章　Rusk脳損傷通院プログラムの概要」で概観した各セッションの実際の訓練の様子を具体的に紹介する。Ben-Yishay博士らの論文は数多く発表されているが，その概念が実際の訓練の中でどのように実現されているかはこれまで謎の部分が多かったことと思う。筆者は訓練を再現するつもりで本章を書いた。ここで扱う内容は，訓練中のさまざまな指示やポスター，そして主に筆者のノートからまとめている。

第3章 体験から見えた通院プログラムの詳細

1 オリエンテーション

　オリエンテーションにおける訓練の実際として，夫のリンチピン・ポスターとワーキング・ゴールの変遷について紹介したい。リンチピンがいかに重要で訓練の核をなすかはすでに述べた。ここでは具体的に，夫のリンチピンの変遷を紹介することで訓練の流れの疑似体験をしていただけたらと思う。

　リンチピンに書かれてある言葉は厳選されている。訓練生の評価診断やセッション中の言動，個人カウンセリング，家族からの聞き取りなどを通じて，リンチピン・ポスターに書く言葉を，スタッフたちは周到に議論し分析する。ここで使われる言葉には訓練生の症状，人柄，性格，人生，家族とのかかわりのすべてが凝縮されている。

1. リンチピン・ポスターとワーキング・ゴール

　図13（p.30）と図19は，1サイクル目の夫のリンチピン・ポスターとワーキング・ゴールである。リンチピンに書き込まれた言葉は，Ben-Yishay博士の説明のとおり

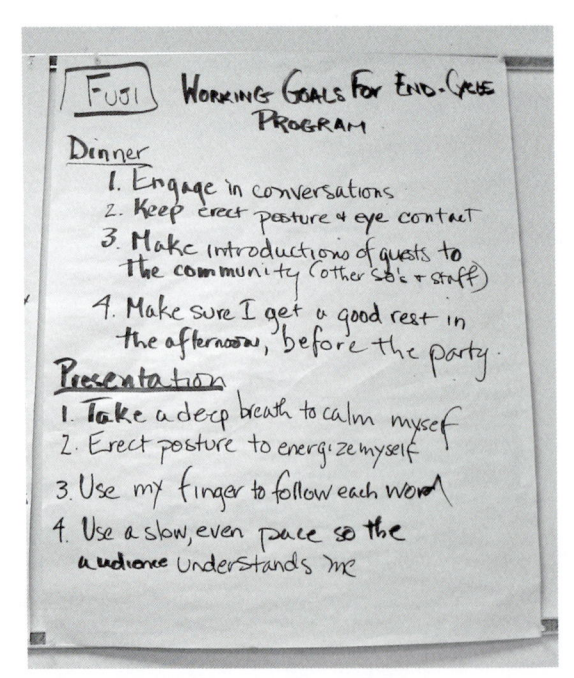

図19　夫（Fuji）のワーキング・ゴール

一語一句に深い意味がある。特に意識しなければいけないことは，戦略のところの主語が，「私は〜」であるということだ。Rusk では何もかもを，「自分の意志で」，「自分が志願して」行うことを基本としている。戦略も「自分自身が」何かを「する」という意識を強くもつことが大事である。夫の場合は，典型的無気力症ということもあり，特に「自分から」という部分を意識して改善する必要性に迫られていた。

　ワーキング・ゴール（実践目標：working goal）は，サイクルの途中に起こるさまざまな実践的な機会に，リンチピンの目標を達成するため，さらに具体的な目標が設定されたものである。さまざまな実践的な機会というのは，たとえばパーティやワーキング・ホリディ，またサイクルの中間地点などを指す。

　ワーキング・ゴールには，もう1つ重要な意味がある。訓練生にとっては，サイクルの途中で「達成できていること」が何かを確認することにもなる。この「何かが達成できている」感覚を本人がもつことは大切なことである。障害の問題を意識することと，問題が解決に向かっていることを実感することは，車輪の両輪のように，共に常に意識されなければならない。

　リンチピンは常に形を変えて活用され，訓練の軌道が常に微調整される。この考え方は，Rusk の訓練が終わった今でも大変に役に立っている。年間で大きな目標を立て，その大枠の中でもっと身近な目標を組み込み，しかし一貫してあるゴールを達成するべく努力する。一生の付き合いとなるこの障害に立ち向かうとき，繰り返しの訓練の中で少しずつ脳が「学習し」，「獲得する」実感は，本人にとっても家族にとっても救いになる。

1）夫のリンチピン・ポスターとワーキング・ゴールの変遷

　リンチピン・ポスターは，問題の提起から達成可能なゴールへ効果的に取り組めるよう，綿密な計画性をもって移り変わっていく。その変遷のなかに，サイクルのどの時期にどのように訓練生に意識させるか，どのようにゴールを達成させるか，スタッフの周到な作戦を見て取ることができる。

a．サイクル1〔Fuji（夫）リンチピン・ポスター〕（2004年3月22日）

PROBLEM：Adynamia and neurofatigue. （Difficulty initiating and a tendency to run out of mental energy）	問題：無気力症と神経疲労。 （自発性が困難，気力がなくなりがちの傾向）
SOLUTION：Become energized and capable of sustained mental effort.	解決：活動的になって，気力が維持できるようになる。
STRATEGY： 1．I can expect that, with systematic	戦略： 1．私は，体系的な練習によって，活動

practice, my energy level and ability to initiate will improve. 2．By maintaining an erect posture, I can focus better on the action. 3．Taking notes helps keep my mind active.	レベルを上げ，自分からする能力が改善できると期待できる。 2．私は，まっすぐの姿勢を保って，今行っていることに集中できるようにする。 3．ノートをとることは，私の心を活動的に保つ助けになる。

　リンチピン・ポスターが提示されるときのセッションでは，スタッフと訓練生の間でやりとりがされることはすでに述べた。夫の場合は両サイクルとも Ben-Yishay 博士であった。サイクル1のときは，そのときに言われている言葉の20％以下しか理解していなかったように思えた。覚醒もまだ十分ではなかった。「はい」と返事はするが，では「今説明したことを自分の言葉で言ってごらん」と言われると，的外れなことを言ったり，Ben-Yishay 博士の説明を記憶していなかったりした。また，理解できていないということを自分で語ることもできずに，ごまかしたりしていた。説明を求められて自分の言葉で語るときは，同じ言葉ばかり繰り返していた。質問の答えのヒントになることがすぐ横のポスターに書いてあっても，それを見ようともしなかった。

b．サイクル1の後半の始め（2004年5月17日）

　サイクル1の後半の始めに，リンチピン・ポスターの問題点に対する関心を再び呼び戻すために，次のような質問が訓練生全員に投げかけられる。このことを考えることによって，訓練生とその家族は，自分の問題の本質が，そのときまでに向上しているか，停滞しているか，あるいは後退しているかを含めて，再びサイクルの始めのときのように，緊張感をもって後半を始めることができる。

> あなたのリンチピンの問題は，以下のことをする能力において，どのように差しさわると思いますか？
> 1．思考するとき，そして学ぶとき
> 2．人とかかわるとき
> 3．日常生活のなかでうまく機能するとき

c．サイクル1（Fuji ワーキング・ゴール）（2004年6月9日）

　前掲の質問に対する訓練生の答えを参考に，今度は以下のようなワーキング・ゴール，つまり「実践目標」が設定される。スタッフはそれまでの訓練の中で訓練生が見せてきた上達ぶりや，日常のなかでの問題点を周到に考察し，また家族との話し合いの

なかから実践目標を作成する。したがって，きわめて現実的な問題が浮上するなかで，初期のリンチピンの問題の本質から外れないよう，注意深く実践目標は定められる。ここでは1日の訓練のどのセッションを特に意識して問題を解決するか，訓練生の意識を集中させてゴールが定められる。

SESSION OF THE DAY：Cognitive session. **PROBLEM**：I need to watch myself, better understand my problem (adynamia-difficulty initiating), and cue myself to take notes. This will lead to me becoming more active and self-reliant. **GOAL**：60% hope for success. 1. To further educate myself, I will continue to verify and ask questions about my deficits. 2. Use check-list to initiate and follow-through on steps to prepare for the cognitive training. 3. Seek feedback from coach on how I am doing. 4. Keep track of the frequency of myself-cueing.	どのセッション：認知セッション。 問題：自分のことを良く見つめ，自分の問題（無気力症―自発性の欠如）をより良く理解し，ノートをとるよう自分でキューを出す。そうすることで，もっと活動的になり自分自身を信頼できるようになる。 ゴール：望ましい成功率60％。 1．さらに自分を教育して，私は，確認を続け，自分の欠損について質問を続ける。 2．自分から行うために，私はチェックリストを使い，認知トレーニングを準備するために一歩ずつ進んでいく。 3．私は，コーチから，どのように自分が行っているかフィードバックをもらう。 4．自分へのキュー出しの数を記録する。

　夫は初めてのリンチピンで神経疲労と無気力症の問題が指摘されたが，この時点では神経疲労がだいぶ改善されていた。各セッションでスタッフが横について，戦略の実践を促したことによる成果であった。このワーキング・ゴールでは，自発性の問題をさらに具体的に認知セッションで改善できるように指導されている。サイクル途中でより具体的に指摘されることで，そのサイクルの達成ゴールに集中するよう仕組まれていく。

　リンチピンの問題がどうなったか，結果は「真実と向き合う（Face-the-music）」のセッションで検証される。このことに関しては本節の「2．真実と向き合うセッション」で詳細に述べる。

　以下は，夫の2サイクル目のポスターの変遷である。

d．サイクル2（Fuji リンチピン・ポスター）（2004年9月9日）

PROBLEM：Insufficiently reliable in initiation. SOLUTION：Become an habituated initiator. STRATEGY： 1．By becoming an effective initiator, I will be a better partner to Shoko. 2．To be an effective initiation, I must. ・Scan the environment and ask myself, "What could I be doing next?" ・Record the ideas that come to mind. ・Act upon my ideas.	問題：自分から行動することがまだ不十分。 解決：自ら行動することが習慣化された人になる。 戦略： 1．効果的に自ら行動する人になることで，私は粧子（筆者）のより良いパートナーになる。 2．効果的に自ら行動する人になるためには，私は次のことをしなければならない。 ・周りを見渡して，「次に何をしたらよいだろうか」と自分自身に問いかける。 ・心に浮かんだ考えを書き留める。 ・自分の考えで行動する。

　サイクル2のリンチピン・セッションも Ben-Yishay 博士のリードで行われた。サイクル1の最初のリンチピン・セッションと比べて見違えるほどの変化が見てとれた。夫はサイクル2では，はじめから Ben-Yishay 博士の説明を＜語幹どりの技＞を使ってすぐに繰り返し，確認していた。また，ポスターを自分から何度も見て，言われていることを確かめていた。自分から質問することも多く，最初のサイクルからの大きな飛躍を見せていた。スタッフからはもちろん，仲間の訓練生や家族たちからほめられたこともあり，本人にとってもこのときのやりとりは大きな自信となった。

　このときのセッションは2004年秋冬サイクルの初めてのリンチピン・セッションだった。新入生に「リンチピン・セッションとはこういうものだ」と模範を示すための，第1号だった。スタッフミーティングでどの訓練性を第1号にするかを決めるとき，スタッフは満場一致で夫を「ロール・モデル」として推薦したそうだ。前サイクル時に革新的に進歩したことが高く評価されたためだった。夫としては，真面目な努力が報われ，誇らしい気持ちになったとのことである。その気持ちはそのまま訓練へのモチベーションとなって，夫の意欲に大きなプラスとなった。

e．サイクル2，前半と後半の間

　サイクル2の前半と後半の間には，ミッドサイクル・パーティや，その後の休暇における日常生活の考察があり，かなり詳細に自己を内省することになる。われわれは

このとき，筆者の仕事(コンサート出演)のために東京に一時帰国したこともあり，その際の夫の様子を詳しく話すこととなった。

　夫が筆者の演奏会を成功させるために，日常で何を，どのように手伝ったらよいか，どのように筆者に負担をかけないように努力できるかなどを考える必要があった。帰国前に，カウンセラーのDaniels＝Zide博士と詳細に達成可能な目標を計画した。筆者も驚いたことに，このとき夫は，予想以上に筆者を助けることに意欲を示し，その成果を大いに喜んだ。このことがその後のRusk内外における目標の設定に大きくかかわることになる。

f．サイクル2(Fuji ワーキング・ゴール)(2004年12月7日)

PROBLEM：I have progressed in my ability to initiate, but there is room for growth. The more I initiate, the more self-reliant and independent I become, which makes me feel more free, proved, and confident. **GOAL**：In the cognitive session (during role-play), I will practice initiating conversations by verifying and using follow-up questions, will enable me to have deeper conversations. 〔Avoid the silence〕 Keep the conversation going. **STRATEGY**： 1．Stop the conversation before too much information is said by： 　(a) Verifying. 　(b) Asking the speaker to slow down. 2．Initiate more follow-up questions by： 　(a) Verifying. 　(b) Using stems.	問題：自分からすることはだいぶ進歩したものの，まだ進歩の余地がある。より自分から行動すれば，より自分を頼ることができ，より自立できる。そうすることで，自分がもっと自由で，自己証明され，自信がもてるようになる。 ゴール：認知訓練(ロールプレイ)のなかで，確認しながら会話を主導することを実践し，フォローアップの質問をすることで，より深い会話が可能になる。 〔沈黙を避ける〕 会話が途切れないようにする。 戦略： 1．情報が多くなりすぎる前に，次のことを使って，会話を止める。 　(a) 確認する＜確認の技＞。 　(b) 話し手にゆっくり話してもらう。 2．次のことを使って，フォローアップの質問を主導する。 　(a) 確認する＜確認の技＞。 　(b) 相手の言葉を使う＜語幹どりの技＞。

　サイクル2のワーキング・ゴールは，やはり認知セッションでの取り組みを指導さ

れたものだった。＜ロールプレイ・ワークショップ＞で＜確認の技＞を徹底的に訓練していたのだが，確認することを習慣づけ，さらに自発性の問題を改善するために，必ずフォローアップの質問をするように意識させられた。この2つの戦略を習慣化することは，社会性向上のための重要な訓練であった。

g．サイクル2（Fuji が「Rusk」から離れたときのためのワーキング・ゴール）（2005年1月5日）

われわれは2サイクルが終われば日本に帰ることが決まっていたので，Rusk は以下のようなワーキング・ゴールを特別に作成してくれた。

In order to have a more self-reliant life, I must habituate my strategies for initiation. The more self-cueing I am able to do, the more energy, Shoko will have for other parts of her life and I will feel more confident as well. STRATEGY： 1．Scan home environment for checklists (morning, afternoon, and evening activities). 2．Habituate note-taking including when watch beeps. 3．Record and track, from Shoko, percentage of time you self-cued at the same time every day.	より自分を信頼できる人生にするためには，私は自発性を高める戦略を習慣化しなくてはならない。自分へのキューができるようになればなるほど，糀子が彼女自身の人生のためにエネルギーを使うことができ，そうなると私自身もさらに自信がもてる。 戦略： 1．自宅でのチェックリスト（朝，昼，夜の活動）を見渡す。 2．時計が鳴ったときを含めて，メモをとることを習慣づける。 3．毎日同じ時間に自分へのキューの回数のパーセントを，糀子から聞いて記録し足跡をたどる。

　このワーキング・ゴールは「Rusk 後」を想定したものである。「自発性」が夫の症状の本質なので，日ごろからいかにして自分へのキューを出し，それに気づき，行動するか，ということが大問題であった。この時点では Rusk 後の生活など全く想像できなかったが，今から振り返ると，1日のチェックリストは夫の命綱と言える。それがないと1日がうまく機能しない。また，ビープ音が鳴る時計も，今何をしているかを意識させて「断続症」を予防するのに不可欠である。さらに自分の進歩を確認することは，訓練生本人にとって非常に重要なことである。進歩に対する自覚は明日へのやる気と自信につながり，次へのモチベーションを生みだす。

　また家族の側からいえば，リンチピン・ポスターに筆者の名前が入り，夫に筆者の負担を軽くする意識をもつよう意識させてくれたことは，Rusk のスタッフが，真に

家族の苦しみを理解し共感している証拠である。家族の負担は並大抵のものではない。本人の尊厳を大事にしながらも，管理・監督し続けなければいけないからだ。訓練として，このような心配りの指導が入ることは大切である。ただし，Ben-Yishay 博士もたびたび訓練中に言及していたように，リンチピンにこのように名前が書かれるかどうかは，その人と訓練生との関係性による。Ben-Yishay 博士は「Shoko の存在は Fuji にとって生きる目的であり，行動の原動力になっている」と説明し「これは夫婦なら誰にでも書けるというものではない，この 2 人はそういう夫婦関係だからである」と補足した。

　以上が夫についてのリンチピン・ポスターとワーキング・ゴールの変遷である。これらは個人的なものなので，すべての訓練生に当てはまるわけではない。しかしリンチピンの変遷をたどることで，どのように問題を指摘し，戦略を言語化し，実践に結び付けていくかに関しての流れを概観することができよう。訓練が一貫した視点で行われることが何よりも大切である。

2）他の訓練生のリンチピン・ポスター例

　本項では筆者たちが参加した 2004 年春夏と 2004〜2005 年秋冬の 2 サイクルにかけての夫以外の訓練生のリンチピン・ポスターの実例を紹介したい。夫以外の訓練生の 2 つのサイクルのポスターを時系列で並べることで，継続的なゴール設定と訓練計画の様子が理解できるであろう。Rusk からはこれらのポスターを筆者が訳してそのまま掲載する許可をいただいた。また各ポスターの訓練生の様子を，筆者からの視点で簡単に説明することも許可を得ている[1]。

　リンチピンに書かれてある言葉は，訓練生の生活や仕事，立場，そして考え方を考慮して，その訓練生に固有のポスターとして作成されている。したがって，一緒に訓練していないとどうしてそのような表現になっているのかわからない例もあるかもしれない。リンチピンの当事者に関する情報の詳細は掲載できないが，可能な限りで筆者の観察と説明を加えた。なお，サイクルの数はその訓練生にとって何サイクル目かということである。

a．訓練生 1

　この訓練生は 20 代前半の女性（S さん）で，事故にあい受傷したが，障害が残った事実がなかなか受け入れられず，悲観的になる傾向であった。受傷前は明るく，ファッションに興味があったそうで，人に対してもファッションのことをほめたりするなど，好意的に接していたが，訓練中も気分が落ち込む様子が観察された。

---

[1] 訓練生に関する記述は，日常の訓練，昼食時の会話，家族との会話，訓練外で一緒に過ごしたときの様子などを総合して，筆者の視点から見た様子である。

■サイクル3

PROBLEM：Insufficient mastery of information processing skills. SOLUTION：Become a reliable learner. STRATEGY： 1．I can learn more effectively when. 　（a）I am calm. 　（b）I set aside negative thoughts. 　（c）I am reliable in recording and reviewing. 2．Becoming a habituated verifier will make me a clearer thinker. 3．Recognizing my step-by-step progress will help me endure the slow progress of rehabilitation.	問題：情報処理の技術の習得が不十分。 解決：信頼できる学習者になる。 戦略： 1．私は次のようなときに，もっと効果的に学べる。 　（a）私の気持ちが穏やかなとき。 　（b）私が否定的な考えが排除できるとき。 　（c）私が記録を残し，復習をきちんとするとき。 2．確認を習慣づければ，私はより明快に考えられる人になれる。 3．私が一歩ずつ進歩していることがわかれば，時間がかかるリハビリテーションに自分で耐える助けになる。

■サイクル4

PROBLEM：S.[2] from time to time, remains troubled, by the thoughts of "what could have been". SOLUTION：Achieve peace of mind. STRATEGY：The best way to accept the "new" S. will be by： 1．Becoming reliably punctual. 2．Expanding my work and life skills. 3．Becoming productive.	問題：Sさんは時として「もしあのときああだったら」という思いに，まだとらわれてしまうことがある。 解決：心の平穏を達成する。 戦略：「新しい」S.(自分)を受け入れる最良の方法は次のことをすることであろう。 1．確実に時間を守る。 2．自分の仕事や技術を広げる。 3．生産的になる。

　3サイクル目の認知訓練では，高次レベルの論理的思考力を個別に訓練する姿が見られ，4サイクル目には試験的就労が組み込まれていた。4サイクルが終わった時点

2）「S.」のところには訓練生の名前が書いてある。ここでは頭文字のみとする。

で，この訓練生の精神的不安定さはかなりとれ，訓練に落ち着いて取り組めるようになっていた。そうなるとより自信が増し，会話や態度もより安定してきていた。家族との関係も良好で，家族にネガティブな気持ちをぶつけることも激減したと聞いた。

b．訓練生2

この訓練生は有名法科大学院が終わろうとしたときに交通事故にあい，抑制困難症に苦しんでいた20代半ばの女性。弁護士になる訓練を受けていて論理的で知的だったこともあり，訓練のすべてに理屈をつけ，スタッフに対しても言葉で攻撃したり反抗したりすることが多かった。発言は長めで常に理屈っぽかった。訓練により徐々に「心の騒がしい聞き方(noisy listening)」がなくなると，人の意見を誤解したり悪意に捉えることが少なくなり，いろいろな意味で落ち着きが増す様子がよく見て取れた。ただ，自宅では行動や思いが計画どおりにいかずに，時間がかかりすぎたり約束をすっぽかすなど，本人も家族も苦労している様子だった。

■サイクル3

PROBLEM：Inadequacies on higher level reasoning〔exacerbated by recurrent "fly-paper" phenomena, impulsivity, tendency to overdramatize〕 SOLUTION：Become a deliberate and objective thinker. STRATEGY： 1．Introspection, i.e., self-monitoring makes me a more effective thinker. 2．Learning "early warning sign" will prevent "brooding". 3．Distinguish between (objective) facts and impressions. 4．Verify and seek feedback.	問題：高次レベルの論理的思考力が不十分〔繰り返し起こる「ハエ取り紙」現象や，衝動症や，オーバーに脚色する傾向によって，悪化させられてしまう〕 解決：考え方が慎重で客観的な人になる。 戦略： 1．内省，つまり，自己モニターすることで効果的に考える人になる。 2．「警告の初期サイン」を学ぶと，「考え込む」のを防げる。 3．(客観的な)事実と印象をきちんと区別する。 4．確認して，フィードバックを求める。

■サイクル4

PROBLEM：Insufficient acceptance exacerbates problems in malleability and compensation(transfer of learning).	問題：受け入れる心が不十分なため，従順性の問題や(学んだことを応用するときの)補填において問題を悪化させている。

SOLUTION: Make peace with limitations and reconstitute your sense of self. STRATEGY： 1．Remind myself that any form of "Arm-wrestling" is counter-productive. 2．Focus all my energies on mastering compensatory strategies for my cognitive and emotional deficits. 3．My ultimate success in rehabilitation depends on reliable transfer of strategies into my functional life. 4．Systematic logging and reviewing of lessons I'm learning is necessary to rebuild my sense of self.	解決：自分の限界を知り，自分自身を再構成する。 戦略： 1．自分自身で，どんな「無意味な抵抗」も反生産的であることを思い出しなさい。 2．認知と感情の欠損を補塡する戦略を修得することに，自分のエネルギーを集中させなさい。 3．自分のリハビリテーションの究極の成功は，戦略を日常生活へ確実に応用できることにかかっている。 4．体系的に記録し教えを復習することは，自分自身という感覚を再構築することに必要である。

　スタッフと1対1の高次レベルの認知訓練を積むなどして，もともともっていた高度な能力を再開発するべく努力していた。コンピュータを使って論文を要約し整理する作業を通じて，遂行機能や高度な受信情報をまとめる力を高め，本人の知的欲求にこたえるだけでなく，さらにチャレンジする訓練がなされているように見受けられた。会話するときや対人セッションのフィードバックの際に相手に対する思いやりが増えていき，本人も自分の心の成長に勇気づけられているようだった。パーティのスピーチ時のステージ上で，初めて参加する夫のことを気遣ってくれた優しい姿が忘れられない。

　その後，この女性は試験的就労でNY大学医学部の図書館で働いたことをきっかけに，そこで仕事を獲得した。訓練の成果が高度なレベルで着実に根づいて成功した例である。訓練修了後も会う機会があったが，自己を再構築できた自信が感じられた。相手を思いやる言葉も自然に表現されていた。

c．訓練生3

　10代後半で事故にあい，高校時代に花形スポーツマンとして将来を嘱望されていたがその道をあきらめなくてはいけなくなった若い男性（B君）。てんかん発作のための薬物治療と抑制困難症との関係が困難を極めていたが，シングルマザーである母親の深い愛情に守られ何とか訓練がつながっていた。

■サイクル3

PROBLEM：Unpredictability interrupts B's climb toward successful rehabilitation. SOLUTION：Become reliable at compensating for disinhibition/discontinuity. STRATEGY： 1．Further develop self-monitoring skills. 2．Because I am unpredictable, I must learn to rely on clues from trusted coaches. 3．Become reliable in verification. 4．Record and review, review, review.	問題：予期せぬことがB君のリハビリテーションの成功への山登りをじゃまする。 解決：抑制困難症と断続症を補填することが安定してできるようにする。 戦略： 1．自己モニター力をさらに上達させる。 2．私は，自分では予期できないので，信頼するコーチからのきっかけに頼ることを学ばなければいけない。 3．＜確認の技＞を安定してできるようにする。 4．記録して，ひたすら復習する。

■サイクル4

PROBLEM：Insufficient malleability can endanger his future success in life. SOLUTION：Become instantly receptive and open-minded. STRATEGY： 1．Before responding, I must "hold my horses". 2．Remind myself that he/she is "on my side". 3．Verify—make sure that I understand the point. 4．Keep in mind that this will lead to more choices in life.	問題：順応性がまだ不十分なので将来の成功を危険にさらす恐れがある。 解決：直ちに人を受け入れ，心を開いた人になる。 戦略： 1．応答する前に，私は，自分が乗っている馬の「手綱を締め」なければいけない。 2．相手が「自分の側」に立ってくれていることを思い起こす。 3．確認する：私は，自分がポイントを理解したかを確認する。 4．これ(戦略)が人生の選択肢を増やすことを心にとどめておく。

カルテのコピー業務などの試験的就労をしていて，もうすぐ修了というサイクル4

のクリスマス休暇のときに，他州の自宅に1人で戻り再び交通事故を起こし，再び九死に一生を得た。乗ってはいけないはずのオートバイに乗っての横転事故だった。訓練に戻れるかどうかスタッフは懐疑的であったが，驚異的な回復力と家族や友人の深い愛情，そして担当カウンセラーの献身で，サイクル4の最後の週に奇跡的に訓練に戻った。以前の抑制困難症がなぜか落ち着き，無気力症が加わったことで，逆に前より落ち着いて訓練に臨むことができたとのこと。その後もうひとサイクルを過ごし，地元に戻り家業を手伝って仕事をしているとのことである。

d．訓練生4

30代後半で建設関係の仕事中に足場の鉄骨から落下して後遺症（主に抑制困難症と断続症）が残った男性。すでに基礎レベルの訓練が終わり，高次レベルと対人関係の訓練を行っていた。まだ小さい自分の子供たちに接するためのコミュニケーション術や，家の中での役割分担，代わりに働くことになった妻に対する思いやりなどが課題であった。

■サイクル3

PROBLEM：Insufficient compensated higher level reasoning deficits. SOLUTION：Become an effective problem solver. STRATEGY： 1．When I delay responses, I am more effective at sizing-up (understanding) a situation. 2．I must rely on suggestions from coaches on how to approach problem solving. 3．Due to my discontinuity syndrome, I must become an effective note-taker and reviewer. 4．Only through habituation, will I become more self-reliant.	問題：高次レベルの論理的思考力の欠損の補填がまだ不十分。 解決：問題解決が効果的にできる人になる。 戦略： 1．私は，返答の際に遅れをつくると，状況把握をさらに効果的にできる。 2．私は，いかに問題を解決するかに関わるコーチの助言を信頼しなければならない。 3．私は，断続症があるので，効果的にノートをとり，復習する人になる。 4．私は，習慣化によってのみ，もっと自己を信頼できるようになれる。

■サイクル4

PROBLEM：Transfer of learning is insufficient to ensure a satisfying family life. SOLUTION：Become continuously aware. STRATEGY： 1．Develop habituated ways to close the gaps in memory by： 　（a）Writing detailed notes about "messages" and tasks. 　（b）Verifying that I have all the information. 　（c）Reviewing frequently. 2．To become more self-reliant, I must gracefully accept coaching.	問題：学んだことの転用が不十分なため，満足な家族生活が確約されない。 解決：継続的に気づくようになる。 戦略： 1．記憶のギャップを埋めるために習慣化したやり方を次のように上達させる。 　（a）「伝言」や仕事の詳細なメモをとる。 　（b）私は，自分が情報をすべて得たかどうか確認する。 　（c）頻繁に復習する。 2．私は，さらに自立するために，コーチを率直に受け入れなければならない。

　この訓練生は，4サイクル目で試験的就労があり，訓練の応用が非常にうまくいっていた。Ruskでの訓練に大きな問題はなかったが，一番の問題は家族とのかかわり方だった。それまで経済力を握っていた自分のボス的立場が逆転せざるを得なくなったことを受け入れることがなかなかできず，妻に対して常にボス的な発言や行動をとっていたようだ。妻はそのことで精神的に苦しい思いがあったが，訓練生が徐々に自身の欠損に気づき，変わった自分の立場を受け入れるようになり，思いやりの言葉や態度を示すようになって，家族の調和が再び戻った。訓練生のご両親の献身的な訓練参加など家族が一丸となって障害に対する理解と受容に向け努力している姿がとても印象的であった。経済的には勤めていた会社からの補償問題がうまく解決したので，家族一同の心に余裕が感じられた。

e．訓練生5

　40代後半の世界的有名ホテルの総支配人だった訓練生（E氏）。常にとてもきちんとした服装で訓練に参加していた。4人が乗った小型飛行機の墜落事故で1人だけ奇跡的に助かったケースで，重度の断続症と抑制困難症の問題があった。献身的な母親に見守られて，真面目に訓練に参加していた。ほとんどの場合は，かつての職業的雰囲気を漂わせてきわめて紳士的にふるまっていたので，時として垣間見せる激しい心の動揺に家族仲間は衝撃を受けることがあった。

■サイクル7

PROBLEM: Improved self-monitoring ability has sharpened E's thinking, but he remains in need of further training. **SOLUTION**: Become a clearer thinker and less reliant on cues from others to self-monitor and to be more precise in his communication. **STRATEGY**: 1．Before responding, I must： 　（a）Take time to reflect. 　（b）Ask myself what is required in this situation（without relying on cues from others）. 　（c）Verify that I have the full picture. 2．Ask myself："What are the most precise words to express my thoughts?" 3．Continue to record and review my progress.	問題：進歩した自己モニター力がE氏の思考を明晰にしたが，さらに訓練する必要性がある。 解決：より明晰に考える人になることで，自己モニターのために人からのキューに頼ることを減らし，コミュニケーションをより正確にする。 戦略： 1．応答する前に，私は以下のことをしなければならない。 　（a）考える時間をとる。 　（b）この状況で何を求められているかを自分自身に問いかける（他の人からのキューに頼らずに）。 　（c）自分がすべてわかっているか確認する。 2．自分自身に「自分の思いを表すのに最もふさわしい言葉は何か」と問いかける。 3．記録することを続ける。そして自分の進歩を復習する。

■サイクル8

PROBLEM: Deficits in higher level reasoning can now be addressed remedially. **SOLUTION**: Become a more deliberate and analytic thinker. **STRATEGY**: 1．I must bring "noisy listening" under better control. 2．Learn that I have the tendency to "jump in" before I have all the facts. 3．Verify with others that my under-	問題：ようやく高次レベルの論理的思考力の欠損に，治療のねらいをつけられる。 解決：さらに慎重で分析的に考える人になる。 戦略： 1．「心が騒がしい聞き手」になることをコントロールしなければならない。 2．すべての情報を得る前に「飛び込む」傾向があることを知る。 3．自分の理解が完全であることを，相

standing is complete. 4. Record feedback and review repeatedly.	手に確認する。 4．フィードバックを記録して繰り返し復習する。

　本人と母親の絶え間ない努力の結果，サイクルごとに欠損のカバー力が増していることがよく見て取れた。対人セッションでのフィードバックなどで，スタッフからはよりピンポイントで具体的な内容を取り込んでコミュニケーションをとるようにアドバイスを受けていた。徐々に思いやりを含む言葉が増えていったことは仲間として本当にうれしかった。

　夫が帰国するときに，心からの感情のこもった言葉をくれたことが強く印象に残っている。その前のサイクルでは具体的で，相手を思いやる言葉がけはなかったので，大きな前進を感じた。その後試験的就労を経験して，9サイクル目についに修了したとのことである。Rusk での訓練の最長記録だったと聞いた。

f．訓練生6

　大学4年生であと少しで卒業というときに車の後部座席に乗っていて衝突事故にあった女性。無気づき症候群と失語症があったため，抑制困難症の戦略を使えるようになるまでに少し時間がかかった。自分に欠損があることの自覚がないために，訓練を他人事のように感じていたが，徐々に自身の欠損に気がつきはじめ，戦略を使う頻度が上がった。献身的な家族の深い愛情に守られていることもあり，失語症を含めて驚異的な進歩を見せていた。

■サイクル1

PROBLEM：Frontal lobe unawareness syndrome. **SOLUTION**：Become an educated rehabilitant. **STRATEGY**： 1．I must understand that： 　（a）Rehabilitation is a long and frustrating process. 　（b）Only by learning to tolerate frustration will I make progress in my rehabilitation.	問題：前頭葉の無気づき症候群。 解決：リハビリテーションの教育を受けた人になる。 戦略： 1．私は次のことを理解しなければならない。 　（a）リハビリテーションは長くフラストレーションの多い道のりである。 　（b）フラストレーションに耐えることを学ぶことによってのみ，自分のリハビリテーションを上達

（c）Intensive training is the only way to compensate for deficits. 2．Learn to control my impulsivity. 3．Ask for explanations about my deficits.	させることができる。 （c）集中訓練は欠損を補填する唯一の方法である。 2．自分の衝動症をコントロールすることを学ぶ。 3．自分の欠損について説明を求める。

■ **サイクル2**

PROBLEM：Information processing is made worse by aphasia and impulsivity. SOLUTION：Become an effective communicator. STRATEGY： 1．Step back and ask myself,"Am I calm enough to take in the information?" 2．Consistently verify that I understand what is being said. 3．Plan my response：consider the audience. 4．Seek and record feedback.	問題：失語症と衝動症により情報処理が悪化させられる。 解決：効果的なコミュニケーションができる人になる。 戦略： 1．一歩下がって「この情報を得るのに自分の心は十分穏やかか？」と自分に問いかける。 2．自分が言われたことを理解しているか，常に確認する。 3．自分の答えを計画立てる：誰が聞いているか考慮する。 4．フィードバックを求め記録する。

　1サイクル目の後半くらいから，自身の欠損に気づき始め，戦略の実践に大きな進歩が見られた。同時に，人に対する思いやりの気持ちがでてきた。夫と同じサイクルに入ったので，無気力症の夫によく気配りをしてくれたが，ボス的な言い方や態度を見せるたびにDaniels=Zide博士から，「相手の側に立ち」，「相手の尊厳を大切にする」言葉を使うようアドバイスを受けていた。その後もうひとサイクルの後半を試験的就労に費やし修了した。自宅から近くのアパートで独り暮らしをしながら，ホテルの受付での仕事をしたのち，今は家業の旅行会社で働いて両親を助けているとのことである。

3）リンチピン・ポスター例のまとめ

　訓練生たちのリンチピン・ポスターに共通していえることは，どのポスターもその訓練生にぴったりの一語一句が書かれているということである。本人を知っていなければこのことは理解しにくいと思うが，各訓練生とその家族は，このリンチピンの言

葉を信頼してプログラムの内外で訓練に励むことになるので，リンチピンの内容はRuskの力を結集してつくられている。

　断続症の問題はすべての訓練生がもっている。記憶に障害のある訓練生にとって，戦略自体や，意味や理由を「思い出す」ことは困難なことだ。訓練生の記憶が途切れて問題が起こっているその最中に，コーチを介在させれば，それを受け入れることができるか，ということが重要になってくる。人からの助言を素直に聞きいれ，自分に取り込めること，これをRuskでは従順性（malleability）という言葉で表現するが，この「素直な気持ちをもつこと」が実際には大きな意味をもつ。リンチピン・ポスターには，訓練生がそのことに気づくように仕向ける言葉がたくさん使われている。

　リハビリテーションが成功するために何よりも大切なのは，訓練生本人の気力（意欲，やる気，士気）と精神力である。これらは訓練を続けられる重要な条件となる。成功するリハビリテーションにはさらに，家族の障害に対する理解や受容が不可欠である。何人かの家族が，訓練生の問題というより家族が訓練になじまなかったり，訓練哲学に疑問を感じるようになったりするなどして，障害によって変化した人生を受容するまでに至らず，訓練生を引き連れて辞めていった。家族自身が謙虚に学ぶ姿勢はこの訓練のかなめといっても過言ではない。

2.「真実と向き合う」セッション

　「真実（難局）と向き合う（Face-the-music）」セッションは，サイクルの終わりにオリエンテーションと対人セッションの時間を使って1人ずつ行われる。リンチピンに設定された目標達成の総括として，そのサイクルの通知表のようなものといえる。スタッフの1人が司会を務め，担当カウンセラーが訓練生と対話しながら，項目別に訓練の成果を検証していく。

　訓練生は各項目に関しての予測結果を「自分の言葉」で語り，そして「スタッフからの言葉」で詳細に「真実が明かされる」。最後に次のサイクルに関するRuskの判断が紹介される。Ruskで何サイクル過ごすかは，個々のケースについてリハビリテーションのプラトーに達したかどうかの判断にかかっている。プラトーとは，これ以上訓練しても変化が停滞する状態にまで到達した，ということである。プラトーにはまだ達せず，Ruskから「次のサイクルに戻ってきて，再び訓練することを推薦する」という言葉があれば，訓練生と家族は再び「自らの意志で」Ruskでさらに訓練することを選択して戻ってくる，という形をとる。

　機能回復訓練としては，最低2サイクルの訓練が必要であろう。2つのサイクルのなかに，Ruskの哲学と基本のすべてが含まれている。それ以上のサイクルでは，訓練の応用と多方向からの強化によってなおいっそう戦略の習慣化が促進される。Ruskとしては，はじめの2サイクルでRuskの訓練の基本を身につけ，次の1〜2サイクルで応用力や専門性が高められ，個別の職業訓練などが行われて修了となる流れを一般

的なケースとしている。

1）「真実(難局)と向き合う(Face-the-music)」とは

　なぜ「音楽(music)」という言葉が使われるのかスタッフに聞いてみた。music を truth(真実)や difficulty(困難)と同じ意味で用いた Face-the-music(真実と向き合う，難局に立ち向かう)という言い回しは日常的によく使われる，ということであった。確かに英和大辞典[3]にも「Face-the-music：進んで難局に当たる，危険に立ち向かう，世間の批判に応ずる」とある。訓練生は，厳しい現実と向き合わなければならない。障害の本質に迫るスタッフからの厳しい言葉や，時には訓練生からすると批判的と思えるような指導もある。真実の言葉に耳を傾け，勇気をもって立ち向かい，これからのことを考える，という意味なのであろう。オックスフォード現代英々辞典によれば，「music to your ears」という慣用句の説明として「news or information that you are very pleased to hear」とある。「聞いてうれしい報告や情報」ということである。厳しい真実と同時に，サイクルをくぐりぬけていかに進歩したかということは，訓練生にとって「好ましい報告」であり，どんな言葉も受け取ってほしいというスタッフの願いなのであろう。実際 Rusk を去るときなど，上達したことばかりが書かれていて，訓練生は心からの喜びをもって達成感を味わうことになる。

　向き合うべき「真実」について，Ben-Yishay 博士は「われわれスタッフは今サイクルの君たちの最終評価を，正直にまとめている。言葉は厳選してあり，これからのことを含めて，君たちのことを心から思って，これを報告する」と説明した。このセッションでは，リンチピン・ポスターのような大きなポスターが登場する。リンチピンは1枚だが，「真実と向き合う」言葉は何ページにもわたる。夫の場合，1サイクル目も2サイクル目も6ページを費やされていた。

2）「真実と向き合う」セッションの進め方

　司会のスタッフがまず訓練生と家族を皆の前に呼び出す。「主役の座」に訓練生が，その右横に家族が，ポスターを挟んで左横に担当カウンセラーが座り，さらにその左横に司会者が座る。家族は一言も言葉を発しないが，訓練生の横で，当事者として Rusk からの報告書を聞くことになる。カウンセラーと訓練生は，各項目について対話しながら進めていく。ポスターは，書いてある文章の上に紙が貼ってあり，何が書いてあるか見えないようになっている。スタッフが項目ごとに紙をはがし，自身ではどう思うかまず訓練生に質問する。訓練生はそのサイクルの自分を分析しながら，予想結果を述べる。訓練生が答え終わると，いよいよその項目のところの紙がはがされ，Rusk からの言葉が出てくる。そうしたやり方で，各項目について対話が進んでいく。

---

[3] 新英和大辞典(第6版，研究社，2002)より。

3）「真実と向き合う」ポスターの例

　以下に夫のサイクル1の「真実と向き合う」セッションの中身をそのまま紹介する。これはさらなる訓練を促すポスターの例として読んでいただきたい。夫のサイクル2のポスターは，目標がすべて達成できたというポスターになっており，大きな勇気と希望を与えてもらった。このポスターはRuskと本人の許可を得て掲載している。

■ 1ページ目

　名前，タイトル，日付，Face-the-musicの要旨が書かれる。

　まず初めに，達成したことを一言で表現している。次に，ポスターの次のページから詳しく説明される項目の要点が述べられる。

Fuji（夫）「真実と向き合う」（2004年7月20日）
＊Fujiは長い道のりをこなしてきた！
＊Fujiは次のいくつかの分野で著しい進歩を見せた。
　1．欠損の気づきと理解
　2．神経疲労と無気力症への対処
　3．認知と対人関係における数々の進歩
　4．士気（意気込み，心意気）と自尊心

■ 2ページ目

　ここから1ページ目の2番目の文章に書かれた各分野についての，具体的な内容に入っていく。左の欄はこのサイクルでの状況説明に当たる文章である。右の欄の上の段落は太字で，今サイクルで成果の上がった結果が言葉でまとめられている。さらに下の段落は赤字で，まだ達成が不十分でさらに修得を要すること，つまり今後の課題が述べられる。

　セッションでは，はじめ左の欄のみ見えるようになっていて，右の欄の太字と赤字のところは紙でおおわれている。話の進行とともに，訓練生とのやり取りのなかで絶妙のタイミングで紙が開けられていく。今テーマになっていることしか見せないこのやり方は，話の焦点がぼかされず，集中力を持続させる効果的な演出であると感じた。

気づきと理解

1．初め，Fujiは自分の問題を具体的な言葉で，きちんと理解したり説明したりできなかった。	**今やFujiは，注意力と集中力，神経疲労，無気力症の欠損について，理解し説明できるようになった。** しかしFujiはまだ，高次レベルの論理

	的思考法の問題点について，教育を受けなければいけない。
2．Fujiは，リハビリテーションの命題の意味するところが何であるかをまだ理解していなかった。	Fujiは，これからの日常生活がいかにうまく補填戦略を修得して習慣化するかにかかっているということを，すでに理解している。 しかし，まだ学ばなければいけない多くの事柄がある。

■ 3ページ目

ここでは，リンチピンの問題であった「神経疲労と無気力症」について取り上げられている。

神経疲労と無気力症

初めのころ，Fujiは極度の神経疲労の徴候を示していた（よく寝ていた）。	Fujiは，セッションのなかで起きていることに注意を向けてついていく，より大きな可能性を示すことで，神経疲労の克服に進歩を見せた。 しかし，われわれはFujiがもっと時間をかければ，さらに大きく進歩すると考える。
＊Fujiは，無気力症の典型的な症状を示していた。	
1．自分から何かをすることの問題（発動性の問題）	FujiはRuskでも自宅でも自分から何かをすることができるようになった。 しかし，できうる最高のところまでには至っていない。
2．Fujiは，自分で発想を広げる（詳細に説明する）能力が欠如している。	Fujiは自分の思いを説明するのがうまくなった。 しかし，キューなしでできるようにもっと学ぶ必要がある。
3．Fujiは，人とのやり取りにおいて，自発性（自発的な行為や表情）が欠如している。	Fujiは，心の動きを見せることができるようになった。 しかし，もっとよくなる力量をもっていると考える。

■ 4ページ目

ここでは認知と対人関係についての評価がなされる。

認知と対人関係

無気力症と英語力の問題により，Fujiは思考力の真の容量(本当はどれほど考えることができるか)を示すことができていない。

＊注意力と集中力は共に損なわれていた。 ＊情報処理に問題あり。	Fujiは注意力と集中力の訓練を，最優秀な成績で卒業した。 Fujiは英語で自分の考えを表現することが流暢になってきた。粧子によると，日本語ではさらに流暢になっているとのこと。 しかし，さらに高次レベルで論理的思考力を訓練すれば，無気力症なのか，外国語の問題なのか，高次レベルの思考力の問題なのか，何が寄与しているかを，もっと正確に断定することができる。(※1)
＊Fujiは高次レベルの論理的思考力が損なわれていた。	非公式見解では，現在のFujiの思考力は進歩しているように見受けられる。 しかし，〜(上記赤字※1と同文)。

■ 5ページ目

士気と自尊心についての項目である。「士気」とは訓練に対する「やる気」，どんなときもあきらめない「意気込み」のことである。「自尊心」とは，損傷が残り，社会や家族のなかで自信を失いそうになっている訓練生が，欠損を補う努力をすることで再び自分の存在価値を見出して，自分を好きになる気持ちをもつことである。心と脳の関係は切っても切れないものであり，どういう心持ちで訓練に臨むかによって，訓練の成果は歴然と変わる。

2〜4ページ目までの項目の文章は，訓練生の欠損に応じて内容が変わる。しかし，最後のこの項目に関しては全員同じように取り上げられる。すべての訓練生に共通の心の問題ゆえである。

士気と自尊心

初めFujiは，将来について失望して心配していた。	Fujiの士気は，日々の生活では，プログラムに参加して以来，劇的に進歩した。 しかし，将来への不安と心配がまだ心のなかで重きを占めている。(※2)

自尊心が傷つけられていた。	さまざまな訓練のやり方を正しく修得し，補塡戦略を正しく使うことに成功したので，Fujiの自尊心は向上した。 しかし，～（上記赤字※2と同文）。

■ 6ページ目

最後のページは，訓練生への「推薦の言葉」となる。プラトーに達した訓練生には，贈る言葉になり，まだRuskでの訓練が必要と思われる訓練生には，次のサイクルに戻るよう推薦する。

1サイクル目の終わりにあたり，諸事情でプログラムに戻ってこられるかどうか定かではなかったわれわれに，Ruskのスタッフは強い言葉で，「戻ってさらに訓練を続けるべき」と薦めてくれた。

推薦の言葉

> **推薦**
> われわれは，Fujiが2サイクル目に戻ってきて，可能性の最高点に達するまで進歩を続けるべきである，と推薦します。
> よくがんばりました！

　この年の10月には，脳卒中を発症して以来いよいよ傷病による休職期間が満期となり，会社に戻るか辞めるかを決めなくてはいけなかった。日本で訓練を受けていたら，恐らくこのあたりで仕事に戻ることになっていただろうと思う。8月に帰国したおりに会社の産業医の先生も戻れると診断してくださった。しかし戻っても以前のような責任ある仕事ができないことや，夫の障害の真の問題を筆者はようやく理解し始めていた。

　Ruskのスタッフは状況をすべて理解したうえで，それでもなお訓練を続けるよう強く推薦した。夫が欠損を補う戦略をもっと身につけ，筆者との日常生活のよきパートナーとして一緒に歩んでいくことのほうが，この2人の生活においては将来はるかに可能性が広がり有意義であると判断したためだ。結局，われわれはRuskでもうひとサイクル訓練を受ける決心をした。夫も大好きだった仕事をあきらめることは簡単ではなかった。しかし大きな勇気をもって下したその決断は，その後，障害を受容する気持ちと希望をもたらす大きな転機となった。

　筆者にとっても，推薦を受け入れてサイクル2を体験したことで，あせらずに達成可能な目標に向け一歩一歩進んでいくことの大切さが身にしみてわかった。戦略の獲得は時間がかかる。また，訓練はふさわしい時に基礎をしっかり固める必要があることも理解できた。

2 対人セッション

第3章 体験から見えた通院プログラムの詳細

1.「主役の座」の訓練

対人セッションの進め方は，対話ベースで進められる。まずその日のテーマに関してリーダーが説明する。テーマに則り，訓練生はコーチ役のスタッフと対話しながら，コーチからの質問に，自分の意見をまとめてわかりやすく話す訓練である。その際，話の内容の正確性もさることながら，話のまとめ方，相手やそこにいる人たち全員への気配り，さらに話すときの態度や姿勢なども訓練のなかに含まれる。またコーチングやフィードバックを素直に受け入れられるか，ということも大切な要素である。フィードバックに関しては次項で詳しく述べる。

訓練生は1回のセッションにつき1人が選ばれ，スタッフから指定されたテーマについて"hot-seat"と呼ばれる主役の椅子に座って話す。「hot-seat」とは英和辞典[4]によると「苦境，困った[不安な]立場，責任の重い立場」とある。この席で名前を呼ばれた訓練生は，皆の前で自らの問題と対峙しながら，「汗をかきながら」がんばって話さなければいけない。主役は少し前に予告されることもあれば，突然呼ばれることもある。それは，テーマの内容によって，また訓練の経験の度合いによって，あるいは訓練生の性質によって異なる。いずれにせよ場所が決まっているその椅子で，訓練生はその日の「主役」として，孤軍奮闘しながら語ることになるので「hot-seat exercise」と言われる。

■テーマの変遷

1つのテーマに関して全員が話したら次のテーマに移る。筆者が参加した2サイクルの対人セッションのテーマは，サイクルの進行とともに次のように変遷していった。

> 対人セッション："hot-seat 訓練"のテーマ；サイクル1（2004年春夏）
> 1．自己紹介（introduce yourself）
> 2．今までに何か達成したこと（an accomplishment）
> 3．自分はどんなタイプか（がんばり屋，現実派，誠実などから選ぶ）（a personal quality）

4）新英和大辞典（第6版，研究社，2002）より。

4．自己を理解するためのロールプレイ（self-understanding role-play）
5．自己の受容（self-acceptance）
6．真実と向き合う（Face-the-music）

対人セッション："hot-seat 訓練"のテーマ；サイクル2（2004～2005年秋冬）
1．自己紹介（introduce yourself）
2．今までに何か達成したこと（an accomplishment）
3．感謝の言葉（expression of gratitude）
4．自分はどんなタイプか（がんばり屋，現実派，誠実などから選ぶ）（a personal quality）
5．「人物調査」インタビュー・ロールプレイ（"taking stock" interview role-play）
6．真実と向き合う（Face-the-music）

次に各テーマに応じてセッションがどのように進行したか，実際の様子を紹介する。以下の枠内は Rusk がセッション時に用意したアウトラインである。

1）自己紹介（introduce yourself）

サイクルのはじめに自己紹介を兼ねて，必ず取り上げられるテーマで，訓練生には話すためのアウトラインが与えられる。このアウトラインは，初めて Rusk に参加した訓練生と，前から継続の訓練生とでは異なる。初めての訓練生には，話すことについての詳細なガイドが示される。以下のアウトラインが夫のときに使われたものである。この内容にしたがって，自分で事柄を分類・整理しながら話すのだが，ほとんどの場合，コーチ役のスタッフが話の進行をうまく導くガイドとなり，横道にそれたり，一部が詳細になりすぎたりすることを防ぎながら，訓練生の話を引き出してくれる。
以下が初めて訓練に参加する訓練生のためのアウトラインである。

自己紹介：初めての訓練生のためのアウトライン
1．自分のこと（名前＿＿＿，年齢＿＿＿，住所＿＿＿）
2．損傷について（いつ＿＿＿，どこで＿＿＿，どのように＿＿＿，その結果どうなったか＿＿＿，そのときどうだったか＿＿＿，今どうか＿＿＿）
3．その後の出来事（入院の期間＿＿＿，どこの病院か＿＿＿，普通の生活に戻るために何をしたか＿＿＿，ここに来る前は何をしていたか＿＿＿）
4．損傷前は何をしていたか（趣味＿＿＿，職業＿＿＿，学歴＿＿＿）
5．家族について（妻・子供・両親＿＿＿，その人たちはどこにいるか＿＿＿，その人たちの仕事は＿＿＿，兄弟・姉妹は＿＿＿，その人たちの年齢＿＿＿，あなたは何番目か＿＿＿，彼らは何をしているか＿＿＿）

2サイクル目以降の訓練生には，異なるアウトラインが示される。初めてのときよりアウトラインはずっと簡略になる。つまり訓練生が自分で内容を分類・整理し，しっかりと組み立てて話すことが要求される。次のアウトラインは2004～2005年の訓練時に使われていたものである。

自己紹介：2サイクル目以降の訓練生のためのアウトライン(2004～2005年の訓練時のバージョン)
1．あなたはどういう人か(自分のこと，家族のこと)
2．どうしてここに来たか
3．このプログラムから何を期待しているか

2008年9月には次のアウトラインが使われていた。2004～2005年の訓練時の簡略なアウトラインに比べて，内容がより具体的に示され，初めて参加する訓練生用のアウトラインに近くなっていた。2004～2005年の訓練時は，同じような内容をコーチの誘導で話していたが，2008年には具体的なアウトラインが視覚的に示されることで，訓練生がより明快に整理しながら話すことができるように変更されていた。

自己紹介：2サイクル目以降の訓練生のためのアウトライン(2008年9月に使用されていたバージョン)
1．あなたはどういう人か(名前，年齢，職業)
2．損傷について(どこで損傷したか，どのように損傷したか，その結果当初はどのような問題があったか)
3．損傷前のこと(学歴，職歴，趣味)
4．家族の背景(両親，兄妹，配偶者，子供)
5．このプログラムから何を期待しているか

サイクルを1つでも経験すると，初めてのときより話し方がスムーズになり，話す内容もまとまってくる。夫の場合，コーチの指示を理解する力が向上し，内容に関しても，2サイクル目はより包括的に話ができていた。他の訓練生に対する夫のフィードバックも，スタッフのサポートが少しずつ実り，より具体的で，より思いやりのある言葉で表現できるようになっていた。他の訓練生に関しても同様の進歩が見られた。

サイクル2のときの，スタッフからFujiへのフィードバック
スタッフ1：「次に何を言おう，もっと伝えることはないか，を自分自身に問いかけよう」。
スタッフ2：「常にコーチングを求めよう。それは記憶力にもよい。周りに目線を向

> けることも，自身へのキューになる」。
> スタッフ3：「部屋を見回して，キューを探そう。そうすれば同時に周りからの活力ももらえる。それから，あまり謙遜しすぎないように」。

　アウトラインが詳細なときの自己紹介は，その細やかな思考をすること自体が，初めての訓練生にとっては難しい。また2回目以降の訓練生にとっても，簡略化されたアウトラインで自らのことをバランスよく話すことは難しい。また夫は無気力症で自分から話すことが難しかったので，コーチ役が上手にきっかけを出して話を導いてくれた。抑制困難症の訓練生の場合，コーチが介入すると反抗的になったり，思い通りに話せないとイライラしたりするケースもあった。なかにはコーチの介入も少なく，＜語幹どりの技＞を使ってアウトラインの言葉を上手に使いこなし，とても立派に話せる訓練生もいた。

　欠損の症状は1人ひとり異なるので，人よりうまく話せなくても，訓練生も家族もあせらないようにすることが肝要である。Ruskではすべての訓練に，各訓練生の本質的な問題が見え隠れすることは言うまでもない。家族としては，そういう現実と直面することも意味がある。集団療法では，異なる性質の症状を目の当たりにすることになるので，良い意味でも悪い意味でも人と比べるため心に葛藤が生じるが，さまざまな局面を体験することを通じて，そのことも次第に乗り越えられるようになっていく。

　この自己紹介の練習のおかげで，他の訓練生のこと，たとえばそれまでどんなに大変だったか，家族のこと，職業など，知りたいことが大体わかる。サイクルの初めに，すべての訓練生を仲間として身近に感じるよい機会だった。

2）今までに何か達成したこと（an accomplishment）

　前頭葉機能不全がある訓練生にとって，過去の自分を思い出すことは複雑な気持ちを生む。多くの場合，うれしいことではない。損傷による喪失感のほうがはるかに大きいからである。器質性障害によって，人格に変化を生じてしまうこともある。そんな脳損傷後の訓練生にとって，かつての自分が達成した何かについて話し，達成できた能力・可能性を自分のなかに呼び戻すことは大切なことである。何かを達成することは脳損傷後でも起こりうる，そういう可能性や能力を自分は変わらずにもっている，自分のもつ良い資質は変わらずに残っている，ということをこのテーマによって自覚することができる。訓練生は自己肯定の気持ちが生まれ，自尊心や自信を取り戻すことができるのである。

　単なる仕事上の業績や勉強で成績がよかった，などという話はこのテーマにはそぐわない。仕事や勉強であっても，何か特別な目的や出来事で，特別な達成感を感じたことを話すように指示される。夫の場合は，ヨーロッパの赴任時代に，特別な思いで成し遂げた仕事のなかからの話であった。話が途中でいやに詳細になってしまい，ま

とまって終わらせることができなかったが，筆者にとっては感動の連続だった。脳卒中で倒れて以来初めて聞いた，夫が人前で自分で語る思い出，しかも誇らしい思い出であったからだ。無気力症の夫の表情は，普段は基本的に無表情だったし，自分から言葉を発することが難しかったので，楽器に関する専門的な話をしているときに見せた，生き生きした表情や，スピーディな話しぶりは，驚きだった。夫も話しているうちに少しずつ思い出が戻ってきているようだった。なかには，いくつかの思い出が入り混じり，実際とは異なる「作話(confabulation)」になってしまったものもあったが，自分から熱心に話すさまは，他の訓練生の目にも新鮮に映っていたようだ。フィードバックで，「Fujiがこんなに話せる人だとは思わなかった」，「Fujiがこんなにユーモアのある人とは知らなかった」，「Fujiと話がしたくなった」，「話の続きが聞きたい！」などと言われ，本人も筆者も感激したことが忘れられない。

3）自分はどんなタイプか（a personal quality）

自分がどのようなタイプの人間かを振り返るテーマである。Ben-Yishay博士の説明によると，「自分の性格を考えて，①自分自身について内省し，②リハビリテーションを成功させるのに，自分のどういう資質が最も重要かを考える」訓練である。訓練生は，スタッフが提示する以下の資質のなかから，自分のリハビリテーションに最も役立つと思われる，自分のもっている資質を選び，その理由を述べる。訓練生が答えにつまると，Ben-Yishay博士がよく「勇気を出して！（Have the guts！）」と言っていたことが印象的である。脳損傷者は決断力がなくなったり，判断に困ったりする傾向にある。そんなとき，「思い切って直観を大事にして決断しなさい」と博士はよく言っておられた。

自分の資質

勇気
忍耐力　／　辛抱強さ
柔軟性　／　適応力
思いやり
正直
現実主義　／　実用主義
楽観主義
信用・責任がある

このテーマは比較的さらっと過ぎていく。自己否定するようなときに，「あなたには，こういう資質があり，その資質でリハビリテーションを乗り越えられる」ということを確認する意味があった。また，自分が自信をもっている部分を訓練生が言葉に

して，再確認する意味もあった。

4）感謝の言葉（expression of gratitude）

　2サイクル目に行われたこのテーマは，訓練生が家族や友人に感謝の言葉を贈る訓練である。主役の訓練生がいつもの hot-seat に，その横に感謝を述べる相手である家族や友人が共に座る。そしてテーマを進行するリーダーとコーチ役のスタッフが訓練生の横に座る。対話は次のアウトラインを押さえながら進められる。

> **感謝の言葉**
> 1．私は，あなたが〜をしてくれていることに対して，感謝の気持ちを表したいと思います。
> 2．なぜならば〜だからです。（できるだけ具体的に）
> 3．私がどう感じているかをあなたに言うことは，とても重要なことなのですが，それは〜だからです。
> 4．品格をもって「まとめの言葉」を。

　この訓練は，もしかしたら筆者たちのためにつくってくれたのではないかとも思われた[5]。夫は無気力症のために自ら言葉を発することが難しく，日常的に無反応だった。コミュニケーションを取り戻したい，というのが1サイクル目の筆者の大きな望みだった。最初のサイクルで，夫からのコミュニケーションが皆無だった以前から比べると比較にならないほど改善され，筆者はそのときは満足していると思っていた。しかし，筆者の個人カウンセリングのときに，自分でも気づかなかった心の奥底に抱えている悲しみを話すことになった。その1つとして，筆者に対して夫からの気持ちを表す言葉や行動が全くないことがとても悲しい，ということに気づかされた。スタッフはそのことを筆者が思う以上に重要視した。この障害をもつ家族との日常生活で，家族が抱える重荷は大変なものであることをスタッフは教えてくれた。これは一般的にも表面的には理解されていると思うが，真に理解されているかと言えば，実はそうではない。相手のために何かをしたとき，そのことを相手がきちんと理解してくれて感謝してくれた，とわかることがコミュニケーションの大事な要素であろう。周りの家族がどんなに大変か，いかに訓練生のために日常を準備して考えたり行動したりしているか，訓練生本人がそういうことに気づき，感謝の言葉を伝えることは，家族の大変な重荷を一瞬で消してしまうほどの魔法の力をもっている。

　この訓練でまず初めに名前を呼ばれたのが夫であり，その司会兼コーチ役のスタッフは Ben-Yishay 博士だった。ちょうどこのころ，筆者は急にベルリン・フィルハー

5）訓練セッションでのテーマが，ある特定の訓練生の問題に大きくかかわると思われることがあった。スタッフは家族の心の問題にかかわる訓練生の問題を解決するべく，あらゆる手段を講じて訓練生に理解させる努力を見せてくれる。

モニー管弦楽団の首席ホルン奏者から New York に連絡が入り，日本で共演する仕事が入った。そのために短期で一時帰国しなければならなくなった。そのことを取り上げ，Ben-Yishay 博士は「Fuji は Shoko に感謝する気持ちを，Shoko の仕事をサポートすることで表すことができる」ということを夫に気づかせて，筆者に対する感謝の言葉を引き出そうとした。しかし夫の結論は，「Shoko がその仕事をするのを自分（夫）も喜んでいるので，Shoko は Fuji に感謝しなくてはいけない」という話の展開になってしまった。Ben-Yishay 博士は何とかうまくまとめたが，苦笑気味にセッションを終わらせた。今では笑い話だが，脳損傷者が，相手の側に立って考えられない，常に「自分が人から何かしてもらう」，あるいは「自分がほめられることを求める」発想になってしまう，というのはこの障害の特徴でもある。

　現在では夫は仕事から帰ってくる筆者を気遣い，感謝の言葉を口にし，行動でも表してくれるようになった。カウンセリングを含む Rusk でのさまざまな訓練のおかげで，相手を思いやる気持ちが生まれ，無気力症の問題も改善されている。Ben-Yishay 博士とのセッションのときからは想像できないほど進歩したということを書き添えておく。そしてそのことが筆者にとってどれほどの救いになるか，言葉に尽くせない。

　自分のケースでこのテーマの効用を書いてきたが，感謝の言葉に関する気持ちの変化については，どの家族のあいだでも話題になった。全員が，感謝の言葉を訓練生から言われると，家族としてサポートするうえでの精神的プラスであることを告白している。

5）自己を理解するためのロールプレイ（self-understanding role-play）

　新しく入った訓練生には，初めてのロールプレイが含まれたセッションとなる。訓練生が2人呼ばれ，1人は主役の座に座り，1人はその左横で質問する心理士の役を担当するように指示される。

　このテーマでは，主役の訓練生が「自分はリハビリテーションのどの段階にいるか」を考える。自己を理解するための内省的な練習の1つである。以下の表が提示され，スタッフにより次の指示がある。これら3つの質問は，心理士の役になる訓練生が，主役の座の訓練生に質問するように指示される。訓練の主役は他の訓練同様，あくまでも主役の座にいる訓練生である。心理士役の訓練生は，コーチ役のスタッフから促されたときに，主役の訓練生に，落ち着いてはっきりと，質問を投げかけることが要求される。

自己を理解するためのロールプレイ

1. あなたは，損傷があなたの人生にいかに影響を与えたか理解していると感じていますか。（自分のやるべきことや，やりたいことができる能力に対して，ということ）
2. あなたは，これからしっかりやっていくための補填戦略をマスターしたと感じ

ていますか。
3．あなたは，これからの人生を踏み出す準備ができていると感じていますか。（仕事や勉強や生活を決定することに関して）

　この訓練では他の訓練生の前で，自分が Rusk でのリハビリテーションのどの段階にいるか，今現在どのような心構えでやっているか，ということを自分の言葉で語ることに意味がある。

6）「人物調査」インタビュー・ロールプレイ（"taking stock" interview role-play）

　2サイクル目の後半に行われた訓練で，ここでもロールプレイが取り入れられる。1サイクル目で行われたロールプレイよりはるかに複雑な設定になっている。まず主役の訓練生は，ここでは心理士の役になる。訓練生が演じる心理士には先輩の心理士役を務めるスタッフがコーチとしてつく。その他に1人のスタッフが，主役の訓練生を演じる。つまり，主役の訓練生の心のなかを，本人の目の前でスタッフが代わりに語り，訓練生はそれを冷静に受け止めつつ，スタッフの側に立って質問することが要求される。質問をリードしてくれる先輩心理士のコーチングを受けながら，訓練生はRusk の心理士として，スタッフが演じる訓練生にインタビューする。そしてスタッフが演じる訓練生は，Rusk で訓練を始めようとしているという設定で対話が始まる。

　このテーマでの第1回目で Ben-Yishay 博士は，上司の訓練役となり，次のような説明をして，対話の訓練が始まった。「さて，この訓練生は別のところでのリハビリテーション訓練が終わり，Rusk のプログラムに来ることを希望している。われわれはすでに資料はもっているが，今日初めて実際に会っている」。それから Ben-Yishay 博士は，心理士役を演じている主役の訓練生に向かって，「この訓練生に，認知，対人関係，自己受容の各分野における自分の理解を聞いてごらんなさい」。

　そして次のような質問を，主役の訓練生が心理スタッフになったつもりで，順に質問するよう指示される。「1. 何が起こったのですか」，「2. 自分の問題に気がついていましたか」，「3. 今までどういうことを学びましたか」，「4. これからどういうことを学びたいですか」，「5. あなたのゴールは何ですか」，「6. そのゴールに向かってあなたがこうしようと思ったことについて，どのように感じていますか」，「7. 家族との関係はどうですか」，「8.（7. の答えに関連して）さらに具体的に」，「9. ここでは何を達成したいと思っていますか」，「10. 今までのリハビリテーションから何が得られましたか」，「11. このプログラムからさらに何を望んでいますか」，「12. 否定的な結果が起こるとすれば，何だと思いますか」。

　大体このように質問は進んでいく。主役の訓練生は，スタッフが周到に分析した自分のことを，スタッフの口から語られるのをすぐ横で聞くことになり，心が動揺するようなことも起こるかもしれない。

　訓練の目的は，自分の思い込みではなく，スタッフから訓練生はどう見えているか，

本当はどうなのか，ということを客観的に受け取ることである。したがって，心の奥にある恐れの気持ちや，自分では見えていない欠損などについて語られることもあり，訓練生が心を落ち着かせて聞くことは大変な場合がある。特に抑制困難症の訓練生には，自分の思いとは違うことを言われ，感情をコントロールすることが難しく，反抗的な言葉が出てきてしまう場面もあった。

　注目すべきは，訓練生役のスタッフの言葉の選び方だ。この上なく周到に考えられていて，言葉が厳選され，尊厳を保ちながら，しかしとても正直に問題点が指摘されていた。家族としては，本人からでは決して得られない，本質的な問題点が語られるので，大変ためになり，意義深いセッションであった。なかには厳しい現実に直面させられ，ショックを受けている家族もいた。

7）自己の受容（self-acceptance）

　Ben-Yishay博士はこのテーマが始まるときにこう話した。「君たちは，自分の心の奥に深く問いかけなければいけない。内省をしてみる必要がある。自己を受け入れることが，どこまでできているか，考えてみよう」。そして訓練生は次の表から「自己の受容を点数で表す」ということを求められる。

自己の受容を点数で表す訓練

1．自分をどう見ているか（自己イメージ）

完全に「自分」ではない　　　　　　　　　　　　　　　以前と同じ「自分」である

|—|—|—|—|—|—|—|—|—|—|
0　1　2　3　4　5　6　7　8　9　10

2．脳損傷という悲劇をどのように感じているか

まだ心が荒れている　　　　　　　　　　　　　　　完全に心は落ち着いている

|—|—|—|—|—|—|—|—|—|—|
0　1　2　3　4　5　6　7　8　9　10

3．自己に対する敬意

自分を全く敬愛できない　　　　　　　　　　　　　　完全に自己を敬愛できる

|—|—|—|—|—|—|—|—|—|—|
0　1　2　3　4　5　6　7　8　9　10

　サイクルの最後のテーマにふさわしい深い意味をもったセッションである。この問いかけに，訓練生がいかに正直に，素直に答えているかは定かではない。正直な場合も格好をつける場合も，必要以上に謙遜する場合もある。しかし答えは，家族の側からすると実に興味深いものであった。結局，訓練生のそのときのそのままが出ていた

ように思う。

　Ben-Yishay 博士は「この問いは自分の魂と会話しなくては答えられない。心理学の専門家はこの問題を避けて通りたがる。しかし，人生における意味を探すことはとても大事なことである」と，コメントした。

2. フィードバック

　Ben-Yishay 博士は対人セッションについて次のように説明する。「ここには基礎レベルから高次レベルまで，実にさまざまな訓練の要素が組み込まれている」。その日の「主役」の訓練生は，①司会の説明を聞き，何をするべきか理解する，②リーダーであるスタッフの質問を理解してしっかり答える，③指示されたアウトラインに則り，テーマに焦点を当てて話す，④聞いている人を意識して，視線や姿勢に気をつけ，皆に向かって話す，⑤コーチングは素直に受け入れる，などを練習する。

　Ben-Yishay 博士は次のようにも説明している。ここでの練習は「抑制困難症や無気力症の克服に始まり，注意力と集中力の維持，情報処理力の向上，自己モニター，論理的思考力など，神経心理ピラミッドの基礎レベルから高次レベルまで，すべての要素が含まれている」。また，「コーチングやフィードバックを受け入れることは，自尊心や自己の気づきを高める」。

　そして対人セッションは，話を聞いている訓練生にとっても，神経心理ピラミッドの基礎レベルから高次レベルまでの訓練になる。1時間半というまとまった時間における神経疲労や抑制困難症，そして無気力症の克服，集中力の維持，情報処理力，断続症を予防するための記録術，まとめ力などが毎日訓練される。フィードバックをより具体的に行うために，適切にノートをとることも大切である。そして共感をもってフィードバックをすることで，相手とのコミュニケーションをより深いものにすることができる。

　フィードバックは家族にとっても重要な訓練になっている。家族はコーチングを受けないが，スタッフどうしのコーチングの姿や，訓練生の前でフィードバックしなければいけない状況のなかで，おのずとより良いフィードバックに向け練習する気持ちになる。こうして対話自体は25分前後であるが，全員のフィードバックを入れると約1時間半になるので，対人セッションは，訓練要素の詰まった充実したセッションとなる。

1）フィードバックの決まりごと

　対人セッションが始まると，スタッフが以下の事項が含まれる A4 判サイズのフィードバック用紙を配る。訓練生も家族もゲストもスタッフも，そこにいる全員が話を聞きながらフィードバックを書くことになっている。以下がフィードバックの基本の構成である。

> **対人セッションでの「フィードバック」の基本の構成**
>
> 日付：　　　　　　　　　　　　主役の座の訓練生：
> コーチ：　　　　　　　　　　　リーダー：
>
> 1．内容：訓練生はわかりやすく話していたか，内容は分類・整理されていたか．
> 2．対人技術：相手に対する態度，言葉遣い，目線，共感はどうだったか，どのような人に見えたか．
> 3．コーチへの素直さ：スタッフのコーチングを好意的に受け止めたか，率直に対応できたか．

　これらの3点に焦点を合わせて，フィードバックをする．フィードバックするときも，自分の意見をまとめて，手短に，かつ正直に，しかも相手を傷つけないようにコメントすることは，訓練生にとっても家族にとっても難しいが，今後の生活の中で必要不可欠な訓練である．

　フィードバックの第2点では，訓練が進むにつれてさらに，視線のほかに声の調子，話すスピード，姿勢，また人によっては服装などについての注意も促された．人と接する際のすべての要素について，訓練生が症状による不利益をこうむることのないよう，いずれ自分で戦略を使いこなせるように細心の注意を払いながら訓練されていた．

2）フィードバックの詳細

　夫の無気力症に対して，スタッフはフィードバックを細かく説明した特別版を作成した．無気力症のため，「自分で書き始める」，「いろいろ発想してフィードバックを書く」，「表情を読む」などに困難があるためである．また初めのころは，まだ覚醒が十分でなく，英語を少しの間聞いているとすぐに神経疲労を起こし，たちまち眠ってしまった．そんな症状の夫に，スタッフが横に座り，神経疲労に対するキューを出しながら，ノートをとるようにサポートした．このときの神経疲労に対する戦略としては，「姿勢を正して」，「深呼吸する」ことだった．そのうえでスタッフは，主役の訓練生の話を聞きながら，タイミングを見計らってノートをとるキューを出したり，小声で説明したりと，夫をサポートしていた．

　他の訓練生たちには，Fuji（夫）の場合，症状の性質によって，そういうサポートが必要だと説明がなされた．初めのうちは全員に記憶の問題があるので何度も説明していたが，そのうちに理解するようになり，説明しなくても大丈夫になった．また夫も，2サイクル目には次第にサポートなしでも1人でフィードバックを書けるようになった．

1サイクル目の2週間が過ぎたある日の対人セッションのとき，特別版の用紙を渡され，Reyes先生からこう言われた。「今日の対人セッションから，Fuji はこれを使うことになります。ここに何を考えながら話を聞き，何について書くのか，詳しく書いてあります。自宅に戻ったら Shoko（筆者）が日本語訳をつくって，それを毎回このセッションで Fuji が見られるように，ノートのわかるところに挟んでおいてください」。

　以下が夫のために作成されたフィードバック特別版である。

FEEDBACK OUTLINE—INTERPERSONAL SESSION
"AN ACCOMPLISHMENT" EXERCISE
〔フィードバックのアウトライン—対人セッション
「達成したこと」(のテーマにおける[6])練習〕

（日付，名前など記入すること。わからないことは何でもコーチに聞く）

〔**内容**〕
訓練生は自分の「成し遂げたこと」を，明確に系統立て，理解しやすい言い方で発表しましたか？
- 訓練生は話す前に話すことを計画しましたか？
- 話はとぎれがちでしたか，なめらかでしたか？
- 情報は十分でしたか？
- 話を理解するのにどんなことが助けになりましたか？
- 何をさらに良くできますか？（たとえば，コーチをもっと利用する，もっと単純な言葉を使う，もっと詳しく説明する，など）

〔**対人の要素**〕
訓練生は自分の「成し遂げたこと」になぜ満足しているかを，（態度や表情などで）人に伝えていましたか？
- 訓練生は目標を達成して誇りに思っていましたか？
- どのように訓練生はプライドを見せていましたか？〔言葉ではなく（顔の表情，声の調子，など）〕
- この「成功話」を聞いて，あなたがどのように感じましたか？（たとえば，触発された，印象深い，うれしくなった，賞賛したい，勇気づけられた，など）

〔**コーチング**〕
訓練生は，いかに効果的にコーチングを利用しましたか？
- どんな助けを求めましたか？〔たとえば，確認(verification)，何を話すかの発

---

[6] 筆者による訳注。このときの対人セッションは「何か達成したこと」をテーマに行われていた。特別版はそのときのテーマに合わせてつくり変えられた。

> 想，情報を分類・整理する仕方，フィードバック，など〕
> ・コーチングがどのように訓練生の助けになりましたか？

　特別版をつくってもらった訓練生はほかにはいなかったので，おかげで筆者にもフィードバックが求められていることがよくわかった。訓練生たちのフィードバックは，それぞれ自分の症状に関連した問題があった。スタッフは，長々と話してしまう訓練生には，「まとめて，わかりやすく」，短すぎる訓練生には「もう少し具体的にいくつかの例を挙げて」，内容が一般的になりすぎる訓練生には「もっと特定の例を取り上げて，具体的に」など，それぞれにふさわしいコメントをその場で言う。要領の良い訓練生は，主役の訓練生のリンチピン・ポスターをうまく使い，その訓練生の問題に焦点を絞ってフィードバックする技術を身につけていた。そうすれば適正なフィードバックが比較的簡単にできる。スタッフも「リンチピンを活用して，フィードバックができていましたね」と良かったことを指摘する。しかし同時にスタッフは「リンチピンに頼らず」，「自分の力で人の話を聞き」，「どんな状況でも相手の話を受け取る」力をもてるようにすることも奨励していた。ヒントなしで「聞いて」，「考える」ことができるようになるには訓練が必要である。

　上記のように進められるので，訓練生のフィードバックが全員終わるには時間がかかる。その後，そこにいるスタッフ，家族またはゲストたち全員のフィードバックがあるので，残りの人たちはさらにコンパクトにまとめて話さなくてはいけない。フィードバックにはその人の理解度が自ずと表れる。ポイントを絞って短くとスタッフから言われているのに長々とフィードバックする家族や，ピント外れのコメントを言う家族を見れば，自分も注意できる。あるいはスタッフに「今日のフィードバックには共感があって，訓練生には良かった」と言われれば，「ああ，あのように考えれば良いのだな」と，正しいフィードバックの経験を少しずつ積んでいくことになる。訓練生のどこをどのように注意したりほめたりするかは，家族にとっても難しい問題だが，スタッフのやり方を注意深く見ているうちに次第に見るべきこと，言うべきことがわかってくる。

　このように，訓練生も家族もスタッフも，より良いフィードバックを常に目指すことで，さまざまな戦略や技術を取り入れることになる。対人セッションは Rusk 通院プログラムのなかでも，治療共同体というグループの力動を最大に生かした全人的・実践的な訓練の場として，特に大きな効果を上げている。

3 認知訓練の実際

第3章 体験から見えた通院プログラムの詳細

　本節では，認知訓練が実際どのように行われるかについて解説する。個別の訓練メニューから始まり，夫が参加したさまざまなワークショップを紹介する。以下に記述することは，夫と筆者が体験した訓練そのものであり，また筆者がそのときに記録した実際のノートからの情報である。

1. 訓練メニュー

1）タイム・エスティメイト（Time Estimates）

　認知セッションでは，各訓練生のニーズに合わせた個人メニューが組まれるのだが，誰もが最初に取り組む訓練が，このタイム・エスティメイトである。これは通院プログラムへの参加を判断する評価診断にも使われる。

　コンピュータの画面に 60 秒が描かれた時計盤のようなものが出てくる。画面右上には，たとえば「10」と数字が出る。スタートすると，時計の長針のような針が真上（12 時のところ）から時計回りで動き出す。針は 8 つまではカウント音がある。その後，音が消えて 10 までを数えてキーを押す。それを 10 回繰り返す。繰り返すなかで，カウント音がだんだんと減っていき，最後はカウント音なしで，目標の数字も変わり，自分でカウントして予測する。この 10 回の繰り返しを 1 セットとし，6 セット連続して行う。訓練生が予測した時間と，実際の時間との誤差が少なければ少ないほど良いという訓練である。誤差の範囲が，決められた合格基準に達するまで，この訓練は続けられる。非常に単純だが，かなりの集中力を要する。

　夫の場合，神経疲労に対する戦略を使う最初の訓練として，このタイム・エスティメイトが使われていた。「疲れたら，小休止を取る」，「水を飲む」，「姿勢を正して，深呼吸をする」などの戦略を「自分から」使うことが指導された。「自分から」声を発してスタッフに，たとえば「2〜3 分休みます」，「水を飲んできます」などと言うことは，夫にとっては，「発動性」，「自発性」の欠如に対する戦略の実践そのものであった。

　この訓練において，夫がもともとプロの演奏家だったことは，合格ラインを他の訓練生より早くクリアしたことに寄与していたようである。初めからかなり良くできていたのでスタッフが攻略法を尋ねると，彼はこう答えた。「マーチのテンポが 1 分間に ♩＝120 なのですが，これ（タイム・エスティメイトの時計盤）は 60 の刻みがあるので，

それを倍にして考えました。つまり，針が1つずつ動くときに，ある楽曲の拍を2つずつ頭のなかで想像して刻んでいました。誤差が生じたときは，そのテンポを微調整しました」。他の訓練生が，この訓練を単調で非常に疲れるものとしていたことに比べ，夫は音楽的な発想を取り入れて工夫していた。

2）ワード・キャンセレーション（Word Cancellation）

　タイム・エスティメイトが終わると，夫の場合はワード・キャンセレーションが始まった。新聞の記事を使って，「the」と「to」を消していく，という訓練である。制限時間はないが，正確性を求められるものであった。そのうちに時間もできるだけ速く，しかも正確に，と目標が定められた。これも，Ruskでは合格基準があり，そこに達するまでは，訓練は繰り返された。この訓練では，消す言葉を捜すことに集中し，内容は読まないようにすることが求められる。幸い，夫にとっては原文が外国語なので，読んでしまう誘惑があまりなかったようで，これも相当早く基準をクリアしていた。

　こうした認知訓練を行うとき，Ruskでは，各スタッフの部屋や，食事に使う部屋などを利用するのだが，その際，扉は開けてある。集中力を必要とされる訓練の最中に，周りで多少人が動いたりしていても，その刺激に惑わされることなく，いかに集中を保つか，という訓練が含まれている。特に抑制困難症の場合，気が散って目の前の課題に集中できなくなる。いやになってしまうとその気分に引きずられて，課題のやる気をなくしたり，周りの人が気になったり，外界からの刺激に気持ちがじゃまされてしまう傾向にある。課題を行う力はあるのにできない。それでも自分はできる力があると思えるので，結果を受け入れられないこともある。このあたりを訓練して数値として結果を見せることも，自らの障害を知るきっかけとなる。

3）ハードウェア・ソーティング（Hardware Sorting：部品仕分け訓練）

　これは21種類の金物類の部品を，効率的に仕分ける訓練である。部品が1個1個別々に，ボードの上に貼り付けられた見本がある。バケツの中にごちゃ混ぜになったたくさんの部品を出して，見本どおりに種類別に分類して仕分ける。速さと正確性を見る訓練になっている。

　部品には色がついたものや，形が同型で大きさの違うものや，良く似ているが微妙に形や大きさが異なるものなど，いろいろ含まれている。また1種類につき複数個あるので，それぞれを集めて見本どおりの場所に積んでいかなくてはならない。細かい違いの部品を見分ける視覚的な情報処理の力，注意力の維持が必要になる。加えて，仕分けのときに何から初めて，どう分類するかなど，考え方と手順に理論が必要になる。高次レベルの遂行機能や論理的思考も要求される。

　この訓練のとき，夫は「部品」と聞いて「これは得意だ」と思ったようだ。楽器の修理・開発の仕事をしていたので部品関係には強いと本人は思っていた。ところが一緒に訓練した仲間の訓練生が非常に巧かった。速く，正確に，効率よくこなしていた。この

訓練では，仲間と成績を競い合うようなところがあり，お互いに相手のよいところ，自分の使った攻略法などを話し合う。この仲間の訓練生は，①色がついているものから始めるといい，②次に，形の大きいもの，特徴のあるもの，③それから細かいところに違いのあるもの，という順にするといい，と成功の秘策を教えてくれた。夫は，見本ではばらばらの1個ずつの部品だったものが，バケツには2種類の部品が組み合わさって1個の部品になっていたのがわからず，その仕分けが正しくできなかったことが，しばらく悔しくて仕方がなかったようだ。筆者にとっては，こうした夫の感情を見ることがうれしかった。無気力症は，思いを外に表すことができなくなるので，悔しいとか，次はがんばろうとか，そうした自らのモチベーションに裏づけられた思いを表現できたことは，次のステップへの大きな励みになったに違いない。

4）プズラスコ・ブロック訓練（Puzlasco Block Training）

　　基礎レベルの認知訓練の最後として，6面体のキューブの絵柄を見本パターンと同じパターンになるように組み合わせる訓練があった。Reyes先生からは次のように説明された。「6面体パズルの訓練では，サイコロの面にそれぞれ異なる3種類の模様が描かれています。面を見ながら，右手や左手でサイコロをくるくる回し，でき上がりパターンの図の中の小さなモチーフをつくったり，パターンの一部として置いたりします。でき上がり図のパターンを頭の中で区分け（分析）し，1つの面の模様が，パターンのどこに組み込まれるかを考えながら，サイコロの面を組み合わせます。見本と同じパターンをつくるために，両手が共同で作業する，つまり右脳と左脳の統合が行われます」。

　　夫はこの訓練も初めからよくできていた。細かいパターンも正確で，でき上がりのチェックも正確であった。指導していたスタッフからは，夫も仲間の訓練生も「細かいところの注意力」から「高次レベル」への移行がよくわかり，「効率的で論理的な思考」ができるようになったと言われた。

5）基礎レベルの認知訓練のまとめ

　　夫の場合，Ruskの認知訓練はコンピュータを使ったタイム・エスティメイトから始まった。そこでは神経疲労と無気力症を補う戦略を用いながら，注意力と集中力の基礎がつくられていった。集中力と注意力を維持する訓練は，新聞記事のワード・キャンセレーションの訓練に続き，さらに外界からの刺激にじゃまされずに集中する力がつけられていく。そして，部品仕分け訓練でさらに細心の注意力と持続する集中力が訓練された。ここでは視覚的な情報処理の訓練も取り入れられ，さらにプズラスコ・ブロック訓練で，高次レベルの論理的思考力や遂行機能の訓練が行われた。

　　このように，1サイクルのなかで，夫は典型的な基礎訓練のすべてにおいて，Ruskの合格基準に達し，基礎訓練は好成績で「卒業」した。すぐに寝てしまった夫が，Ruskの訓練が始まって1か月ほどで意識の覚醒が傍から感じられ，その後は2週間ごとに

感情の表出や言葉の表出に明らかな変化が現れ，4〜5か月たったときには基礎訓練がすべて終わり，見違えるように表情が出てきた。自分から神経疲労の戦略を使うことも定着し，集中力も持続するようになった。訓練のすべてにおいて，ピラミッドのどこの部分に対する，何の戦略を使うための訓練か，と言うことを常に説明される。理論と実践が渾然一体となったRuskならではの訓練であった。

2. ブルーファイル

　13時からの認知セッションでは，毎日の記録のために，訓練生は各自固有のファイルを使う。全員のファイルがブルーで統一されているので，ブルーファイルと呼ばれている。ファイルの背に名前が書かれ，奥の部屋に常に保管されている。認知訓練が始まる前に，各自ファイルをそこから取り出してそれぞれの認知訓練の場所に行くことになっている。そしてまずノートをとる準備をしてスタッフの指示を待つ。

　ブルーファイルは認知訓練の大事な記録である。「今，私は自分のどういう欠損を，どのように克服するために，何を訓練しているか」ということを，Ruskでは常に明確に意識させられる。また自ら記録することで記憶の増強がはかられ，断続症の問題に対する戦略の1つとしても機能している。

　以下は，ブルーファイルの基本のフォーマットである。

認知セッション　　　　　日付〔年月日〕

課題(task)：〔課題のタイトル＆必要なもの〕
_____
_____

理論的根拠(rationale)：〔この課題ではどんな技術を訓練するか。Rusk以外の生活において，この技術はどのように役立つか〕
_____
_____
_____

戦略(strategy)：
 1. _____
 2. _____
 3. _____

進歩(improvements)：〔スコア，所見，分析〕
_____
_____

次回(next time)：〔進歩の状況から，次回の認知セッションの計画—何をする予定か〕
_____
_____

どの訓練でも同じだが，どのような内容を書くかについて，スタッフは細心の注意を払う。前頭葉機能不全をもつ者の機能回復は，そのとき最も改善を必要とする問題に，訓練生自身が意識を集中させ，1つずつ解決することが重要な鍵となる。一度にたくさんのことを意識できない，覚えていられない，というのがすべての訓練生がもつ共通の問題である。したがって今取り組んでいる課題が，何の問題のためで，どういう戦略を使い，自分がどのようにできているか，などに「焦点を合わせて」常に意識する必要がある。欠損は永遠になくならないので，ブルーファイルに記録することは，こうした意識を日常的に応用できる力を身につけるために役立つ。

認知セッションがどのように行われ，ブルーファイルが実際にどのように使われたか，サイクル1の夫の場合を例に紹介する。

■認知セッション例1（2004年6月9日，13〜15時）

> 課題：新聞を使った単語消し。合格基準：3回続けて96％以上の正解率
> 理論的根拠：注意力と集中力を高めるため
> 戦略：
> 1．まっすぐの姿勢を守る。
> 2．正確かどうかをダブルチェックする。
> 3．正確に行うためにゆっくり行う。
> 4．自分の心のなかにある余計な考えを取り除く。
> 5．内容を読まない。しかし左から右へ，上から下へ見ていく。

この日は仲間の訓練生のR君と一緒にワード・キャンセレーションの訓練だった。R君は自分や相手のスコアのことが気になり，集中力を維持できない傾向にあった。R君に，スタッフは「余計なことは考えず課題に集中するように」と指示した。夫は少しでもわからなくなったら「自分から聞いて」，「確認する」ように言われた。

それからReyes先生が次の指示を出して，ワード・キャンセレーションが始まった。「①時間制限はありません。②この課題は，正確性が求められています。③注意力と集中力のための，考えられるすべての戦略を使うように」。

夫が途中で5分間の休憩をとるために部屋を出て行った。無気力症と神経疲労を予防するために，「自分から」，「短い休憩をとる」ことは，これまでの訓練ですでに身につき始めていた。5分後に別の部屋で別の訓練をしていたFaranda博士が夫を連れて部屋に戻ってきた。どうも戻るべき部屋がわからなくなったらしい。

夫はその後，96％以上の正解率を3回続ける，というこの課題の基準をすぐにクリアした。夫はノートにスコアをつけるように指示された。ノートには「課題の番号，かかった時間，何問中何個できたか，正解率（％）」を書くようになっていた。ノートを書き終わって，夫はそのままでいるので，Reyes先生から「Fuji，次に何をしていいかわ

からないときは，人に聞く必要があります」と言われる。

　最初の基準をクリアした夫は，倍の量の新聞記事を使ってのワード・キャンセレーションの課題が与えられた。それもすぐに基準点に達した。R君は一緒に訓練している相手がすぐに基準点に達することが気になり，余計に集中できなくなっていた。イライラする様子も見せていたが，サイクルの始めのころに比べればずいぶん落ち着いてきていた。

■認知セッション例2（2004年6月10日，14～15時）

> 課題：部品仕分け訓練
> 理論的根拠：
> 1．新聞記事のワード・キャンセレーションから学んだことが，新しい課題に応用できるかを見る。
> 2．もしこの基礎訓練でも良いスコアをとれたら，私は注意力と集中力のための戦略を本当に習得した，ということになる。

　この日は，まずReyes先生（図20）がR君と夫に，「①注意力と集中力を完全に浸透させるために前と同じ課題をするか，②注意力と集中力を別の課題に応用するとどうなるかを試すか，どちらが良いですか」と尋ねた。2人とも「別の課題がやりたい」と即答し，部品仕分け訓練が始まった。ここでブルーファイルに，Reyes先生が語った通り正確に，課題（task）と理論的根拠（rationale）を書く。

　部品仕分け訓練はバケツに入った21種類の部品をトレイに広げ，モデル板[7]に従って仕分けをする訓練である。部品は1種類につき複数個ある。バケツの中には複数の部品が組み合わさったものもあり，モデル板通りにするためには高次レベルの思考力も必要となる。

　夫ははじめ1つずつ手にしたものを並べていった。3～4種類が終わったところで，今度はトレイの上で分類を始めた。同じ形で色が違うものもまぜていたが，あとで気がついて直した。組み合わさっているモデル部品は，何かと何かを組み合わせるということに気がつかず，その部品と同じものはないと思っているようだった。Reyes先生からは，「モデル板にある部品と同じでない部品があるかもしれない。自分であると思うものを全部仕分けするように」と指示されていた。

　R君は色や大きさに特徴のあるものからどんどん選び出していった。10種類くらい終わったところで組み合わせる部品に気がつき組み合わせていた。最後にくぎ類だけがトレイに残り，微妙な差異に気がつきやすいようにしていた。

　Reyes先生はこの作業の仕方を見てこのように述べた。「これは高次レベルの遂行

---

7) 21種類の部品が番号順に並べて貼ってある板。各番号のところに同じ部品を並べていく。

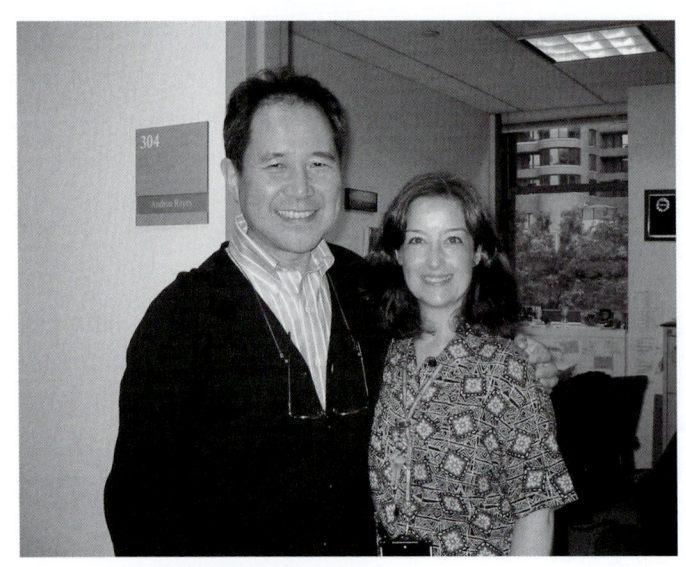

図20　Reyes 先生と Fuji（夫）

機能の訓練の始まりです。Fuji は100％正確ではありませんでした。計画力とオーガナイズ力を養う訓練でもあります。仕事の速さと効率性を増すことがこの課題の鍵です」。

　あとでわかったことだが，R君は伯父が部品工場を経営していて，小さいときから部品の仕分けを手伝っていたそうだ。この課題は彼にとっては非常に簡単ということだった。この課題の前は夫が何でも先に完璧にできてしまうので，R君は心で余計なことを考えてしまい課題に集中できなかった。この課題はR君が夫により効率的なやり方を教える，という場面が見られ，R君も自信を取り戻してとても生き生きして訓練していたのが印象的だった。スタッフは常に1人ひとりの人生や思考の特徴に配慮し，治療共同体としての訓練がより効果的になるよう，訓練の材料を選び，訓練のやり方を工夫していたと思われる。

■認知セッション例3（2004年6月14日，13時5分〜14時30分）

課題：部品仕分け訓練
理論的根拠：視覚的領域において，注意力と集中力をさらに正確にする。
1．視覚的領域における細かいところの注意力と集中力
2．視覚の情報処理力を高める。
3．遂行機能の基礎を高める。
戦略：
1．両方の手を使って，効果的にスピードアップする。
2．大きな部品や色のついた部品を先に集める。

> 3．ある部品を集め始めたら同じ部品を全部集める。すぐほかの部品に目を移さない。
> 次回：基礎レベル（注意力と集中力，情報処理力，抑制困難症や無気力症）の戦略を
> 　　　確実にし，高次レベル（遂行機能，論理的思考力）の戦略を練習する。

　先週に引き続き，部品仕分け訓練である。Reyes先生は，まずブルーファイルに課題（task）を書かせた。それから，この課題を行うにあたって気をつけなければいけないことを，次のように説明した。「注意力と集中力をもっと確実にするために，①注意力をさらに細かい部分までもっていき，②視覚的領域での集中力を高めるように」。そして2人の訓練生に質問した。「この訓練の性格を考えてみて，神経心理ピラミッドのどの部分の問題だと思いますか？」 2人は「情報処理」と答える。Reyes先生は「そうです。視覚での情報処理力を高める訓練になっています。でもそれだけでなく，優先順位をつける，計画する，分類・整理する，トラブル・シュートする，自己モニターする，などの高次レベルの遂行機能の訓練でもあります」と補足した。ここで，ブルーファイルに理論的根拠を書くよう指示した。

　それから先週の訓練の様子を検証した。夫には，「先回は93/153という得点でした。良かった点は，①何度も確認した，②深呼吸をしていた，③ゆっくり落ち着いて作業した，④訓練からもR君からも学ぶ姿勢があった，ということです。改善できる先回の問題点は，①分類・整理をせずに手探りで仕分ける傾向にあった，②細かいこと[8]にこだわりすぎて時間をむだにしていたことです」とフィードバックした。そして「両手を使うほうが，片手だけよりも時間が短縮できますよ」とアドバイスをくれた。R君には「100％できていました。分類・整理の仕方も良かったし，確認行為も良かった」，と良い仕事ぶりをほめた。そしてここでブルーファイルに上記枠内の，戦略（strategy）を書かせた。

　フィードバックには，このサイクルで集中的に取り組んでいた神経疲労の戦略についても含まれている。スタッフはいかなる場合も，リンチピンに取り上げられている主たる問題に関して，訓練生がどのように取り組み，改善しているか，常に言葉で指摘する。Reyes先生は「深呼吸をしていた」と，夫が神経疲労の戦略を使えていたことを指摘した。訓練生はそのおかげで，成果を上げている自分を意識することができ，ますます問題を意識できるようになる。

　訓練を始めるにあたって，Reyes先生はR君と夫に，1人ずつ時間を測って行うことになるので，互いのタイムキーパーになるよう指示した。そういうときも「互いのタイムキーパーになることは，それぞれ神経心理ピラミッドのどの問題を助けると思いますか？」と聞く。2人は指でさしながら，「注意力と集中力，情報処理，抑制困難症（R君）と無気力症（夫），そして遂行機能」と答える。ここでも神経心理ピラミッドの

---

8) 同じ部品の製品のできについてこだわってしまった。ねじ山が少し歪んでいるとか，角が少し削れているとか，とても細かい点が気になり何度も確認していた。

どの問題のための訓練かということを意識させられる。

・夫の1回目(5分50秒，100%)

　先回と同じようにトレイの上で仕分けてからモデル板に置くので時間がかかってしまっている。色が異なる部品を先に取り出さない。Reyes 先生の指示にもかかわらず，両手を使わない。終わったらR君が部品の数と仕上がり具合をチェックする。

　R君は夫に「トレイで分けてからモデル板に置かないで，左手で部品を持って直接モデル板に置いたほうがもっと効率がいいよ」と教えてくれた。

・R君の1回目(3分33秒，100%)

　先生の指示どおり，両手を使っている。作業しながら思っていることをすぐに口に出してしまう。ものすごく早く終わったが，仕分けして置くときに隣の部品と近すぎて混ざりそうになっている。Reyes 先生から，「もっと綿密に作業しましょう。これが仕事だったら間違いが起こることもあり得ますよ」と言われる。終わったら，夫が部品の数と仕上がりをチェックする。

　夫はR君に「一番目立つ大きいのから取り出すといい」とアドバイスした。

・夫の2回目(4分43秒，100%)

　夫は今度は大きいものから置くようにしている。R君の忠告にもかかわらず，夫はまだトレイの上で仕分け，それからモデル板に移し替えている。

　R君からのフィードバックでは，トレイの上で仕分けると二度手間になる。部品を1種類決めたら，そればかりを左手に集めて直接モデル板に置くように勧めてくれる。

・R君の2回目(3分45秒，100%)

　夫に「自分のやり方を見ていてね」と言って始める。落ち着いていてとても速い。夫から大きいのから，と言われたことを守っている。19番と20番の部品を少し重ねて置いていた。前より時間がかかったことを少し気にしていたが，Johnson 先生からは「十分に速いから心配しないで」と言われていた。

　訓練の終わりに Johnson 先生(図21)から次のようなフィードバックがあった。夫には「トレイの上ではなく，部品は手に持って直接モデル板のところに置いたほうが効率が良い」，R君には「仕分けした部品の山は，しっかりと別々に，しかも順番どおりに置くように」，というアドバイスだった。そして先生は，「2人とも上達しています」と総括した。最後にブルーファイルに次回の予定として「基礎レベルの戦略を確実にし，高次レベルの戦略を練習する」と書き，その日の認知訓練が終わった。その後，夫はハードウェア仕分け訓練のコツをつかみ，すっかり上達して時間も速くなった。

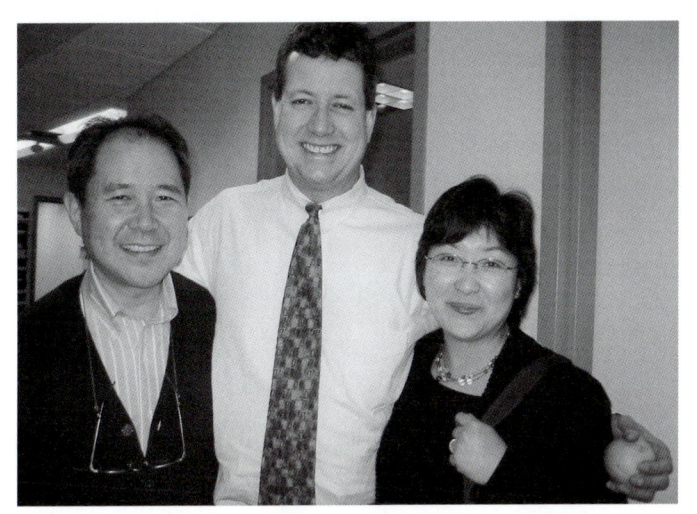

図21 Johnson先生と筆者とFuji(夫)

■**認知セッション例4**(2004年6月16日,13時15分～15時)

　その次の訓練は,プズラスコ・ブロック訓練であった(図22)。各面に違う模様が描かれた6面体(サイコロ)の絵柄を組み合わせて「でき上がり図」と同じ絵柄にする訓練である。課題の目的は「視覚的情報処理力を高める」ことである。でき上がり図は全部で10種類ある。1つの絵柄は3種類の模様の組み合わせによる幾何学的パターンでできている。サイコロ25個(縦5個×横5個)を並べた面で完成させるようになっている。絵を見せた瞬間からの時間をはかり,エラーを数える。エラーなく,できるだけ早い時間で完成させることがゴールである。作業の様子を見ながら,スタッフは訓練生が使っている戦略とコメントを細かく記録する。

　でき上がり図のようにするために,具体的には次のような思考回路が必要となる。①6面体の各面の模様を1つずつ理解する。②でき上がり図の模様を「分解して」考える。③でき上がり図の模様の,どの部分にどのサイコロ面部がどのように組み合わされているか,手を動かして考えながらパターンを完成させていく。

　この訓練ではさまざまな分析力が必要になる。6面体のそれぞれの模様を理解する分析力,でき上がり図をパターン化する分析力,パターンをパーツ化する分析力など。また,使うパーツの模様やパターンや全体像を「記憶して」,論理的思考を使って「統合する」力も使うことになる。そして遂行の点では,6面体をどう整理するか,パターンをどのようにつくっていくか,パーツをどのように準備するか,図柄のどこからはじめてどのように統合していくか,それらをどう実際に作業して効率性を高めるか,というように高次レベルの諸機能を同時に訓練することになる。面を操る手の動作と「でき上がり図」に模様を合わせていく頭のなかの計画性が,うまく連動しなければ,「速く」,「正確に」はできない。

　この訓練も夫は集中力を発揮して,基準点を早々にクリアしていた。後遺症の関係

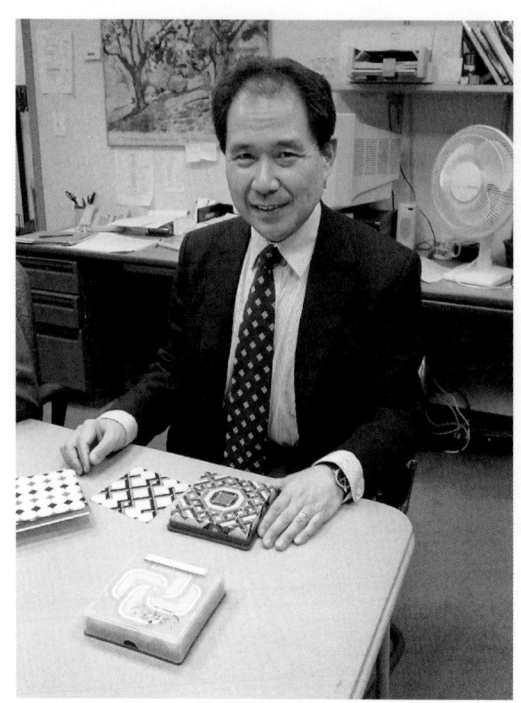

図22　プズラスコ・ブロック訓練

で視覚に問題が残存していたR君にとっては難しい訓練であったが，前の訓練同様，2人でやり方のコツを話し合い，よきライバルとして互いを意識しながら，R君も着実に上達していた。またR君の視覚に問題があると説明を受けた夫は，R君を気遣いながらコツを伝授するなど，相手への共感の行為が見られた[9]。

順調に上達している2人の訓練生に，Reyes先生は「細部への注意力が増し，基礎レベルの注意力や情報処理力が高次レベルへしっかりと転用されていることがわかる」とコメントした。「2人とも10種類の絵柄をつくるうちに，とても効率が良くなった。Fujiは，はじめは片手しか使っていなかったが，しだいに両手を使うようになり，作業効率が上がった。R君は，パターンに親しむために，サイコロの全部の面を見るようになった。そして次第に絵柄のなかの大きなパターンを把握できるようになり，より早く効率よくできるようになった」とコメントした。さらに，「左脳から言語的な指令がきている右手は，サイコロの面の模様を分析しながら当てはまる面を探す。そして右脳から視覚的な指令がきている左手と，共同パターンづくりの目標に向かって作業する。この訓練によって，右脳と左脳の機能の統合がうまく行われていることがわかるのですよ」と説明した。

---

9) 相手への共感性に関しては，自宅での会話のなかに，いかに相手を気遣う気持ちを思い起こさせるか，家族のサポートが重要な要素である。そのとき一緒に訓練しているほかの訓練生の問題を自宅でも話題にすることで，仲間としてどのようなサポートができるか，どういう言葉を使えば相手が喜ぶか，について考えてもらう。そういうことを日常的に繰り返していたので，訓練の実際で効果を目にしたときはうれしかった。

このサイクルの個別認知訓練は，プズラスコ・ブロック訓練で終わった。

3. 気づきのワークショップ

すべての訓練生は1サイクル目の認知訓練の時間に，＜気づきのワークショップ＞に家族とともに参加することはすでに述べた。訓練の内容は「第2章 神経心理ピラミッド」で詳述したように，欠損の定義と戦略を学ぶことである。この訓練は「参加型の講義」になっている。スタッフは症状の説明をするとき，参加している訓練生の1人ひとりに自分の症状がそれに当てはまるかを確認させ，発言させる。戦略を教えるときも，訓練生がどのように欠損を予防すべきかを，考えさせたり発言させたりして，皆でディスカッションする。そしてその日の訓練の終わりに，必ずまとめの言葉でしめくくる。後日，スタッフは復習のための詳細な記録[10]を渡してくれる。本項では，＜気づきのワークショップ＞が実際にどのように行われたかを，できるだけ正確に再現するように試みた。記述してある内容は，すべて筆者が記録したノートからの情報である。

ここで特に取り上げたいことは，スタッフがディスカッションを誘導しながら「得点表」を導入して，訓練生のやる気や競争心をうまく引き出していることである。点数をつけることで，自らの欠損や努力が数字ではっきりと表され，訓練生は徐々にそれらに「気づく」ことになる。そして心理的には昨日より今日，今日より明日もっと良くしたい，という気持ちにさせられる。

以下に得点表がどういうもので，どのように使われたか，具体的に訓練の様子を紹介する。

1）2004年5月18日（火）＜気づきのワークショップ＞1週目

この日の訓練は以下のように推移した。
1. まずスタッフ（Reyes先生とJohnson先生）が，訓練生がこれまで受けてきたコンピュータを使った訓練が，注意力と集中力を高めるための認知訓練であったことを説明する。
2. そして特に夫（Fuji）にとっては神経疲労と無気力症のために，この訓練でもスタッフからのさまざまなキューが必要であることを説明し，他の訓練生の理解を得る。
3. 夫を含めて3人の訓練生それぞれに，今日の訓練目標を定める。
   Fuji：きちんと理解してずっと起きていられるように，今何をしなければいけないか質問をして確認する。
   Eさん[11]：自分の欠損に気づくために，スタッフに何が問題なのか説明をして

10）その日の訓練生の発言を含めた，詳細な訓練の記録。訓練の様子が後になっても思い出せると同時に，訓練生と家族に向けて書かれた定義と戦略のすべてが記録されている。

もらうよう質問する。

R君[12]：衝動性をコントロールできるよう，「遅れ」をつくり，自分の行動を思い返したり事前に準備したりできるようにする。それは受信情報を正しく聞くということにもつながる。

4．スタッフはこの目標に対してどう支援できるかを説明する。

Fuji に対して：私たちスタッフはあなたがどれだけ質問するか回数をつけていきます。

Eさんに対して：私たちスタッフはあなたが自分の欠損について何回スタッフに聞いたか，回数をつけていきます。

R君に対して：私たちスタッフはあなたが自分をコントロールして指名されるまで意見を言わないで待てるか，回数をつけていきます。

5．それから，神経疲労に関するディスカッションが始まった。まずスタッフが神経疲労について簡単に説明し，その症状を3人の訓練生はもっているかどうか聞く。「ある」と3人は答え，それぞれどういうときに神経疲労を感じるか述べる。訓練生はそれぞれの体験を述べる。

6．スタッフは，神経疲労は神経心理ピラミッドの底辺に位置する基礎部分の問題と説明し，日常生活に与える影響についてそれぞれに聞く。訓練生はそれぞれの体験を述べる。

7．スタッフは，神経疲労に対する戦略を訓練生とディスカッションしながら挙げていく。訓練生は手を挙げて次々と戦略を列挙する。

8．最後に今日の訓練中に得点はどうなったか，それぞれの目標を照らし合わせる。

Fuji：質問を自分からする目標数8回に対して，実際に質問したのは5回

Eさん：説明を求める目標数6回に対して，実際は5回

R君：指名されずに話してしまう許容回数2回に対して，実際は4回

これらのスコアは訓練の間中スタッフが記録していたものである。これを見て，訓練生は自分たちが実際どうだったかを，自分の印象ではなく数値で確認することになる。

2）2004年5月24日（月）＜気づきのワークショップ＞2週目

この日は抑制困難症のディスカッションが終わり，無気力症についてのディスカッションであった。

1．まずそれぞれの得点目標を，訓練生が自分で設定する。

Fuji：質問して確認する回数12回，まっすぐの姿勢を維持してノートをとる回

11）Eさんは抑制困難症と無気づき症の問題をもっていた。特に「自分には何の問題もない」という無気づき症候群の問題が，訓練の浸透を難しくしていた。

12）R君は抑制困難症，特に衝動性の問題があり，また自分の思いどおりにいかないとすぐにイライラする症状もあった。

数 6 回
Eさん：自分の欠損と理解度について説明を求める回数 8 回，衝動症を抑えるために手を挙げて話す回数 9 回
R君：手を挙げて指名されたら発言する回数 15 回，フィードバックを求めて記録する回数 7 回（自分の答えが質問からずれていないか，ふさわしい時や場面で発言しているか，相手に対するアイコンタクトは適切か，などがどうであったかについてのフィードバックの記録）

2. スタッフは無気力症の説明をする。このサイクルでは夫しか無気力症をもっている訓練生がいなかったので，他の訓練生にはなじみがない。スタッフは「きっかけがあれば，無気力症の人は物事ができる。しかし，きっかけがあっても神経疲労があればできなくなる」と説明した。

3. 無気力症の 3 つの症状の説明のなかでも自発性の欠如のところで，スタッフは「無気力症の人はやる気がないわけではない，脳損傷による器質性障害だ」ということを訓練生に説明する。前週の抑制困難症のディスカッションの際にも「性格や人格の問題ではなく前頭葉損傷による器質性障害である」と説明している。

4. 無気力症の人はやる気や興味がない，と人から誤解されやすく，そのことが人間関係に悪影響を及ぼし，本人も孤独感を深めることになる，とスタッフが説明する。

5. スタッフは訓練生に無気力症が，考えたり学んだりするとき，対人関係，日常生活などにどう影響するか質問する。訓練生は手を挙げて活発にさまざまな状況を列挙する。

6. スタッフは今日の得点結果を発表する。
   Fuji：理解を確認した回数 12 回（12/12）。ノートをとった回数 14 回（14/9）
   Eさん：欠損について質問した回数 7 回（7/8）。手を挙げて指名を待った回数 12 回（12/9）
   R君：手を挙げて指名を待った回数 15 回（15/15）。フィードバックを求めた回数 5 回（5/7）

得点結果は，その後の 5 日間の訓練で次のように推移した。〔(実際の回数)/(目標として自分で設定した回数)〕として記述している。→は 1 日ごとの推移を表している。

訓練時数 5 日間における得点結果（tally[13]）の推移　（得点/目標値）

Fuji：自分から質問した回数；10/10→10/6→13/10→12/11→13/10

---

13) わが国では「正」の字を書いていくように，米国ではこのような記号「#」で得点を表す。

> ノートをとった回数；7/9→13/13→7/10→13/8→14/13
> Eさん：欠損について質問した回数；7/8→4/4→5/6→3/5→4/5→5/7
> 　　　　手を挙げて指名を待った回数；12/9→14/6→12/12→19/3→12/11
> R君：手を挙げて指名を待った回数；15/10→12/10→15/10→15/11→9/11
> 　　　フィードバックを求め記録した回数；5/4→7/8→1/3→3/5→1/5

　訓練生は目標設定をするときに，現実離れしないよう注意される。自身で達成可能と思われる得点を目標として設定し，訓練中はあまり気にせずに内容に焦点を合わせてディスカッションを活発に行う。しかしスタッフは得点にも気を配り，時間を見計らい達成できそうにないときは声掛け（キュー出し）をして，訓練生がそのことを意識するように促す。スタッフは常に決めたことを実行するべく訓練生を導く。

3）＜気づきのワークショップ＞のまとめ

　以上述べてきたように，＜気づきのワークショップ＞は講義の形態が中心だが，このセッション自体が各訓練生の欠損を補塡する戦略の実践の場となっている。つまり講義の最中でも意見交換などの際にでも，「無気力症」の訓練生は，「自分から手を挙げて発言や質問する」，「積極的に参加する意志をもち，それを表に出す」，「人の意見と重なったときでも自分の言葉で表現する」などが奨励される。一方「抑制困難症」の訓練生は，「手を挙げて衝動的発言を抑える」，「人の意見を聞く」，「落ち着いて進行に集中する」，「人のペースに合わせる」などが奨励される。

　講義が進行するにつれて，こうした各自の欠損に合わせた採点表がつくられ，得点をつけながらセッションが進められるので，競争本能が刺激されて，前回の自分の点より良くしようと，訓練生自身がますますがんばって講義を聞き，ワークショップに参加する仕組みとなっている。

　　夫の無気力症はこのワークショップに参加して，飛躍的に改善された。参加する意欲と行動力が同時に鼓舞され，本人の「本当は動きたいのだが動けなかった心」に何か大きなエネルギーが加わった感じだった。次のセッションが楽しみ，と思えるような素晴らしい雰囲気をスタッフがつくり出し，各訓練生の症状に合わせた戦略を実践しながら熱くセッションが進行し，患者にとっても家族にとっても，大きな充実感があった。

4．確認の技ワークショップ

　2サイクル目（2004年秋冬サイクル）の認知訓練は，Reyes先生との1対1の特別訓練から始まった。夫の無気力症は春夏サイクルが終わった時点で相当改善されていたが，自発的に話す，人に自分から質問する，話を掘り下げる，表情豊かに話す・聞く，

相手の表情を読む，などがまだまだ難しかった。これらのことができるようになることを目的に，Reyes 先生は以下のように訓練を進めていった。

ステップ 1
　①絵を見て描かれてある状況について話す。
　②絵を見て登場人物のストーリーをつくる。
　③絵を見て，絵を見ていない人が同じ絵をイメージできるように描写する。

ステップ 2
　④インタビューをして相手の仕事や趣味について話を引き出す。
　⑤インタビューをしながら＜確認の技＞を習慣化する。

■ **9月20日(月)**　Reyes 先生との 1 対 1 の訓練

上記①の訓練がすでに終わり，②の訓練が始まった。まずブルーファイルに訓練のポイントを書く。

課題：絵を見てストーリーをつくる。

理論的根拠：
1．発想の欠如(paucity of ideation)に対して，発想を生み出すことは重要である。
2．誰にでも明確なストーリーをつくることで，情報処理力(information processing)を発展させる。
3．その場でたくさんの発想を生み出すことで，多様な発想力(divergent reasoning)を発展させる。

基準評価：常に客観的に評価するための基準を設ける。
1．慎重さ(deliberation)
2．伝え方(deliver)
3．一貫性(coherence)
4．話の膨らませ方(elaboration)
5．話を膨らませるときの一貫性(elaboration coherence)
　＊1，2，4 に関しては，有無と，実際にどうであったか。
　＊3 と 5 に関しては，以下の得点をつける。
　　　0：一貫してない(incoherent)
　　　1：一貫しているが少しバラバラ(coherent & sparse)
　　　2：一貫していて想像的(coherent & imaginative)
　　　N/A(not applicable)：適用しない

次回：
1．基準評価のスコアを検討する。
2．引き続き絵を見てストーリーをつくる課題を行う。

このとき Reyes 先生から，「この訓練は発想を豊かにすることで自発性を促し，それがひいては日常生活のさまざまなところに影響を及ぼす。そうなると周りからのコーチの必要性が減り，家族にも大きな助けとなる」という説明があった。このように，絵を見て話すという課題に対して，常にコーチのスタッフがその訓練生のどの欠損に対する訓練なのか，それがどのように日常生活に役立つかなどを必ず説明し，訓練生に記録させる。

■ 9月23日（木）　Reyes 先生との1対1の訓練

前回の訓練のスコアを出す。初めは絵を見ても発想がなかなか出なかったが，訓練を始めて3回目でもう書くのが追いつけない[14]と Reyes 先生が言う。そして新しい絵を見ての訓練が始まった。

課題：絵を見ていない人に，絵が想像できるように説明する訓練
理論的根拠：この課題は以下のことに役立つ。
1. 情報処理，特に発信の情報処理力に有効である。自分のアイデアをクリアに説明するのに役立つ。
2. 自発性を練習する。
3. 多くの発想を生み出す。
4. 別の視点から考えることや，発想を柔軟にするなど，多様な発想力を生み出す。

戦略：以下の戦略を使う。
1. 5Wと1H。「いつ(When)」，「どこで(Where)」，「誰が(Who)」，「何を(What)」，「どうして(Why)」，「どのように(How)」の質問を考え，これらに答えるように発想する。
2. ＜確認の技＞を使い，常に相手が自分の行ったことを明瞭に理解しているかどうか確認する。
3. 話を聞いている人の表情をよく見て，きちんと理解しているかどうか気にする。

進歩：
1. Fuji は8分間も続けてしゃべった。
2. Fuji は豊かな想像力を見せて，多くの異なるテーマを出した。
3. 使う戦略を確認するために，ノートを一度見た。
4. 戦略1を使ったが，戦略2と3はまだ使えなかった。

次回：
1. 同じ課題を続ける。
2. 今日のことを復習して，次は戦略2と3も使えるようにする。
3. 聞いている人は絵を見ていないので，その人が絵を正確に想像できるような話

---

14) 絵を見て夫が言ったことを Reyes 先生がすべて書きとっていた。これは発想の展開や情報処理を分析するために有効であると説明された。

をつくらなくてはいけない。
　4．絵と直接関係した話[15]にしなくてはいけない。

　訓練は戦略を説明されると始まり，訓練が終わったところで，その日に進歩したこと（できなかったことも含まれる）と次回のことを記録する。このパターンが常に繰り返される。

■ 9月27日(月)　Reyes先生との1対1の訓練

　引き続き絵を描写して，見ていない人に想像してもらう訓練である。この日の始まるときに，Reyes先生から次のことを言われた。「今日初めてできたことが3つあります。①Fujiが自分からノートを開いて，自分から先週のノートを見たこと，②初めて自分から行動したこと，③初めて自分から何をすればよいか質問したこと。これらを正しいタイミングで自分からしました」。Reyes先生の指摘で夫が誇らしそうな表情を浮かべたことが印象的だった。

課題：想像力を生み出す。
理論的根拠：
1．私は発信の情報処理のために（確認の）技を使います。
2．発想を増やすことで，無気力症の「発想の欠如」と「自発性の欠如」を補います。
3．多様な発想力も訓練します。
戦略：
1．5Wと1Hを自分から使う。
2．発信情報の＜確認の技＞を使う。
3．聞いている人の表情を見る。
進歩：
1．私の描写から，粧子（筆者）が絵を想像できるまでになった。
2．戦略(特に戦略1)を使ったために言葉で描写できるようになった。
3．何回も視線を合わせたので，相手とつながる感じがした。
4．発信情報のための＜確認の技＞を使ったが，まだ不十分であった。
次回：
1．発想を生み出す課題を引き続き行う。
2．特に次の確認が必要である（「私は明確に言えたか？」，「すでに言ったことか？」，「言っていることがおかしくないか？」）。
3．3つのキューカードを使う。ノートのポケット部分に入れておく。

---

15) 土手に座っている女性の絵を説明するのに，土手の石の形にこだわり，ダムの外壁を例に持ち出し，ダムの話に展開してしまったため。

この日の訓練から，3つのキューカードをReyes先生が使うようになった。3つのカードにはそれぞれ，「When, Where, Who, What, Why, How」，「明確にわかりましたか？」，「聞いている人の顔を見る」と書かれている。カードは夫が話に詰まったとき，確認をしていないとき，相手の顔を見ていないときにReyes先生が夫に見えるように掲げ，夫はその場でキューカードに書いてあることを行う，という訓練だった。

■9月28日(火)〜30日(木)

　同様の訓練フォーマットを使い，絵を見ていない人に言葉で描写する訓練が続いた。この間，夫は絵に描かれている細かい描写は得意になったが，人の表情に関することが曖昧であった。また絵全体のアクションより，部分的なアクションに目が向くようであった。Reyes先生は，絵に見えていないことでもある程度想像して話す必要性や，登場人物の表情や心の動きを想像する必要性などを説明した。そして3つのキューカードが次のようにバージョンアップした：「明確に言えたか確認する」，「5Wと1H」，「行動(action)と心の動き(emotion)についての言葉」。

■10月6日(水)　Reyes先生とゲスト1名(ボランティアのスタッフ)

　この日から，第三者へのインタビューの訓練が始まった。相手の話を聞くときに無気力症の患者にとって特に問題になることは，自分から質問を繰り出し，相手の答えからフォローアップの質問を発展させることである。言葉を出すこと自体の助けとして，Ruskでは＜語幹どりの技(use a stem)＞を利用する。これは，相手の言葉を繰り返して使うことで，無気力症の患者にとっては，文章の始まりの糸口とする効果がある。抑制困難症の患者にとっては，繰り返す時間をかけることで，衝動性を抑制しひと呼吸置くことができる効果がある。また断続症の問題に対して，繰り返すことで話の内容を記憶する効果になり，情報処理の問題に対して，繰り返すことで受信情報を確認できる。このように，＜語幹どりの技＞は＜確認の技＞とともに，Ruskでは対人コミュニケーションの戦略として中核をなす技なのである。

> 課題：インタビューにより相手のことを知る。
> 理論的根拠：
> 1．＜確認の技＞を使えば，脳が活性化する。
> 2．＜確認の技＞を使えば，発信も受信も情報が正確になる。
> 3．＜確認の技＞を使えば，記憶の問題の助けになる。
> 4．＜語幹どりの技＞を使えば，情報処理や記憶の問題の助けになる。
> 戦略：
> 1．受信に対して，＜確認の技＞を使う。
> 2．発信に対して，＜確認の技＞を使う。
> 3．フォローアップの質問を生み出す。

この訓練から，また新しいキューカードが導入された。今度のキューカードは色分けされた＜確認の技＞を喚起するカードであった。黄色のカードは「受信情報の確認(incoming verification)」と書かれ，その例文として「もう少しわかるように言ってくれますか？」，「このような意味ですか……？」などと書かれている。もう1つのピンク色のカードには，「発信情報の確認(outgoing verification)」と書かれ，「私が言ったことはおわかりですか？」，「明確でしたか？」などと書かれている。

　Reyes先生はこれらのカードを，インタビューの最中にポンポン掲げ，夫は自身の言葉によると「脳をかき回して」話さなければならなかった。Reyes先生によると，無気力症や多様な発想力に問題がある場合，フラストレーションの耐性に問題がある場合，洪水症などの場合は，「確認させてください」などとは言えなくなるそうだ。＜確認の技＞の必要性がわかっている夫は，＜確認の技＞をきっと早く使えるようになるだろう，とのことであった。

■ 10月7日(木)　Reyes先生と他の訓練生E君

　この日から，他の訓練生E君を交えて，訓練生どうしでの会話の訓練が始まった。相手の訓練生は重度の断続症と抑制困難症の問題があり，会話や理解に具体性に欠ける問題も抱えていた。会話をしながら＜確認の技＞と＜語幹どりの技＞を使い，互いの情報を正しく受信・発信する，フォローアップの質問をして会話を発展させる，などを異なる症状をもつ2人の訓練生どうしで訓練することになった。

課題：「＜確認の技＞は日常生活にいかに大切か？」をテーマに会話する。

理論的根拠：

1．＜語幹どりの技＞を使うと，会話のトピックから外れない。
2．＜確認の技＞と＜語幹どりの技＞を繰り返し練習することにより，習慣化する。

戦略：

1．私は受信情報と発信情報に＜確認の技＞を使う。
　(a) 受信情報の確認：「あなたが言っていることは，〜ということですか？」，「今どういうことを言ったのですか？」，「もう一度言ってくれますか？」など。
　(b) 発信情報の確認：「私が言ったことはわかりましたか？」，「意味が通じましたか？」，「はっきりしましたか？」など。
2．＜語幹どりの技＞を記憶と情報処理の手助けとする。

進歩：

1．受信情報の確認をすると，理解の助けになる。もっと＜確認の技＞を使う必要がある。
2．発信情報の確認はしたが，もっと行う必要がある。
3．相手が話し続けるのを「待ってください，確認させてください」と言って止めて，

> 途中で確認する必要がある。
> 次回：会話の中で＜確認の技＞と＜語幹どりの技＞を引き続き練習する。

■ 10月12日（火）　Reyes先生とゲスト1名（訓練生の家族Rさん）

訓練生との会話を練習した後，今度は訓練生の家族との会話で同じように＜確認の技＞と＜語幹どりの技＞を使って，話題からそれずに，正しく情報を受信・発信する訓練が行われた。

> 課題：Rさんの仕事についてのインタビュー
> 理論的根拠：
> 1．Rさんへのインタビューは，受信と発信情報を確認する練習になる。
> 2．Rさんへのインタビューは，自発性や質問を生み出す練習になる。
> 戦略：可能な限り受信情報を確認する。相手が言うことを確認すると，以下の諸問
> 　　　題に対して助けになる。
> 1．話が脇道にそれない（注意）。
> 2．言われたことを理解する（情報処理）。
> 3．話をペースダウンさせて，理解できるようにする（情報処理）。
> 4．情報を記憶し，反応できるようにする（記憶）。
> 5．そしてそこからフォローアップの質問が出せる（発想の欠如）。
> フィードバック：
> 　・進歩を認めることは大事である。
> 　・Fujiは話の脇道にそれなかった。
> 　・＜確認の技＞のおかげでずっと脳が活性化されて，会話が続いた。
> 　・確認したことで，以前は知らなかった情報を得ることができた。
> 　・何度も確認したので，情報を記憶することができた。
> 　・無気力症は悪循環を生むが，確認の技によって循環を良くすることができる。
>
> ＜確認の技＞ → 注意が行き届く状態 → さらに情報を得る → さらに興味をもつ → 覚えておく → ＜確認の技＞
>
> 進歩：＜確認の技＞を使えるようになっている。このことは，会話に集中できるようになっていることからわかる。

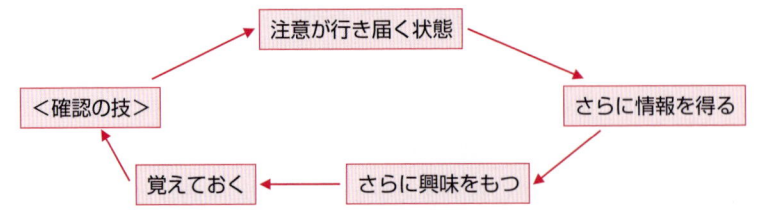

- 10月18日（月）　再び訓練生Eとの会話
- 10月19日（火）　違うボランティアスタッフとの会話
- 10月20日（水）　訓練生Eとの会話
- 10月21日（木）　訓練生Eとの会話

＜確認の技＞と＜語幹どりの技＞を習慣化するための会話の訓練が続いた。フィードバックからは，夫が徐々に＜確認の技＞を使う頻度が増して使い方がうまくなり，質問が出やすくなり，話題からそれずに話せるようになっていく過程が見てとれる。

5. ロールプレイ・ワークショップ

1）＜ロールプレイ・ワークショップ＞とは

夫は2サイクル目の認知訓練の後半で＜ロールプレイ・ワークショップ＞に参加した。＜ロールプレイ・ワークショップ＞は，＜気づきのワークショップ＞とともに，Ruskの訓練の重要な柱である。現実社会での会話に即した状況での訓練であり，訓練生にとっては，会話実践の基礎訓練から上級訓練までをここで習得することになる。たとえば基本認知訓練がすべて終わって試験的就労（職場訓練）をしている訓練生も，最低週1～2日は＜ロールプレイ・ワークショップ＞に参加する。つまり，初めてこのロールプレイに参加する訓練生も，何サイクルも経験している訓練生も，同じ場所で訓練することになる。初参加の訓練生は経験豊富な訓練生からよりスムーズな会話術を学び，経験豊富な訓練生は自分の欠損をカバーする思いやりのある会話術や相手の話に対する聞き方をさらに実践的に練習できる。このようなところにも，Ruskが「治療コミュニティ」であることの価値がある。

夫が参加した＜ロールプレイ・ワークショップ＞はDaniels＝Zide博士がリーダーで[16]，訓練は神経心理ピラミッドの用語の復習や，訓練の理解を深めるための復習から始まり，20分くらいゲストにインタビューする方式を取っていた。訓練生はゲストの仕事や趣味，あるいは何か特別な活動をしていればそのことなど，1つのテーマに沿ってゲストの話を引き出す。しかも，そこにいるほかの人たちにもわかるように会話する。訓練生は全員，断続症の問題があるので，インタビューの様子はビデオにとり，インタビュー後ただちにビデオを見ながら評価シートに評価を書き入れる。訓練生は評価シートに点数やコメントを入れながら，自分のことを第三者の目で評価する。最後の項目は，他の訓練生へコメントするときの項目であり，ここでは，いかに具体的に話の内容を理解しながら聞いていたか，そしていかにその訓練生のことを思いやって評価するか，ということを意識させられる。

---

[16] ほかにスタッフが1～2名参加し，会話の相手役として模範的な話し方を示してくれたり，ビデオ録画のサポートなどを行っていた。

訓練中は，「確認(verify)」と「共感(empathy)」という言葉が頻繁に使われる。人の話を聞いたり感情移入したりするときに，本当に正しい情報を得ているか，内容を真に理解したか，ということができていないと相手の気持ちになれない。正しく「共感」するためには，正しい情報処理が必要である。ワークショップのリーダーであるDaniels＝Zide博士は，共感とは「相手の靴をはいて，相手の立場で考えること」という言葉で説明した。人の話を聞くときにすぐに自分で「解釈」したり「誤解」してしまわずに，真に相手の言葉を受け取り，頭と心でフォーカスして話を聞くことを教えられた。

訓練中の会話の流れのなかで，Daniels＝Zide博士が訓練生にわざと意地悪な質問をするときがあった。たとえば，訓練生が言葉の意味を説明するようなとき，「それは～ということではないのですか？」と間違ったことを言ってわざと混乱させる。Daniels＝Zide博士は「悪魔のささやき(devil's advocate)」という言葉で，このことを説明していた。社会では，自分の言葉を確信をもって言わなければ人から信用されないときがある。また自分の思考が突然外部から攪乱されても，確固たる姿や情報の一貫性を示さなければいけない。そのためにもまずは受信情報を正しく処理するために，確認行為が重要であると教えられた。

＜ロールプレイ・ワークショップ＞では，訓練のビデオをすぐにその場で見て自己を採点する，ということが訓練に含まれている。後述する個別評価シートを使って，参加者全員からの評価とともに，自己採点するのだが，このときにビデオを見ながら記憶を補い，自分を第三者の目で客観的に見て評価する。セッション中にビデオを見ながらの訓練は，筆者が参加した1年間ではこのワークショップと，パーティの後の体験報告のときだけであった。

2）個別評価シート

以下が夫の欠損に合わせてつくられたオーダーメイドの評価シートの例である。2004年12月7日に夫がスタッフのひとりにインタビューした際，ビデオを見ながら夫が自分で点数を入れた実例を掲載する。コメントはそのときの筆者のものである。夫の評価シートと筆者の評価シートの記録を組み合わせたものとなる。このとき夫には，周りの人からコメントをもらう際，その人をしっかりと見てよく聞く，という指示が出されていた。

対人関係のシナリオ（Interpersonal Scenarios）（2004年秋）

スコアの目安：
3＝よくできた
2＝まあまあできた
1＝少しはできた
0＝できなかった

〔Fuji の評価シート〕

日付	12/7	12/20	1/15	コメント（筆者から夫へ）
確認 ・（自分から）相手の言うことを理解していることを確実に確認し，情報の流れをコントロールする（確認の技）。	3			・確認の技をよく使って，相手の言うことを繰り返すことで，情報を確実に受信していた。
・相手が自分の言うことを理解したか確実に確認する（自分の言うことはクリアだったか？）。	0			・発信情報のための確認の技は使っていなかったが，会話の流れは悪くなかった。
思いやりのあるコミュニケーション ・自分の思いを完全な文で伝えられたか。	2			・Fuji の思いはよく伝わっていた。
・相手がどのように思ったか，聞いていたか。	0			・相手の思いを聞くと，相手とより深い心の関係がもてるようになるので，次回はがんばりましょう。
自分からフォローアップのコメントをしたか ・フォローアップの質問をしたか。	1			・初めてにしては，よくできていた。次回はさらにフォローアップの質問をして，話を深めましょう。
・自分の感じ方や意見を表明したか。	2			・自分の思いを述べる意欲があった。
神経疲労と無気力症の監視 ・まっすぐの姿勢 ・視線を向ける。 ・顔の表情	3 3 3			・ずっと良い姿勢が保てた。 ・相手のことをよく見ていた。 ・表情も豊かで，終始にこやかに対話ができていた。
仲間にフィードバックをしたとき 思いやりを示したか（思いやりを具体的に，具体例を挙げて，など）。				

　評価シートは，訓練生の欠損に合わせて，個別に作成される。夫の場合は「神経疲労」と典型的「無気力症」が2大症状だったので，特に「自分から何かをする」こと，そして「自分から神経疲労を予防する」ことに対しての戦略を使いながら，よりスムーズな会話術を習得することに焦点が当てられた。そのなかには，無気力症の問題の1つである「発想の欠如」の戦略として，相手の話からフォローアップの質問をして会話を深める技術の習得も含まれている。

＜確認の技＞を使って相手の話の筋道を「確認」しながら，相手の話からフォローアップの問いかけを生み出す。そうすることで，訓練生が相手の話にちゃんとついてきている，ということを相手にも示すことになり，安心感を与える。訓練生本人にとっても，会話の流れから外れないで話を発展させることができ，自分にも自信がつく。

　夫の評価シートをまとめると，①「確認」によって，受信情報と発信情報を確かなものにする，②「思いやりのあるコミュニケーション」や「フォローアップの質問」で，聞いた内容からきちんと自分の気持ちを伝え，相手の心とつながる，③「神経疲労と無気力症の監視」をすることで，自分の症状から起こり得る問題を予防することとなる。夫の場合は，このようなことを徹底的に自ら意識することで，会話術を習得していった。もちろん自宅でも練習したので，最初はわざとらしい言葉のやり取りであったが，次第に確認もスムーズになり，自然な会話術が身についていった。Ruskの訓練中に驚くほど上達したが，自然に感じられる会話に至るには，日本に帰国してからの時間も含めて，2〜3年はかかることを述べておきたい。

■抑制困難症の訓練生Aの評価シート例

　以下の評価シートは「抑制困難症」の訓練生Aの例である。抑制困難症の場合は，「自己コントロール」の項目が作成されていることに注目していただきたい。「確認」の項目も，無気力症の場合は「自分から何かをする」という発動性の問題に焦点が当てられていたが，抑制困難症の場合は，「勝手に解釈していないか」や「相手の話を静かに聞けたか」や「ペースに気をつけているか」などに焦点が当てられる。

〔訓練生Aの評価シート〕

日付	12/7	12/20	1/15	コメント
確認 ・（自分から）相手の言うことを理解していることを確実に確認し，情報の流れをコントロールする（オウム返し）。 ・相手が自分の言うことを理解したか確実に確認する〔（自分の言うことは明白だったか？）または（話のペースが早すぎなかったか）または（勝手に解釈していないか）〕。				
静かに聞けたか ・自分の思いを留めておけたか。 ・自分が反応する前に，相手が言っていることのすべてを聞けたか。 ・良いフォローアップの質問やコメントができたか。				

〔訓練生Aの評価シート続き〕

日付	12/7	12/20	1/15	コメント
スムーズで思いやりのある言葉 ・話を計画立てるために，遅れをつくったか(遅れの技)。 ・相手が自分の言葉をどのように受け取るか考えたか。 ・自分の考えを完全な文で伝えたか。				
抑制困難症の監視(衝動症，情動の抑制，など) ・「割って入る」など，相手の話をさえぎったりしなかったか。 ・話すスピードや手(身体)の動きをコントロールしたか。 ・「言い方が強すぎ」なかったか。				
仲間にフィードバックをしたとき 思いやりを示したか(建設的でバランスが取れていたか)，詳細で正確だったか。				

　大枠の内容は無気力症の夫と一緒でも，すべての項目に関して，その訓練生の欠損に合わせて，微妙に言葉が変えてある。ほかのすべての訓練同様，訓練生に合わせて厳密に言葉が選ばれている。また，その訓練生の欠損に応じて評価する項目の内容が変わり，固有の評価シートで各訓練生の進歩の状況を確認する工夫がなされている。

第3章 体験から見えた通院プログラムの詳細
4 コミュニティ(交流)・セッション

　コミュニティ(交流)・セッションにおける問いかけ例を紹介したい。スタッフからの問いかけは1回のセッションにつきひとつだけである。訓練生全員が自分の意見を述べ，仲間の訓練生の意見を静かに聞く。ピア・カウンセラーや家族が意見を発表する場合もある。

1. 言葉による交流「問いかけ訓練」の例

　コミュニティの質問は単純なものから，徐々に複雑な思考を要するものとなる。訓練生は質問を<確認の技>を使って正しく理解することが要求される。そして自分の考えをノートに書いて，きちんと人に伝えられるようにまとめる。抑制困難症の訓練生は，衝動的に答えてしまわない，自分が指されるまで待つ，人の意見も落ち着いて聞く，などのコントロール力が要求される。さらに，答えが的を射てコンパクトになるよう十分に推敲する必要もある。無気力症の訓練生は，自分の意見をノートに書いて，自分から手を挙げて，人に意見を聞いてもらうよう，なるべく多くの言葉で意見を伝えるようにがんばる必要がある。また，1日の訓練の最後にあたって，ほかの人の意見にコメントを差し挟まないで，心穏やかに「聞く」訓練でもある。

　以下はわれわれが参加した2サイクル目(2004～2005年秋冬)のコミュニティのときの問いかけ例である。質問は一語一句正しくノートに書き取るように指示される。それについての自分の意見をきちんと推敲してまとまったら，手を挙げることになっている。抑制困難症の訓練生のなかには，必ずただちに手を挙げる訓練生がいた。スタッフはあまりに早く手を挙げる衝動的な訓練生に「自分の意見をノートに書いて，よく自分の考えをまとめてから手を挙げるように」と指示していた。その日の質問を出題しセッションのリーダーとなるスタッフは全体をよく見渡し，多くの訓練生が手を挙げ終わった段階で，1人ずつ順番に意見を述べさせる。スタッフは手が挙がった順番をメモしておき，順番通りに名前を呼ぶ。気に入らぬことに対して耐性のない抑制困難症の訓練生も，スタッフが確実に秩序を守り，それがきちんと説明されれば落ち着いて待つことができる。最後まで手を挙げられない無気力症の訓練生がいれば，「□さんは何か意見がありますか」などと声を掛けるのもスタッフの仕事である。

■質問1（2004年9月9日）

> 「規則正しい訓練がリハビリテーションに役立つのはなぜでしょう？」

　答えるときは，できるだけ＜語幹どりの技＞を使って，質問のエッセンスを文頭に入れて話すように言われる。「規則正しい訓練がリハビリテーションに役立つのは，～だからです」というように，フルセンテンスで答えることが要求される。

■質問2（2004年9月13日）
　また時には質問の前に，質問の背景が説明され，それから質問，ということもある。この場合，訓練生は下線を引いて示した質問の本文のみを書いていた。

> 「ここではスタッフは，訓練生全員を，単なる患者としてではなく，敬意をもって接しています。と同時に，厳格な規律をもって接しています。もう大人になったあなたたちが，ここでの厳格な規律に従うことが，なぜ軽蔑に値しないか，説明してください」。

　何人かの訓練生からこの質問を繰り返すように言われて，スタッフは次のように言い直した。「Ruskの厳格な規則に従うよう，大人になったあなたたちに求めることが，どうして失礼ではないか，説明してください」。こういう場合も，質問のエッセンスを文頭に入れた文章をつくって答える。「厳しい規律に従うことは重要です。なぜなら，～だからです」や「厳しい規律に従うよう，大人であるわれわれに求めることが失礼でないのは，～だからです」などが典型的な答えである。
　問いかけの「軽蔑に値する」は，日本語にするとかなり強い訳語になる。言い換えれば，大人である訓練生に対しRuskのさまざまな決まりごとに従わせることが，子供として扱われるようで失礼と感じないか，ということである。10代後半や20代前半の，ようやく大人になったと喜んでいた訓練生が，脳損傷を得て再び日常生活に制限がつき，親や周囲の人からの指示に従う人生になることは，心理的に非常に困難だということを，周囲は心から理解する必要がある。

■質問3（2004年9月14日）

> 「スタッフはこの共同体をつくるのに，学歴や年齢や文化や経験の異なるさまざまなタイプの訓練生を注意深く選んでいます。このように異なる背景をもった人たちのグループに属することは，あなたのリハビリテーションにどう役立っているでしょう？」

この質問は各セッションで，日常的によく説明された話題であった。自分とは異なる背景をもつ人たちの話をよく聞き，心を開いて相手の立場になることの重要性を意識させるものだった。

■質問4（2004年9月23日）

コミュニティ・セッションは，世界各地からRuskの訓練を見学に訪れるゲストのために，Ruskについて訓練生が質問を受けたり，ゲストが訓練生に質問したりする時間としても用いられた。そんなセッションの1つの例である。

> 「訪問客のH教授のために，このプログラムのどこが気に入っているか，何があなたの助けになっているか，話してください」。

これまで同様，「私がこのプログラムで気に入っていることは，〜です」あるいは「このプログラムで何が私の助けになっているかというと，〜です」などの文章で意見を述べる。訓練生の意見発表が一巡した後，Reyes先生はRuskの訓練について，次のようにゲストに概念を説明した。「ここでは，"知るということを知る"あるいは"考えることを考える"というように，かなり哲学的なことを行っています。このプログラムは，実際の社会を想定して訓練していて，何か行動するときに，なぜそうするのか，ということを知ったうえで行動できるように訓練しています。また，社会行動上，あなたが今どこにいて，どうすることが適切か，何をしてはいけないか，ということに気がつくよう訓練をしています。さらには，自己肯定，自己尊重ができるよう，そういった感覚を身につけています」。

外部からのゲストにRuskの訓練の目的を説明したり，訓練生に答えさせることは，専門家が訪れるたびに行われていた。このこと自体が訓練のなかでも最もハイレベルな実践であることは言うまでもない。そしてこのような機会を得るたびに，訓練生の答え方は上達し洗練されていく。

■質問5（2004年9月27日）

この日は，前の週に訪問客があったことを受けての質問であった。

> 「訪問客の専門家にRuskのことを教えてあげられる機会をもつことは，あなたのリハビリテーションにどのように役立ちますか？」

これにも「訪問客にRuskのことを教える機会をもつことで，私のリハビリテーションに役立つのは，〜のためです」というように述べる。

前の週に起こったことを単発で終わらせるのではなく，問いかけて思い出させ，「つながり」をもたせることで，記憶の断片をつなげる。しかも，どんなことでもそこに価

値を見出すことにより，思考を常にポジティブな方向に向かわせている。筆者は夫との日常の会話に，そのようにつながりをもたせる問いかけの必要性を学んだ。

■質問6（2004年9月28日）

次の質問は必ず毎サイクル登場していた。

> 「あなたのリハビリテーションにとって，プログラムに家族が参加していることはどんなメリットがありますか？」

　この答えは夫が得意とするものの1つだが，あまりに得意なためノートにも書かずにすぐ手を挙げて答えていた。無気力症なので，すぐに反応して元気よく手を挙げたことはほめられたが，ノートに書いてから答えるようにスタッフから注意されていた。

　この日のセッションでは，Ben-Yishay博士は次のように話した。「私たちはあなたたちを子供としてではなく，大人として尊厳をもって接しています。しかしあなた方は感情を適切な言葉で表現することを学ばなくてはいけません。家族がここにいることはとても助かります。なぜならば，訓練生はみな同じ船に乗っていると感じることができるからです」。

　大人，尊厳，などという言葉がBen-Yishay博士の口からよく出てくるのは，20代の若い訓練生たちが，訓練の厳しい規律に対して反抗的になったり，「子供のように扱わないでほしい」と文句を言ったり，「子供のように監視されるのはごめんだ」と抵抗したりすることが多いからだ。社会で働く経験をした中高年になると，そういう若者の反抗期のようなことは言わなくなる。したがって，スタッフは常に，大人として接していることを確認したうえで，訓練には守られるべき約束事や，それを監視する家族とのコミュニケーションが大切である，ということを繰り返し表明する。

■質問7（2004年9月29日）

> 「あなたは自分のリンチピンのどの戦略を，すでに実行していますか？」

　スタッフは訓練生の意見を聞いたのち，次のようにこの問いかけの要点を説明した。「戦略を使うことは，自分自身（の問題）に気づくということです。自分のことに気づけば気づくほど，自分のことも家族のこともっと大事にすることができるのです」。

■質問 8（2004 年 9 月 30 日）

> 「自分の欠損に気づくということはあなたのリハビリテーションにとって最も重要なステップの 1 つです。これまでの 4 週間で，あなたは自分のリハビリテーションを成功させるのに重要な，どういうことに気づくようになりましたか？」

　この質問は英語の構文が複雑で，夫はまず繰り返すように，そしてさらに繰り返してもらった質問文を自分の言葉で確認する，ということを皆の前で実行した。
　Fuji（夫）の答え：「私は自分から何かをするのが難しいので，効果的に自ら行動する人になるために，周りをよく見て，メモをとり，自分の考えで行動すること。これが私にとって，リハビリテーションを成功させることだと思います」。
　交流セッションでは対人セッションとは違い，個々の訓練生にフィードバックすることはないのだが，Daniels ＝ Zide 博士がこのときばかりは，夫の答えに対して「非常にうまくリンチピンの言葉を使ってまとめましたね」と，勇気づけてくれた。夫はこのころから，周りの情報を自分から見て，取り込み，語ることができるようになっていた。

■質問 9（2004 年 10 月 5 日）

> 「かつて成し遂げたことを話すことは，あなたのリハビリテーションにとってどのように役立ちますか？」

　対人セッションでこの趣旨のテーマがあった。脳損傷後の人生で，自我を取り戻すときに大きな力となるのは，かつて何かを成し遂げたのと同じ自分が，損傷後の困難を克服できると気がつくことである。自分が好きな自分の本質は変わっていない。「自分のなかの力」を再確認することは，脳損傷で制限つきの人生を歩まなくてはいけなくなっても，自我を再構築し自分を肯定するために大切である。

■質問 10（2004 年 10 月 11 日）

> 「どうすれば，あなたがコーチングを抵抗感なしに受け入れることができるでしょうか？」

　若い抑制困難症の訓練生がこの問いかけに答えることは，自分をコントロールして，コーチングに素直な気持ちで接することを常に意識させる助けになる。コーチやコーチングへの順応力は，損傷後の人生を大きく左右することになる。

■質問 11（2004 年 10 月 12 日）

> 「コーチはあなたがするべきことをどのように指摘すれば，最も効果が上がると思いますか？」

　この問いかけは大変興味深いものであった。訓練生本人からどう言ってほしいかを聞けるよいチャンスであり，次のような答えが返ってきた。「単刀直入に言ってほしい」，「大人として扱ってほしい」，「1 対 1 で，聞く耳があるときに言ってほしい（これに対しては，Ben-Yishay 博士がすかさず"そういう状況をまず君がつくる必要がある"とコメントした）」，「書いて伝えてほしい」，「"良くやっている"とも言ってほしい」，「目標のゴールを教えてほしい」，「コーチは穏やかに言ってほしい」，「思いやりをもってほしい」，「単純で短い文章で指示してほしい」。

　最後に Ben-Yishay 博士は，「皆の言いたいことはよくわかった。しかし訓練生は，コーチを受けやすい環境をつくる努力をしなければいけない」とアドバイスした。

■質問 12（2004 年 10 月 18 日）

> 「家族が大切な（大人の）あなたをコーチするのが難しくなりうるのは，なぜだと思いますか？」

　コーチする側もされる側も，尊厳を保つことは難しい。しかし，コーチを受け入れられないと，訓練生は自分では気づかない欠損を矯正することはできない。

■質問 13（2004 年 10 月 19 日）

　次の質問には「家族の側に立って」，正直に答えるよう，かつ非難するようにならぬよう，Ben-Yishay 博士からの注意事項があった。

> 　家族の側からすると，「愛する家族をコーチするのに，個人的に挑戦したこと，そして満足を得られたことは何ですか？」

　これは訓練生にとって，家族の側から自分の欠損を改善させるために挑戦したことを考える，難しい質問である。この問いかけによって，訓練生は自分のために家族が挑戦した努力や，その結果得られた成果を言葉で表現することになる。この前日の質問と合わせて，訓練生が自分を第三者のまなざしで見つめる高度な訓練，また相手の立場に立って考える共感性の訓練でもある。

■質問14（2004年10月20日）

「自分にコーチングが必要とわかっていても，反抗したくなるのはなぜですか？」

　たとえば欠損による問題が起きているそのときには，コーチ役の母親に反抗してしまうことが訓練生にはある。そのときには言えなくても，交流セッションで訓練生側の気持ちを述べてもらうことは，訓練生にとっても家族にとっても客観的になるよい機会である。

■質問15（2004年10月21日）

「過去7週間のうちに自分で進歩したと思うことをいくつか挙げてください」。

　夫はこの質問に対して次のように答えた。「＜確認の技＞が身につきはじめ，毎日の生活のなかで役立ってきている。そして，僕が粧子（筆者）のことを考えるようになって，2人の関係に良いと思う」。

■質問16（2004年12月2日）

　対人セッションで「家族への感謝の言葉」をテーマにした週に，次のような質問が出された。

「どの訓練も2つの対象のために行われています。1つは訓練生のため，もう1つはそこで見ているSO（家族）のためです。今週は「共感」について学んでいます。SOへの感謝の気持ちをほかの人の前で表明することからは，何を得られますか？　言い換えると，SOへの共感の気持ちを人前で，しかもカメラの前で語ることは，あなたにどう役立ちますか？」

　訓練生たちはこのように答えていた。「共感していることを表せなくても，本当は共感できることを，みんなにわかってもらえる」，「自分の心の中の気持ちを外に出すことは，自分にとって良いことだと思う」，「感謝の気持ちを人前で表すことは，自分への気づきを容易にさせる」，「みんなの前で表明すると，実際に言ったことを実践に移しやすくなる」など。

2. 「問いかけ訓練」のまとめ

　以上が2004年秋冬サイクルの交流セッション（14時30分〜15時）において，訓練生全員が意見を述べ，互いの意見を聞きあう「問いかけ」のすべてである。問いかけは

初めのうちは単純だが，次第に文章構造が複雑になり，高次機能を使いこなさないと答えられないようになっている。訓練生が意味を取り違えると，スタッフが直ちに理解できるように問い直し，訓練生が誤解をしたままで終わることは決してない。文章の構文自体が複雑になっていく問いかけに答えることで，注意力と集中力，情報処理，記憶，論理的思考力の訓練になる。

また問いかけに答えるときの主語が「自分」とは限らず，家族の側や，第三者の側に立つ発想が要求される。家族やゲスト訪問者など，相手の側に立った思考をすることで，多様な思考力のほか，共感の気持ちをもって言葉で表す訓練でもあった。そして人の意見を心穏やかに聞くことは，心を開いて自分と異なる人の意見を受け入れることになる。

ゲストを交えたセッションのときは，Ben-Yishay 博士のリードで，Rusk の訓練のエッセンスをゲストがわかるように訓練生が説明する機会となる。それは，普段の問いかけの訓練の成果を発揮する機会でもある。訓練生1人ひとりが次第に Rusk についての説明が上手になっていくさまを見ていると，彼らの意識の変遷と訓練の成果が手に取るようにわかる。

1日みっちり訓練を受け，みな疲れきっているセッションの最後のひと時まで，Rusk は訓練生に決して気を抜かせない。周到に計画された「問いかけ」で訓練生の脳にチャレンジさせる。Ben-Yishay 博士は，「1日の終わりで疲れているかもしれないが，君たちがここから出て行ったら，外の社会は容赦しない。最後までチャレンジしよう！」と言って訓練生に活力を与え続けた。問いかけが少しずつ難解なものになっていったのは，ゴールを少し高い所に設け，チャレンジさせた結果であろう。訓練生が実際の社会で立派に居場所を見つけられるよう，訓練時間の最後の1秒まで，通院プログラムの現実的な訓練は高い理想のなかで行われている。

5 自宅で行う訓練
第3章 体験から見えた通院プログラムの詳細

1. チェックリスト

1）チェックリストをつくる

　夫が実行した訓練で最もそのときの効果が高かったと思われることは，「チェックリストをつくり」，それに従って「自分から行動すること」であった。無気力症の患者の第1の問題点は，「何かを自分からすることができない」ということである。初めは，すべての行動に指示やきっかけが必要である。無気力症本来の自発性の問題以外に，神経心理ピラミッドでそれより上位のすべての問題，つまり注意や情報処理，記憶，遂行機能，論理的思考などの問題が絡み，家族や周囲の人の指示や監督がなければ動いてもらえない。

　1サイクル目の個人カウンセリングの時間に，自宅での様子や筆者の気持ちを詳しく述べていくなかで，担当カウンセラーのFaranda博士は重すぎる筆者の負担を何とかして軽減する必要性を説いた。日常生活において，無気力症で何も自分からはできず，記憶障害のために行ったかどうかを覚えておくことができない夫の一部始終を，筆者は管理監督しなければいけない状態だった。すべてを「指示して」動いてもらい，その動きをずっと「見て確かめる」ことは，仕事をもつ家族にとっては時間的にも精神的にも大きな負担だった。Faranda博士は夫が「1人で何かをできるようにする」ために，チェックリストを一緒に考えてつくってくれた。Ruskの訓練が始まって1か月半が過ぎたころだった。

　最初のチェックリストは以下のとおりである。

Morning Routine	Date：	
Activity	Did I do it?	Comments
Get out of Bed When Alarm Rings		
Bathroom Routine(BR) 1．Toilet 2．Brush Teeth 3．Shower 4．Shave and Check for missed Spots		
Get Dressed		
Turn on NY1-Check the Weather		
Eat Breakfast, Conversation with Shoko		
Take Morning Pills		
Wash Dishes		
Brush Teeth		

「朝の日課(Morning Routine)」と題されたこの表が，NY で初めてのチェックリストである(図23)。朝起きて Rusk に行くまでの1時間半くらいの間の行動を管理するものだ。無気力症の患者は朝起きて自分から行動することが難しい。まだ覚醒も十分でなく，睡眠時間をたくさんとらなくては訓練についていけなかった。夫の起床はこのとき7時半〜8時だった。アパートを出るまでに時間がありすぎてもまた寝てしまうので，起きて何かして出かけるという動作ができるだけつながるように工夫した。また，自分のことだけでなく必ず家族の負担を減らすこと，何らかの家の仕事がリス

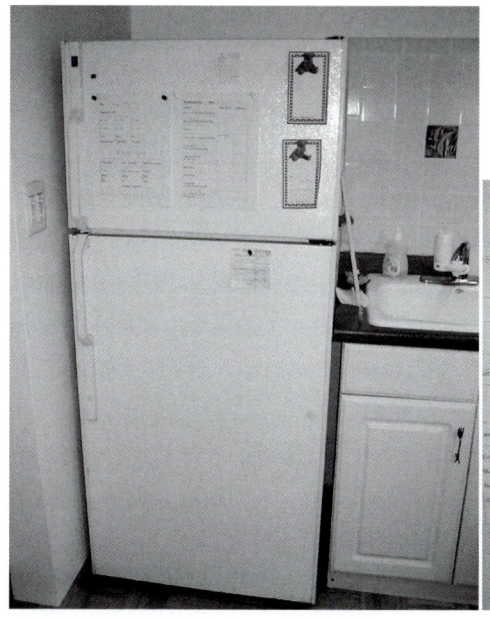

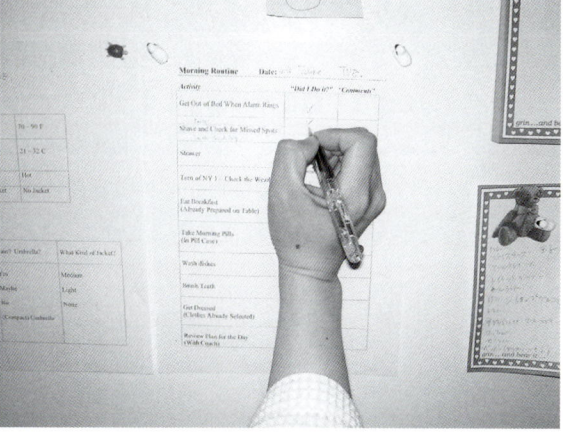

図23　NY におけるチェックリスト

トのなかに入るよう指導された。初めてのリストでは，朝食の皿洗いを夫にしてもらうことにした。「相手のために何かする」という発想が失われがちになるこの障害は，チェックリストのなかにそういう項目が含まれ，はじめから訓練に組み込まれることが大切である。

　次の段階として，朝のチェックリストを夜寝るまでのチェックリストにも応用して使うようになった。「洗面所での日課(Bathroom Routine：BR)」は，朝夕同じように行うからである。それが以下のチェックリストである。これにより，朝起きたときと夜寝るときを同じように1人でできるようになった。1日の始めと終わりを自分で行動してもらうだけで，筆者の負担は大きく軽減された。それがどんなに有難いことかを夫に伝えると，次第に本人にもやる気が見えてきた。チェックマークを書き入れる欄の横に「コメント欄」がある。ここには問題点や夫が感じたことを書き入れるよう指示されたが，これを使うようになるまでには少し時間がかかった。

Evening Routine	Date：	
Activity	Did I do it?	Comments
Bathroom Routine(BR) 1．Toilet 2．Brush Teeth 3．Shower		
Get Dressed(Pajamas)		
Conversation with Shoko		

　チェックリストは周到に計画する。このリストで行動を始めるとき，Ruskでの他のすべての訓練同様，完璧な訓練が求められる。したがってどんな項目でも，順番ひとつおろそかにできない。たとえば，夫はこのときは電動ひげそりを使っていた。担当カウンセラーのFaranda博士は手動のかみそり刃のひげそりを使っていた。どのタイミングでひげをそってきたか，以前の習慣を尋ねても夫は記憶しておらず，毎回異なる答えをする。そこで，Faranda博士は電動ひげそりを使っている仲間のスタッフにシャワーの前か後かどちらが良いか相談して，夫の場合の順序を決めた[17]。毎日必ずこの順番で行動するようにし，この動きはやがて習慣化され，限りなく自然になることを目的としている。しかし，どんなに習慣化されても障害は残っているので常に意識していることが必要である。順番どおりの動作に慣れているように見えても，本人としては「混乱することがあるので，やはりチェックリストは手離せない」ということだ。

　チェックリストをどこに貼るか，に関してもカウンセラーと周到に話し合った。家

---

[17] ひげそりに関しては，その後NYから日本に帰る際，Faranda博士とのやりとりを思い出すように，かみそり刃のひげそりセットをプレゼントしたところ，夫が大変気に入りここでの順番は変わった。順番が変わってもリストに書いてあるとおりにできるようになったので問題はない。

の中の動線を考え，夫が必ず見に行ける場所はどこかと聞かれた。NYのアパートの部屋の構造上，どこからでもよく見える冷蔵庫の扉ということに決まった。チェックリストの場所を決めていつも同じところに足が向き，目が向き，意識が向く，ということは大きな意味をもつ。患者には断続症の問題がある。脳は「繰り返す」ことで新たな記憶を定着させることができる。場所を決めて動作を定着させることは訓練の大きな前進となる。

2）チェックリストを使う

　チェックリストは書いてある項目が終わったら必ずチェックマーク（✓）を入れることになっている。いくつかの項目をまとめて，というのはいけないとスタッフから注意された。初めのころは，訓練生が間違いなく実行するように正しくコーチングする必要がある。夫は元来真面目な性格なのであまり大きな問題はなかったが，順番を間違えそうになったり，次の項目とまとめてチェックマークを書こうとするようなときは注意した。その際大切なことは，決して「そうではなくて～でしょう」と直接するべきことを言わないことである。無気力症の夫が，自分からできるようになることが訓練の目標である。「自分で」チェックリストを確認し，「自分で」過ちに気づいて正す気持ちをもつ必要がある。したがってどんなときも，「チェックリストを見てごらんなさい」とか「チェックリストに従ってね」とコーチングするようにFaranda博士から指示された。

　具体的にどのようにチェックリストに従って行動するか，その1例を説明する。チェックリストの最初に「目覚まし時計が鳴ったらベッドから起きる」とある。ここで求められることは，目覚まし時計が鳴ったら「必ず1回で起きること」。時計の音を消して再び寝たり，目覚まし時計を無視しないよう，エラーレス訓練をする。そのために，①目覚まし時計をベッドから起き上がって少し歩かないと止められない位置に置くこと，②筆者が止めてしまわないこと，などがFaranda博士から指示された。そして，時計の横に「冷蔵庫のところにあるチェックリストにマークを入れ，次の項目に従って行動する」と書いてあるキューカードを置く。キューカードに関しては次項で詳述する。

　このように自分で起きて目覚まし時計を止めてチェックリストまで来てマークを入れたら，家族はここで重要なことをする。心をこめて表情豊かに，できたことを具体的にほめる。この「何かができた」ことを伝えることは，周りからの重要なフィードバックである。訓練生本人にとって，ほめられることと自分でがんばることは対の関係にある。脳には報酬がないとがんばらないという性質があり，ほめることで本人の意欲を引き出すことは，訓練を成功させる鉄則の1つである。

　また「ほめる」フィードバックには，断続症による記憶のギャップを埋める意味も含まれている。良かったところを具体的に指摘することで行動の意味づけが行われ，記

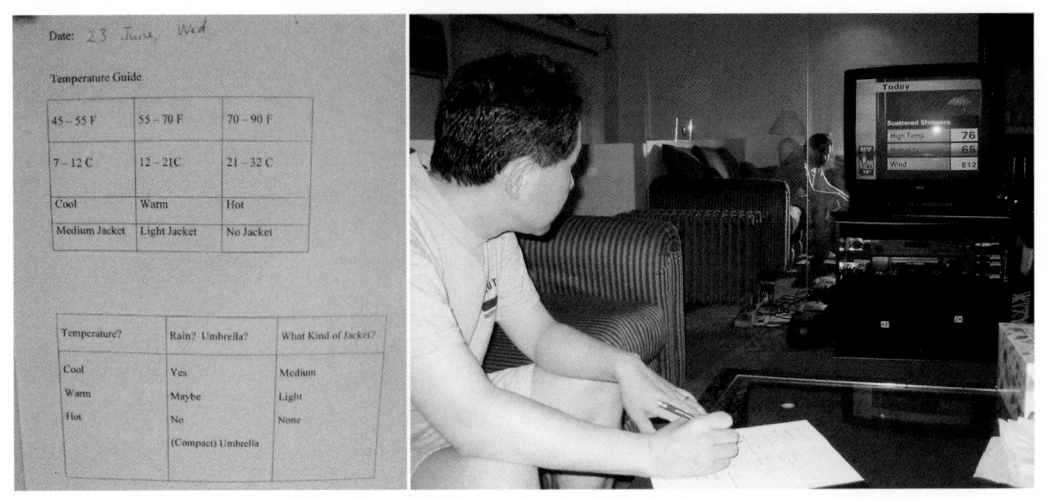

図24　Morning Routine の天候チェック（毎朝テレビを見て書き込む）

憶の定着率を高める。

　最初のころ，「すごい，1人で起きてきた！　おはよう！」　筆者は自然にこの言葉が出て，満面の笑顔で夫を抱きしめた[18]。初めてのチェックリストができたこと，自分からそこまでの行動をしたことがうれしく，心から感動できた。夫はとても喜んで「へへ，おはよう」と答え，リストの先を見て「次は〜するんだね」と言うので，「そうよ，なぜわかったの？」と聞くと，夫は「だってチェックリストに書いてある。トイレに行ってきます」と言って誇らしげに洗面所に行った。そして洗面所の中の項目に関しても1つ終わるたびにマークをつけていた。

　この出来事は無気力症の患者の家族にとって真にうれしい。自分で動くことのなかった人が動き，こちらの言葉に反応し，二言以上会話がつながり，誇らしい笑顔で次の行動に向かう。チェックリスト1つでこんなに変わることがあり得るのかと思った。夫がこの一連の行動を見せてくれたことで筆者はやっと希望の光を感じることができた。

　洗面所でやるべきことが終わると，洋服に着替えてテレビをつけ，今日の天候をチェックすることになっていた（図24）。ここでチェックリストを補うもう1つの表を使用する。それは「天候表」で以下のとおりである。

---

[18] 無気力症の人にはできるだけスキンシップをするように Rusk のスタッフから指示されていた。心が動かないことに対する戦略の1つである。

Date：
Temperature Guide（Spring）

32〜45 F[19]	45〜65 F	65〜80 F
0〜12 C[20]	12〜18 C	18〜25 C
Cold	Cool	Warm
Heavy Jacket Coat	Medium Jacket Light Coat	Light Jacket
Temperature?	Rain? Umbrella?	What Kind of Jacket/Coat?
Cold Cool Warm	Yes Maybe No （Compact）Umbrella	Heavy Medium Light Coat

　この表は，夫がその日の天候を気にして自分で服装や持ち物を選べるようにするためにつくられた。朝の日課のチェックリストの補足としてすぐ隣に貼って使用していた。シャワーの後でテレビのNY1をつけると，テロップに常にNYの天候が流れていた。それを見て，気温を書き写し，各項目の当てはまるところに丸をつけ，傘やコートが必要かどうかなどを判断する情報源とした。

　朝出かけて夕方帰ってくるようなとき，上着はどのようなものを着るか，コートや傘などはどうするか，そういう準備は何でもないようだが，訓練生にとっては難しい。1日の先を見通して「服装計画」を立てなくてはならない。「計画を立てる」のは「遂行機能」の1つだが，そのために情報を自分で集めて，1日の予定を考え，判断して行動に移す，という一連の動作が連動する必要がある。日常はこういった動作の連続である。それを1人で考えてできるようになるまでは周囲からのコーチングと地道な訓練が必要となる。

　コーチは初めは見て見ぬふりをしながら観察しなくてはいけない。ほめることも，しばらくは毎日意識して行う。しかしこれが定着すると，少なくとも朝の1時間半はあまり夫のことに手をかけずにほかの仕事ができるようになり，負担は非常に軽減される。こういう時間の積み重ねで，夫は日常生活の中で自立した部分が少しずつ増えていった。

3）チェックリストの効用

　朝晩の日課のチェックリストが定着するまでに夫の場合2か月はかかった。チェックリストをつくること自体，日ごろの行動を構造化して分析することであり，はじめ

---

19) FとはFahrenheit（華氏）のこと。
20) CとはCentigrade（摂氏）のこと。米国で使われている華氏だと気温がわかりにくいので摂氏の変換表を加えることを，Faranda博士と夫が話しあって決めた。

は意外と難しい。1日を構造化するために訓練生は自分が何をどれだけできるか，神経疲労の様子，勉強や仕事のための集中力の持続時間などに気を配る必要が生じる。また朝と夕方とでどれくらい疲労度が異なるか，自宅の仕事にどれだけ参画できるかなども考えることになる。患者はチェックリストを使うことにより，日々の生活にリズムが出てくる。また自分がしたかしないかを自分で管理できるので，記憶の問題を人に頼らなくてすむようになる。1日の計画を立てられるようになる。会話のきっかけになる。このようにさまざまな良いことが同時に起こる。

チェックリストにチェックマークを書き入れ，訓練生自身が「自分でできる」ということを自分の目で確かめることにより，自信を得てモチベーションを高めるきっかけになる。NYで初めてチェックリストを使ったとき，筆者もうれしかったが，きっと誰よりもうれしかったのは夫本人だったであろう。「何かを自分でできて，ほめられた」そのうれしさが自らを突き動かしたのだと思う。夫も「ほめられるとさらにがんばろうという気になる」と常々言っている。Ruskでよく言われていたことだが，訓練生が自分の進歩を自分で感じることはリハビリテーションに非常に大切なのである。

4）チェックリストを発展させる

2サイクル目にはDaniels＝Zide博士とチェックリストをさらに発展させることになった。朝晩の日課のチェックリストから発展させたMorning Routine(MR)とAfternoon & Evening Routine(AR/ER)，これに1週間のリストWeekly Checklistを組み合わせて試してみることになった。2004年11月22日(月)から1週間，感謝祭の休みがあり，そのワーキング・ブレイクに照準を合わせて新しいチェックリストの訓練を続けた。このとき使用していたチェックリストは以下のとおりである。

Morning Routine(MR)	Date：	
Activity	"Did I do it?"	"Comments"
Get out of Bed When Alarm Rings		
Bathroom Routine(BR)： (Toilet/Brush Teeth/Shower＋Shave)		
Get Dressed		
Turn on NY1-Check the Weather		
Eat Breakfast, Conversation with Shoko (Ask her physical condition, feeling/Talk about the plan for the Day)		
Take Morning Pills		
Wash Dishes		
Brush Teeth		

Self-Feedback：

Ask Feedback from Shoko：

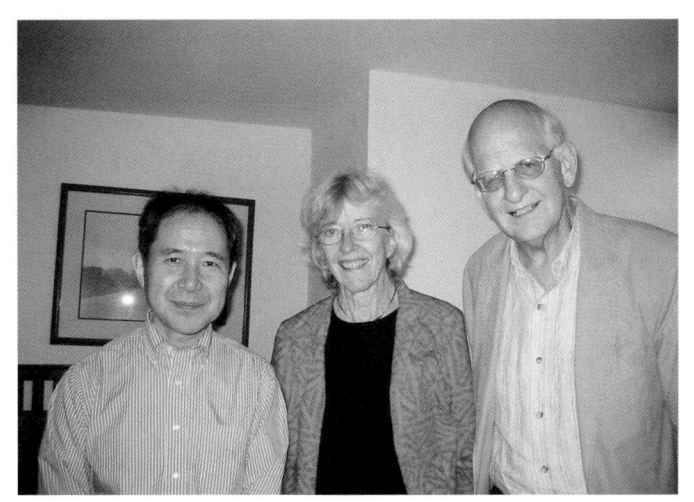

図25　Morgan博士夫妻とFuji（夫）

　このときのMRは，最初のバージョンから比べてすでに変化してきている。「洗面所の日課」は以前は細かい項目に分けてチェックマークを入れていたが，大分習慣化してきたので，1つにまとめた。「朝食を食べる」のところは，2サイクル目でDaniels=Zide博士と集中的に訓練していた会話の訓練が組み込まれた。1サイクル目では無気力症の「自発性の問題」，2サイクル目では無気力症の「発想の欠如の問題」に集中的に取り組んでいた。後述するキューカードの助けを借りて，食事の折に必ず夫から筆者に言葉をかけることになっていた。夫は常に同じ質問を，自発的にではなくこちらからの合図で機械的に聞くので，筆者は悲しくて腹立たしく思うようなときもあったが，とにかく訓練と思い，練習し続けた。そして午前中の日課が終わると，自分がどのくらいできたか，何か問題があったか，感想などを含むフィードバックを書くことになった。そして自分からのフィードバックと同時に，必ず相手からのフィードバックをもらい，常に客観的に考えるよう指導された。

　フィードバックの1例をあげよう。これは感謝祭の休日に筆者の恩師の教授[21]が自宅に招待してくださり七面鳥のディナーを他の来客と一緒にご馳走になったときのことである（2004年11月26日，金曜）（**図25**）。

　夫は次のようにメモを残している。

---

21) 筆者がシカゴ大学大学院で修士号を取得したときの指導教授で，Dr. Robert P Morgan のこと。シカゴ大学からイェール大学に移り，このときはイェール大学の音楽学部長だった。Rusk での訓練中も何度も New Haven のご自宅に招待してくださり勇気づけていただいた。

Afternoon & Evening Routine(AR/ER)	Date：	
Activity	"Did I do it?"	"Comments"
Read Newspaper(Web site)		
Relax/Nap		
Prepare & Eat Dinner 1．Set Table/Help Cook 2．Eat Dinner, Talking about the Day with Shoko 3．Take Evening Pills 4．Wash Dishes		
Review Notes/Relax		
Journal in Planner		
Prepare Next Day 1．Plan Next Day & Check Date 2．Hang MR, AR/ER, Weekly List 3．Prepare Pills for the Next Day 4．Prepare Clothing		
Bathroom Routine (Toilet/Brush Teeth/Shower)		
Conversation with Shoko		

Self-feedback：

Ask Feedback from Shoko：

　　自分へのフィードバック：MRを自分から（コーチからの指示がある前に）できるようにしよう。モーガン博士のお宅へ招待されて，環境が違うなかでもMRがしっかりできるようにしたい。まだまだコーチのキューが必要なところは，改善の余地たくさんあり。
　　粧子（筆者）からのフィードバック：ちゃんと起きられた。環境が違うところなのに食器の片づけなどよくお手伝いができました。チェックリストを「自分から」活用するように。薬のことなどはチェックリストがあれば大丈夫。

　このように，訓練生は自分ができたこと，まだ改善できることを常に振り返ることが求められる。そしてコーチである家族にも，訓練生が努力してできていること，さらに良くなりそうなことをできるだけ具体的に指摘することが求められる。

　その後，週間チェックリストを作成してMR，AR/ERのチェックリストと組み合わせたが，煩雑な作業だったので，日本に帰ってからは新たにチェックリストをつくることにした。結局，毎日貼り替えるチェックリスト（午前・午後でA4判2ページ）が定着した。何回かのバージョンアップの後，2006年には以下のような表に落ち着いた。午前のみ夫の許可を得て掲載する。

	Morning Routine (Japan)	Date：	
Time	Activity	Did I do it?	Comments
7：00	Get out of Bed When Alarm Rings Mikan-chan's Food		
	Bathroom Routine (BR)： (Toilet/Brush Teeth/Shower or Wash Face/ Shave)		
	Get Dressed Wear Watch Futon		
	Check the Weather in Newspaper		
	Look at the Calendar (Write Down in the "Comments")		
	Eat Breakfast, Conversation with Shoko (Ask Her Physical Condition, Feeling/Talk about the Plan for the Day & Take Notes) Take Morning Pill		
	Wash Dishes Brush Teeth		
	Check Today's Plan (Shoko & Fuji)		
9：00	English Conversation School (Take Notes in "Comments") 帰宅時間，どうだったかなど or Study/Reading Time (Take Notes in "Comments") 何を読んだか，何をしたかなど		
11：30	Water the Plants		
12：00	Prepare Lunch Look at the AR/ER Checklist!		

　日本に戻ってからは，午前中に英会話学校へ英会話の勉強に通うことを組み入れた。時間もできるだけ Rusk の訓練時間と同じ10時からを予約するようにした。自宅から電車で数駅のところに通うことも，1人でできるようになるまで筆者が付き添って訓練した。

　訓練修了後1年半たってから NY を訪れたとき，この表を Daniels＝Zide 博士に見せたところ評価され，コピーがほしいと言われた。訓練生1人ひとりの生活に合わせたチェックリストづくりなので，同じものは1つとない。それぞれのケースで最良のチェックリストを考えなければいけない。長い時間をかけて訓練しながらつくったチェックリストは，今も夫の生活を支える大切な道具である。そして一定期間ごとに，生活のリズムや活動状況を見直し調整している。

訓練後の日本でのチェックリストの使い方で最も進歩したと思われることは，コメント欄の使い方である．はじめのころ，コメント欄は全く機能していなかったが，次第に自分からメモ的なことを書き込むようになり，今ではどんなことでもすぐに書き入れている．起こったこと，感じたことのほか食事のメニューまで，そこを見ればその日のすべてがわかるようになっている．チェックリストをうまく使い，書き込みを続けていると，事前の準備や計画性が患者の意識のなかに確実に生まれてくる．

2. キューとキューカード

　無気力症の訓練生にとって必要不可欠な訓練は，キュー(cue：きっかけ，指示，合図)を使って「自分から何かをする」ことができるようになることである．自発性の問題は日常のあらゆることに関係する．行動，思考，感情表現のすべてにおいて自分から行うことができないと，無能，無関心，無表情と思われ，仕事や学業ばかりでなく家族や友人との関係においても不利益をこうむることになる．

1）Rusk(1サイクル目)における神経疲労改善のためのキュー

a. オリエンテーション，対人セッション，交流セッション時のスタッフからのキュー

　1サイクル目に，夫に対してまずスタッフが一丸となって取り組んだことは，グループ・セッションですぐ寝てしまう夫ができるだけ起きているよう，注意を喚起することであった．オリエンテーションの最初のリンチピン・セッションのときに，Ben-Yishay博士が他の訓練生の前で次のように夫に尋ねた．「Fujiは重篤な脳内出血だったので，まだ脳の覚醒が十分でなくすぐに寝てしまう．しかしここで訓練するからにはできるだけ訓練が身につくよう，起きてがんばる必要がある．セッション中に眠りそうになったら合図を送るが，いいですか？」

　それから博士は「これからはスタッフがFujiの横について眠りそうになったら腕に触れて注意を促したいが，どこをどのように触るのがいいですか？」と肘や手の甲，手首や肩などに触れながら尋ねた．夫は「肘の辺り」が良いと答えた．博士は「では肘を触ることにするが，どのようにしてほしいですか？」とさらに尋ねる．夫は肘の辺りを手で軽く押さえるような触り方のときに「それがいいです」と答えた．こうして「眠りそうになったら，スタッフが肘のところを手で軽く押す」というキューが決まった．

　そしてこのキューをもらったら，夫は「周りを見て(scan the environment)」，「今何をすべきかを考える(What should I be doing?)」ことになった．隣のスタッフは，「背筋を正し，まっすぐの姿勢(erect posture)」で，大きく「深呼吸をする(take a deep breath)」動作を夫にして見せる．夫はそれを見てまねをする．さらに周りを見て，そのときの訓練に参加する心意気をもつことを「自分からする」ように訓練された．

　キューを出す人(コーチ)は直ちに言葉で「何をすべきか」を言ってはいけない．常に訓練生が自分で考え行動するよう誘導する．夫はまた，何をすべきかわからないとき

は自分から質問するように指導された。これらが定着するのには時間がかかったが，地道に訓練を続けると少しずつできるようになる。

　今でもRuskで語り草になっている夫の「眠り病」に対するこのキューが，Ruskの訓練での最初のキューとなった。Rusk外でも同じような状況のときには，同じようにキューを出すことを筆者は指導された。外出して友人と話すようなときも筆者は夫の隣に座り，眠るたびに同じ動作を繰り返した。

b．認知訓練時のキュー

　初期の認知訓練は詳細な評価診断をかねた個別の訓練で，注意力や集中力を強化するためのものであった。このなかでの大切なキューは，神経疲労を予防するためのスタッフからの「少し休みますか？」という一言だった。ほんの少し休むことは，神経疲労を回復させるための大切な戦略である。神経疲労は肉体疲労と異なり，自分で感じることができないので，初めは周りからキューを出してもらう必要がある。そして水を飲む場所を教えてもらい「水分補給をし」，自分から「再び訓練を始めます」と言うためのキューも出してもらう。どういうときにどのようなキューが必要か，少しずつ訓練された。次第にこれらのことを自分からできるようになるのだが，スタッフが1対1で手取り足取り指導して1か月近くかかった。

　このとき，次第に次のようなキューカードが使われ，スタッフが言葉で言うのではなく，キューカードを見て自分で行動するよう促された。

短い休憩を取る(take a short break)

- 少し目を閉じて休む：A few minutes' nap
- 水を飲みにいく：Drink water
- 少し歩いてくる：Go for a few minutes' walk
  など

　この場合の「少し」とはほんの2〜3分のことである。あくまで訓練時間中なので，将来の仕事の環境を見越して，責任ある仕事の最中にいかに「適切な」休憩を，「適切に」とるかを，自分でできるようになるための訓練である。スタッフからの声掛けなしでできるようになっても，キューを自分自身に対して出すようにすることが大切である。学業にせよ仕事にせよ，仲間に迷惑をかけず，仕事の質を落とさずに仕事を続けることは，ひいては訓練生自身の存在にかかわる。この障害の場合，ごく初期の段階で，神経疲労を予防するキューを「自分自身で意識する」ようになるまで訓練することは重要である。

2）自宅でのキュー（1サイクル目）

　Ruskでのキューに関する訓練は，そのまま自宅での環境に応用させる必要がある。

ほかのすべての訓練同様，Ruskから帰って過ごす自宅の時間に，どれほど訓練を維持し応用するか，家族や周囲の人の大変さはそこにある．また，Ruskが家族の参加を奨励する理由の1つでもある．つまりスタッフのキューの出し方や，スタッフのコーチングを見てまねることによって家族も自然とコーチとしての技術が身につく．

a．チェックリストとキューカード

　自宅でのチェックリスト遂行訓練に，キューカードが欠かせなかった．朝，目覚まし時計を止めるとき，すぐに目につくように「冷蔵庫のチェックリストを見てマークを入れ，リストに従って行動する」というキューカードを時計の隣に置いておいた．夫は時計を止めて，このキューカードを見てチェックリストのところへ行き，チェックマークを入れて次の項目に移る．次の項目は洗面所での動作になるが，洗面所の鏡には「ひと動作が終わったらチェックリストにマーク」というキューカードを貼っておいた．

　無気力症の訓練生は，このように次から次へと流れるように段取りができていると，行動する習慣がつく．自分からできないという症状も，動作自体ができないわけではなく，キューがあれば行動するようになるので，家族はそこではじめて「自発性が困難」という問題の本質を真に理解できる．スタッフにも言われたとおり，無気力症の克服は困難を極めるが，チェックリストとキューカードを組み合わせることで，無気力症の最も大きな問題の突破口が開ける．

b．さまざまなキューカード(壁・机上)

　チェックリスト以外にも，たとえば個々の仕事に関して，決まった注意事項や手順などはキューカードを作成し，壁に貼ったり机の上に置いたりすることで動作をサポートする．NYではリビングのソファーの正面の壁に「チェックリストを見ましたか？」というキューカードを貼った．

　また朝食のときに「粧子と会話する」項目では，夫から話しかける訓練として次のようなキューカードを用意し，夫が言葉に詰まったら指さして見てもらい，声を出して言ってもらうようスタッフから指示された．

> 1．「昨晩はよく眠れましたか？」
> 2．「今日の体の調子はどうですか？」
> 3．「どんな気分ですか？」
> 4．「今，何を考えていますか？」

　自然な成り行きではないので，初めは筆者にも違和感や抵抗感があった．しかし訓練を続けるうちに，人工的な感じではあったが夫が自分から語りかけるようになった．筆者がキューカードを指さして誘導しないと何も語りかけてこない症状だったので，

言葉を発しない状態が永遠に続くのかと絶望したこともあった。夫は言葉を発するうちに、徐々に気持ちが込められるようになった。それが習慣づいたのはNYから帰国して1～2年経ってからである。

　自宅におけるチェックリストとキューカードの訓練による改善点と、それによる効果をまとめると以下のとおりである。
1. 「行動する」ことが習慣化されるきっかけになった。
2. 「自分から」何かをすることが習慣化されるきっかけになった。
3. 言葉を自分から発するようになった。
4. 「形式」のなかに「心」が入ってくるようになり、本人も周囲も対人コミュニケーションの改善を実感できた。
5. 上記4により、本人は自己の尊厳が復活し自分に自信をもてるようになる。周囲に対しても徐々に何らかの思いをもって接することができるようになり、共同体の一員として自己の存在感を取り戻すきっかけになった。
6. 家族など周囲の人も症状の理解が進み、訓練生への真の共感をもつことができる。訓練生からの共感も少しずつ実感され、家族自身の苦労と努力が報われる気持ちになり心が救われる。

3）Rusk（2サイクル目）での確認ワークショップにおけるキュー

a．確認のためのキューカード

　2サイクル目のReyes先生との認知訓練では、1対1で無気力症の第2の問題点「発想の欠如」に対する戦略を徹底的に訓練したが、そのときに活躍したのが、＜確認の技＞のキューカードである。＜確認の技＞は、そもそも情報処理力のための最重要戦略だが、いくつかの問いかけを訓練することで同時に「発想法の欠如」に対する戦略となる。

　対人コミュニケーションにおいて相手から発信された言葉（発信情報）を正しく理解し、しかも言葉を紡ぎだすために、Reyes先生は相手の言葉を常に確認するよう、次のキューカードを頻繁に出しながら夫の会話術を指導した。

> 受信情報を確認する（incoming verification）。

　このカードを見たら、＜語幹どりの技＞を使って相手の言葉を繰り返すことで、話の道筋からそれずに会話できるようにする。また相手の言葉を利用することによって、自分から言葉が出ない問題を補える。初めのころは次のような具体的な例文の書かれたキューカードを使って訓練した。

受信情報を確認する例文
1．「あなたが言った意味は〜ですか？」
2．「〜という私の理解は正しいですか？」
3．「〜についてですが，私はこう思います。……」

　このように，相手の言葉や内容を常に繰り返すことで，情報の入力ミス，記憶の問題，思考や判断ミスなどに対する予防ができる。無気力症の訓練生にとって，こうした言葉を発することで，自分の考えやフォローアップの質問やコメントも言いやすくなり，話を展開させるうえでの大きな助けになる。また上級編としては，相手の言葉をそのままただ繰り返すのではなく，内容を要約した形でうまくまとめて話をつなげていきたい。これは神経心理ピラミッドの「論理的思考力（reasoning）」の「まとめ力（convergent reasoning）」の能力であり，よりスムーズで内容を端的にとらえたコミュニケーション力の証ともなる。
　相手からの受信情報の確認ができ，自分の考えを言うことができたら，次は自分が発信した情報を相手が理解したかどうかの確認作業が必要である。そのときのためにReyes先生は次のキューカードを見せる。

発信情報を確認する（outgoing verification）。

　ここでも最初は，以下のように具体的な例文を見せて訓練する。

発信情報を確認する例文
1．「私の言ったことはわかりましたか？」
2．「何か不明な点や質問はありますか？」

　自分からの情報が正しく相手まで届いたかどうか確認をすることで，訓練生の信頼度はさらに増すことになる。このような言葉のやり取りを訓練することによって，無気力症の「言葉を発することが困難」の症状，および「発想の欠如」の症状は，次第に改善される。

b．共感のためのキューカード
　2サイクル目の後半にDaniels＝Zide博士から，以下のようなキューカードを毎食事時に使うよう指導された。これは相手に「共感する気持ちをもつ」ための訓練である。1サイクル目に始めた訓練をさらに定着させるためだった。

> **共感する気持ちを表す例文**
> 1．「今の体調はどうですか？」
> 2．「今はどんな気持ちですか？　何を考えていますか？」
> 3．「今日はどんな1日でしたか？」

　自宅の食事時のキューカードをさらに発展させたものとして，朝食のときだけではなく毎食事時に，このキューカードを使って夫から話しかけるように訓練した。先にも述べたように，はじめは筆者も違和感をもったが，やがて夫の言い方のなかに「心」が感じられるようになり，その気持ちを伝えると，夫も喜び，ますます努力するようになった。夫がまず筆者の気持ちを聞き，その話を受け止めるという訓練を受けられたおかげで，損傷後の夫との心の交流がようやく実現した。

4）抑制困難症にとってのチェックリストとキューの効能

　ここまでは無気力症の改善が急務だった夫の場合を例にあげて，自宅での訓練の有様を詳述してきた。しかしチェックリストとキューは，抑制困難症の訓練生にも効果があった。抑制困難症の訓練生では，自発性や発想法の欠如に問題がなくても，感情的になったり，気分によって計画どおりに行動できないことが問題になる。この場合も，チェックリストに従って計画どおりに行動することは，余計な思いや出来事に左右されずに行動する習慣がつき，良い訓練になる。

　また脳損傷者は，周囲の人への共感を失いがちになる傾向をもっている。この症状に対しても，キューによって共感の言葉が自然に出るようになるまで，訓練することが大切である。

　この場合，抑制困難症が問題になっている人であれば，無気力症のように文章を書いたキューカードは必要ないかもしれない。抑制困難症は言葉を発することに問題があるわけではないからである。多くの場合，キューに従うこと自体に問題がある。したがって「コーチのいうことを聞く」ためのキューをコーチと決めておくことが必要になる。訓練生はキューを決めて「コーチと契約を結ぶ」ことで，問題が起こっているそのときに，コーチの言葉に素直に耳を傾けなくてはならないという状況をつくる。たとえば，「はい，タイムアウト。コーチの時間です」と言って，訓練生に「聞き」，「従う」心を思い起こさせる。人前では，コーチ役の家族が何らかの特定の動作をしたら発言に注意するなど，キューは，それぞれの訓練生と家族の間で取り決める。

　また抑制困難症の訓練生は，感情のコントロール不足で情報処理をうまく行えない傾向にある。＜確認の技＞を使って情報をきちんと確認したり，相手の言葉を繰り返して「遅れをつくる」ことで，衝動的な判断を避けることができる。そのためにも，＜確認の技＞を習慣づけるためにキューやキューカードをつくり，常に意識して使うことが必要となる。

3. 記録

　Ruskの訓練ではよく「記録する（record）」という言葉が出てくる。これは，記憶に対する戦略の筆頭にあげられる。オリエンテーションから交流セッションまで，訓練生は常にノートを開き，記録する態勢にある。認知訓練の際は，前述したブルーファイルにスタッフのサポートを得て記録する。前日あるいは先週からの訓練のつながりを思い起こし，その日の訓練が自分のどの欠損をどう改善するために行われるのか，そして次の日はどのように訓練が進む予定か，訓練生は常に自己の欠損と訓練の関係を意識させられる。

　訓練中にノートを取ることは，「まとめ力」や「記憶」，「情報処理力」，「注意力と集中力」などが統合的に関与してくる。これらの土台として，「神経疲労」と「無気力症」や「抑制困難症」の問題の克服が前提になる。つまり，神経心理ピラミッドの下から上までの問題をカバーしつつ「記録をとる」行為が正しく行われる必要がある。ノートを的確にとることは誰にとっても難しい技術だが，長い時間と地道な努力とで少しずつ上達していく。

1）自宅での予定表と日記

　自宅では，毎日日記をつけ自分の気持ちを書くこと〔予定表（planner）と日記（journal）〕を奨励された。これは退院後から日本でも続けていたことであるが，筆者が手取り足取り書くことを誘導していた。NYでは，2サイクル目の個人カウンセリングの際に，予定表と日記について夫がすべきことを，Daniels＝Zide博士から詳しく指導された。予定表にはその日の出来事を時系列で書く。日記には良かったことや悪かったことに関する夫の気持ちや感想を書く。「自らの思いを書く」ということを徹底するように指導された。

　夫は時間まで書き込まれてある大きめのスケジュール帳とそれより小さめの手帳を使っている。毎晩決めた時間帯に，その日のチェックリストを横に置いて日記を書くことから始めた。初めはチェックリストにコメントを書き加えることができなかったので，たとえば食事のメニューやチェックリストに載っていない時間帯の出来事などは全く覚えておらず，記録も残さなかった。これらのことはすべて筆者に聞いて書いていた。筆者は答えを言ってしまわず，夫が何かを思い出すヒントを出し，できる限り夫が自力で思い起こすようにサポートした。NYで次第に毎日の日記と感想書きが習慣化されていった。コメント欄を夫が正しく使えるようになってきたのは，NYから帰国してしばらく経ってからである。

　日記を書き続けているうちに，次第にその日のことだけでなく過去の出来事の思い出を語るようになってきた。日記を書くことについて夫は，「今日どんなことがあったかを，考えるきっかけになる。ひどく印象的なこと以外の小さなことも思い出そうとする糸口になる。そうして思い出すことによって，思いが広がる」と語っている。

さらに、「何か新しいことができたり上達したことが、日記を書くことで確認できることがうれしい」とのことであった。Ben-Yishay博士は常に「上達の実感」や「達成感」や「自分への敬意」をもつことを訓練のその先の目標としている。日記を書くことで、自分の歩みを自ら実感することができ、「達成の喜び」はさらなる努力への原動力になる。

2）外出時の手帳

　夫の場合、外出時に確実に記録することに関しては、まだ完全には習慣化されていない。自宅ではチェックリストや大きなカレンダーに書き込みをする習慣がついたが、それらに頼ることができない自宅外では、メモを取ることをつい忘れてしまう。決まったメモ帳を持ち、それに書き込むようにしているが、まだ定着していない。1つの戦略として、外出先での記録を習慣づけるために、週1回お世話になっているデイサービスで、スタッフの方にサポートをお願いし、1時間ごとに何をしたか記録するようにした。Ruskでは2サイクル目に、①一定の時間を決めて（たとえば、30分ごと）、②その時間が来たら音が鳴るようにして、③音が鳴ったら、そのときにしていることを記録する、という訓練を始めた。それを思い出し、デイサービスでこの訓練を始めてから、外出先で記録することを少しずつ意識できるようになった。

　週2回通っている英会話学校では、次回のレッスンの予約など手帳に確実に書いている。また授業料の支払いなど、英会話学校からの重要な伝言なども、その手帳に書くことが習慣化されている。

3）伝言メモ

　自宅での電話などの伝言メモの訓練の成果は、前述の英会話学校の伝言を確実にすることにつながった。自宅では、以下の市販の伝言メモを使っている。電話の横と、玄関に筆記用具とともに置いてあり、すぐにメモするよう訓練してきている。

伝言メモ
月　　日（　）AM/PM　　時　　分
様から
□電話がありました □電話をいただきたい(Tel.　　　　　　　　　　) □もう一度電話します（　　日　　時　　分頃に）
□来訪されました □来ていただきたい　（場所　　　　　　　　　　） □もう一度訪問します（　　日　　時　　分頃に）
□用件は下記のとおりです

　この伝言メモを「正確に」使えるようになるまでには少し時間がかかった。電話を受

けた日時や時間を書き忘れることが多かった。しかし，誰からか，どういう用件かについては，初めから比較的正確だった。かつての仕事の経験が役立っているのであろう。当初はメモの字が乱雑で読めないこともあったが，しだいに早く書いても読みやすい字になった。字の乱れは，本人の頭の中の整理度に比例している。本人が何を書いているか要点がよくわかっていないようなときは，書いてあることに脈絡がなく，断片的で意味不明である。

4）ノート・テイキング

　英会話学校でのノート・テイキングに関しては，夫はまだ上達の余地がある。ノートを見て人に説明ができるほど，しっかりノートを取れるようになるためには相当の訓練が必要である。少し長めの，大学の講義のような話になると，そのときはわかっているつもりでも，実際にノートを取ろうとするとスピードについていくのが難しい。要点をまとめながらノートを取ることは，高次レベルの諸機能が連携して機能しなければならない。受信情報を効率よくスピーディに記録するには，無気力症や抑制困難症がコントロールされたうえで，注意や集中ができていて，情報を正しく受信し，記憶が少しは機能し，論理的思考力や遂行機能が機能しなければできない。これらのことが自然に行われるために，何事も「記録する」ことが患者にとって日常の一部になる必要がある。

　話のポイントを整理してスピーディに書き取る力は，練習しないと身につかない。国語のドリルなどを継続的に勉強するのは，理解力を高めるのによい。しかし，自分で読むペースではなく，他人が話すペースに合わせてノートを取ることは難しい。テレビの教育番組などで，家族と一緒にノートを取るなど練習を重ねていくと，大分改善されるであろう。自宅では高校講座や10分ボックス（教育番組），科学分野の特集番組などで，一緒にノートを取り内容を人に伝える練習をしている。

5）買い出しリストをつくる

　記録というより，遂行機能のなかの「プランを立てる」機能や「分類・整理する」機能に当てはまるが，日常的に常備したいもの，たとえばミルクや卵や野菜などがなくなったとき，わが家ではすぐに買い出しリストにメモを取るようにしている。

　夫は今では，何かがなくなる，あるいはなくなりそうになると，冷蔵庫に貼ってある買い出しリストに自分から書き入れることができるようになった。その際バラバラに書かず，スーパーに入って歩く順に食品を系統立てて書くということを，徹底して訓練した。そのおかげで，買い出しが確実になり，自宅での仕事の効率性が飛躍的に高まっている。夫は，初めは3品くらいの買い出しから始まり，今では20品程度でもメモを見て確実に買い出しができる。さらに自分で考えて必要なものや楽しいものを臨機応変に買えるようになりたいと，本人は思っている。

　買い出しに関しては，無気力症の夫には問題はなかったが，訓練仲間の家族から，

抑制困難症の患者が同じ形のTシャツを30枚買ってきた話や，持てないほどの食料品を買ってしまった話を聞いた。断続症の問題と相まってこれも大きな問題である。抑制困難症の場合は，家族が訓練生との間で買い物についての約束事を取り決め，訓練をする必要がある。

6）記録を復習する

　記録は，書いたことを読み返す，つまり復習することとセットで行わなければならない。Ben-Yishay博士は「記録して復習しなさい（record and review!）」と繰り返して言っていた。博士は「記録しただけでは記憶に定着しない。いつも書いたことを読み返して，繰り返し頭に入れることが大切である」と説明した。

　個人によって得意な記録の仕方は異なるだろう。夫は手書きでチェックリストや手帳に書くことに慣れているが，電子手帳や携帯電話などに記録することを得意としている訓練生もいる。それぞれのシステムで確実に習慣づけることが大切である。そして記録したことを復習する気持ちをもち続けることが肝要である。

4. 感謝の表現

　1サイクル目の個人カウンセリングでFaranda博士は，夫が筆者にサプライズ・プレゼントをするように計画を立てた。「びっくりカード事件」と呼んでいるこの出来事は，サイクルの中間にある1週間のワーキング・ブレイクのときに起きた。夫は筆者には内緒でカードを3回に分けてプレゼントしてくれた。3日おきに朝起きたら押し花の美しいカードが食卓に用意してあり，とても驚いた。カードには「僕のために力を尽くしてくれて本当にありがとう」という言葉が書いてあった。

　Faranda博士は夫の個人カウンセリングのときにカードを書くよう仕向け，夫の日記帳にカードを出す日をマークし，秘密の封筒にカードを入れて1枚ずつ順番を間違えないように筆者に渡すよう，日記に指示を記録させていた。カードはFaranda博士が用意した中から夫が3枚を選んだそうだ。その3枚には少しずつ違う言葉で，しかし共通して筆者への感謝の気持ちが書かれていた。しかもカードには「粧子への交響曲（Symphony to Shoko）」とあり，3枚はそれぞれ第1楽章，第2楽章，第3楽章と交響曲の楽章構成と同じようにタイトルがついていた。音楽を専門としている筆者への見事な心配りだった。夫がこんなおしゃれなことをしてくれたことはなかったので，その思いやりの心に感激した。

　しかし話はこれだけでは終わらない。もっと驚き感激したことがこの後に起こる。今度は「びっくり花束事件」である。それはワーキング・ブレイクのさらに1か月半ほど後のことだった。ある土曜日の朝，突然アパートのドアのブザーが鳴り，美しい赤やピンク色の花束が届いた。いったい誰からかと思ったら夫の名前のカードがついていた。筆者の喜ぶ様を見て，夫が満面の笑みで「いつもありがとう！」と言ってくれ

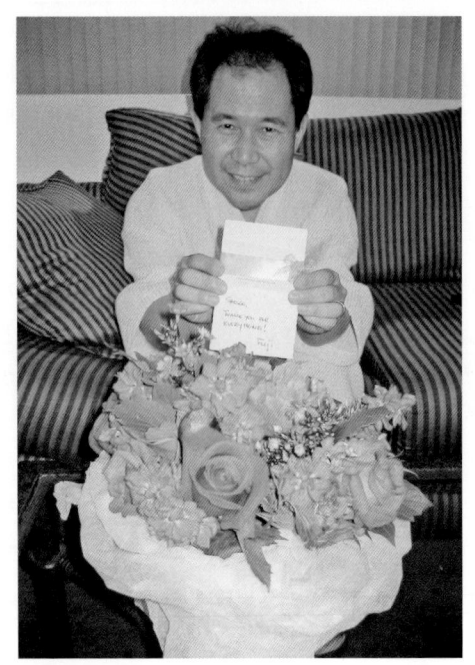

図26 夫から贈られた花束

た．このときの驚きとうれしさは言葉に尽くせない．筆者ももちろん夫の思いと行動に感謝の言葉を述べた．前のカードはスタッフの指導で起こったことだったが，夫はそこから何か大きなものを得ていたのだ．それは，「人を喜ばせる喜び」だったのではないかと思う．花束は筆者の大好きな赤系色でまとめられ，大変美しいものであった（**図26**）．

　翌週の月曜日にRuskでこの出来事を報告すると，Faranda博士をはじめスタッフは夫の成長ぶりを大変喜んだ．Faranda博士によると，この計画は完全に夫から持ち出したそうで，博士もびっくりしたとのこと．博士は花屋をほかのスタッフとともに調べ，夫の電話での注文を手伝ってくれたそうだ．注文自体は夫が自分で質問に答え，色やサイズ，値段など決めたそうだ．スタッフも，この時期に起きた夫の変化に非常に興味をもった．このあたりから，夫の表情にも大きな変化が出てきた．喜びの表情が増え，人の表情も気にするようになった．受傷後に，夫の心の動きや自発性の変化を筆者が真に感じた最初の出来事だった．

　夫はくも膜下出血の後遺症の振戦を抑えるためにドパミン作動薬を飲んでいる．パーキンソン症候群の1つの症状である震えを抑えるためと，脳が快感を感じなくなっていることを補う薬とされる．視床下部のあたりの損傷とされている無気力症とあいまって，表情がなくなることも脳の報酬系にかかわるドパミン不足に大きく影響されていると思われる．夫が感謝の言葉を表し，それに対する筆者の喜びが伝わることにより，夫自身の中に喜びの気持ちが生まれ，再体験を望む動機づけになったことはリハビリテーションの大きなステップアップであった．訓練による実体験が，心と

脳を動かす影響力を感じた重大な出来事であった。

　その後も 2 サイクル目の対人セッションでの「感謝の表現（expression of gratitude）」と題された訓練で，夫は感謝の言葉をスタッフにコーチされながら筆者に表明した。このときのコーチは Ben-Yishay 博士であった。博士はできるだけ具体的に，どういうときのどういうところに糀子（筆者）が心を砕いて Fuji（夫）のために苦労しているか，ということを夫が考えるように話をもっていこうとした。相手を「真に理解する」ことがコミュニケーションでは最も大切な部分である。夫婦の関係や家族ならなおさらそれが深いところで起きていないと信頼関係は成り立たない。この障害を片方がもった場合の夫婦間のコミュニケーションで困難が生じる部分は，まさに相手の苦労や悲しみを真に分かち合い理解する能力が失われる，ということである。

　この時点ではまだ夫はそこまで感じたり考えられる状態ではなかったが，その後何年も経つうちに，訓練の成果は少しずつ実現してきている。夫は帰国してから少しずつ日常生活の中で，具体的に「〜してくれてありがとう」と言うようになった。この具体性は大切である。本人にとっても具体的に言うために，注意や記憶の神経を張り巡らせておかないと言えないし，また相手の気持ちや行動を思いやる心がないと感謝の言葉を発すること自体思いつかない。そういうコミュニケーションができて初めて，人との真のコミュニケーションが成立する。

　感謝の気持ちやほめ言葉に関しては，訓練生ばかりでなく，良いホームコーチとなるべく家族も訓練される。詳しくは「第 4 章 ②家族セッション」のところで述べるが，コーチングの中に訓練生の進歩を指摘してほめたり勇気づけたりすることは大切な要素である。指導的な立場になるとつい忘れがちになるが，患者の進歩や努力に家族が感謝し，それを言葉で表現することは，患者が訓練するのと同じように意識して行わなければいけない。もちろん，日ごろからそういう気持ちでいれば苦ではない。しかし自分の夫が以前はできていたことがある日突然できなくなり，訓練してできるようになる過程で，詳細にわたりそれを分析的にほめる，という作業は簡単なことではない。それなりの努力が必要である。感謝やほめ言葉のタイミングにも技術がいる。

　家族は日常のさまざまな場面において常に訓練生の失敗を正したり，上達への道をつくったり，失敗への予防や対処をしたり，計画立てて行動している。Rusk ではこのように家族も教育を受けるので，訓練生はほめてもらうことには慣れているが，特に無気力症の訓練生の場合，自分から感謝の言葉を発することはまず起こらないといっても過言ではない。スタッフはこうした状況に対して人間関係の構築に最も大切な部分を見落とさずに，訓練メニューをつくっている。

　感謝の気持ちを表現してくれるようになってようやく，一生介護をする覚悟ができている家族にとっても，相手の存在が同一の地平線上に乗ったと感じられる。Ruskで，このような心理的作用があるリハビリテーション訓練を受けたことは，受傷後の夫との生活と関係性にとって真に発展的な礎となった。

第3章 体験から見えた通院プログラムの詳細

6 通院プログラムから実社会へ

本節では2008年9月に筆者がNYを訪れた際に取材した試験的就労（work trial）と就学準備（pre-academic）の様子を紹介する。Ruskにおける職業訓練を担当するMarks博士への取材と，NY大学医療センター内における実地訓練の様子，そして学業訓練を行う訓練生への取材からまとめた。

1. 試験的就労

Ruskでは訓練の第4局面として，試験的就労がNY大学医療センター内のさまざまな部署の協力を得て行われることは第1章で述べた。訓練生が「安全な実験室」であるRuskのプログラムに属しながらも，できるだけ自立して実際の職場で「本物の」仕事をすることは，Ruskから外の社会に出ていくための大きな第1歩となる。ボランティアとして働くために給料は発生しないが，仕事自体は実際の仕事を行う。

試験的就労の時間数は訓練生によって異なる。半日はまだプログラムの訓練に参加しながら半日働くケースや，コミュニティのみプログラムに参加するケース，1日中職業訓練をしてプログラムにはほとんど参加しないケースなど，さまざまである。いずれにせよ訓練生は評価シートに従ってスタッフが推薦する職場に通う。通院プログラムとは一線を画し，自分1人で仕事をする環境を認識し，そこで派生した問題に対処することにより，就労への道を探る。昼食も，Ruskの通院プログラムの仲間たちと一緒ではなく，自立して職場の環境でとらなくてはいけない。一社会人としての自覚がさまざまなところで求められる。

1）職業訓練評価シート

Marks博士（図27）はRusk独自の職業訓練マニュアルに基づき，評価診断を下す。そして訓練生のそのときの状態を細かく見極めながら，職業訓練のサポートをする。以下がマニュアルにある基本的な評価診断の内容である。

職業訓練評価シート〔prevocational（PVC）rating sheet〕[22]は，以下の12項目に分かれ，それぞれの項目における訓練生の適性を見る。

---

[22] 職業訓練チェックリストに関するNY大学の内部資料（1988年）より。非公開資料だが，本書のために特別に掲載の許可を得た。

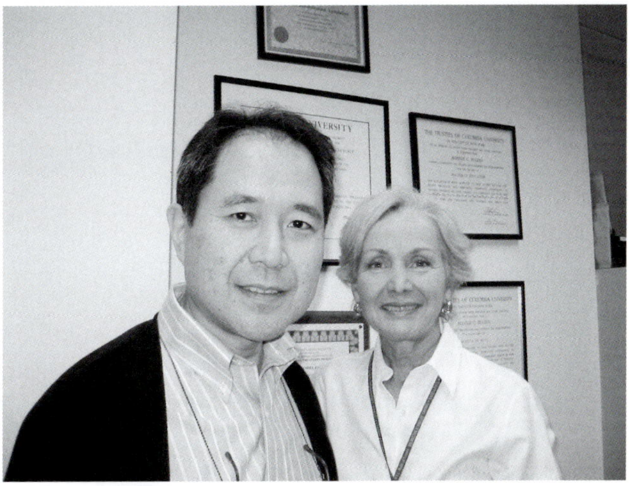

図27　Marks博士とFuji（夫）

PVC rating sheet（職業訓練評価シート）

Ⅰ．職業評価に対する態度
　1．職業評価を受ける論理と必要性を理解している。
　2．職業訓練評価の手順を受け入れ，契約として賛同する。
　3．職業評価目標までしっかりがんばる。
Ⅱ．仕事に対する態度
　1．自分の限界・制約を理解している。
　2．限界・制約を知っている。
　　（a）受け入れている（知っている）。
　　（b）推薦された環境支援を実行している。
Ⅲ．開始/仕事中/終了
　1．自分から仕事を始める。
　　（a）日課がわかっているとき
　　（b）新しい仕事や追加された仕事をするとき
　2．仕事に関することをずっと続けられる。
　　（a）日課の仕事
　　（b）さまざまな仕事
　3．仕事を適正に終える能力がある。
Ⅳ．オリエンテーション（方向づけ）
　1．時間
　2．場所
　　（a）慣れている（リハーサルずみ）。

　　　　（b）慣れていない。
V．注意力/集中力
　1．衝動性からの独立
　　（a）仕事を始める前にきちんと見渡し，方向づけられるか。
　　（b）衝動性を調節できるか。
　2．注意散漫の大きさ
　　（a）外的要因
　　（b）内的要因
VI．記憶の諸機能
　1．日課の，連続する仕事のそれぞれを，仕事をする時間内に思い出せるか。
　2．特定の状況，日課ではない指示があったときの状況を思い出せるか。
　3．急で一時的な，日課ではない仕事や新しい指示を思い出せるか。
　4．記憶から(毎日の)仕事の流れを再構築できるか。
　5．記憶に貯えた情報を探せるか。
　6．複雑な記憶はどうか。
VII．身体の動き
　1．連携
　　（a）目と手の連携
　　（b）両手の協調：器用さ
　2．全体の運動神経をコントロールできるか。
　3．細かい運動神経をコントロールできるか。
　4．書く力があるか。
　5．動き回ることができるか。
VIII．コミュニケーション力
　1．理解力
　　（a）受信した言葉(口頭で)
　　（b）受信した言葉(文書で)
　2．表現力
　　（a）自分の考えを言葉で(口頭で)意味がわかるように人に伝えられるか。
　　（b）短いメモを自分や人のために書き残せるか。
　　（c）人に口頭で指示を出せるか。仕事を人に説明できるか。
　3．実行力
　　（a）口頭で与えられた指示を実行できるか。
　　（b）文書での指示を実行できるか。
IX．問題解決力
　1．ゴールを理解し/成文化し，戦略を立てられるか。
　　（a）ゴールを理解する/成文化する。

(1) 明白な，言葉で説明された場合
(2) 暗黙の，推定される場合
- (b) 戦略を立てて分析する。
  (1) このような結果にしてほしいと要求されて，それに対し戦略を立て，やり方を計画できるか。
  (2) 戦略を明瞭に表現できるか。
  (3) (現在)おかれている状況を分析して，立てた戦略を実行に移せるか見極める力があるか。
  (4) 計画の変更が起こるかもしれない(将来の)困難な要素を予測したり見つけたりできるか。
2．遂行力
- (a) 計画性
  (1) 優先順位をつけられるか。
  (2) 順番や材料をオーガナイズできるか。
- (b) 自己モニター力
  (1) 自分の仕事ぶりを注意できるか。
  (2) 間違いを発見できるか。
  (3) 間違いを正せるか。
  (4) 正した間違いから推論を立てられるか。
- (c) 新しい情報を生み出すために，異なる情報を結びつけることができるか。
- (d) 連続した技術
  (1) 数字を連続させる力
  (2) アルファベットを連続させる力
- (e) 学ぶ(習得する)力
  (1) 単純な日課を習得する力
  (2) より複雑な日課を習得する力
  (3) 情報を新しい状況に適用したり，転用したりする力
- (f) 日課ではない仕事や，あるいは予期しない状況に対処できる力

X．意識/興味レベル
1．モチベーション
2．仕事の質に関心を表す。
3．指導者を「喜ばせる」気持ちや情熱を表す。
4．知識を増やす。

XI．仕事の習慣
1．信頼性/協調性
2．美しさ
3．安全性に対する意識

4．監督されて仕事ができるか。
　　5．1人で(自立して)仕事ができるか。
　　6．チームの中で仕事ができるか。
　　7．生産性
　　8．効率性
　XII．社会的・情緒的調整力
　　1．フィードバックや批判を受け入れる。
　　2．フィードバックを，仕事をするうえで建設的に実行する力
　　3．対人技術
　　4．対人的柔軟性
　　5．自己を評価する力
　　6．身だしなみ
　　7．共感する力
　　8．情緒の安定力

　ここでもほかの訓練同様，訓練生が自覚をもって職業訓練に取り組む意識を見るところから社会性まで，神経心理ピラミッドの下から上までの諸機能に沿って評価する仕組みになっている。この評価シートは基本の形であり，Marks博士によると，訓練生1人ひとりに合わせて，オーダーメイドのチェックリストが作成されるとのことである。

　以下がその1例である。訓練生Aは30代半ばで，建設現場で仕事中に鉄骨の足場から落下した事故により脳損傷者になった。自分勝手な言動(ボス的な発言，大声で話す，何かをしつこく話す，など)を抑えきれない抑制困難症や記憶の問題を抱え，また妻の側に立って考えるなどの共感性をもつことが難しかった。2人の小さい子供を愛し，妻や両親の献身に支えられて，Ruskの訓練に真面目に取り組み，着実に成果が上がっていた。仕事の経験があっただけに，職業訓練の場でも監督者や周囲の仲間とも良好な関係を保ち，仕事も安定してこなしていた。彼の仕事場は，医療センター内の「錠前部門」だった。

　訓練生固有の症状に合わせて，いかに職業訓練評価シートから応用されて作成されているかに注目していただきたい。各項目内の文章は，訓練内容や訓練生の症状に合わせて，具体的に書き換えられている。

　評価は次の5段階でつけられる。
　　1．一度もない　2．時々　3．普通　4．ほとんど　5．常に

■訓練生 A（錠前部門での職業訓練）

●従業員評価チェックリスト

注意力/集中力
- 仕事に集中できる。
- 1つ以上の仕事に集中できる。
- 仕事をしている間の注意力/集中力の持続力
- 騒音などにじゃまされずに，仕事に焦点を合わせ続ける。

計画性/オーガニゼーション
- 自発的に仕事できる。
- 自立して次々と仕事をこなせる。
- 仕事に優先順位をつける。

記憶
- 自立して，どうやって仕事を始めるか思い出せる。
- 鍵をつくるやり方を覚えている。
- 口頭での指示なしに，どのように鍵を取り替えるかを思い出せる。
- 手順を記録するということを覚えている。
- 「欠損による問題が起きているそのときに」指示を確認することを覚えている。
- （仕事の最中に）仕事を覚えていられる。

言語
- 適正に話す。
- 仲間の従業員と上司に自分から挨拶する。
- 仕事に関する質問を自分からする。
- ＜確認の技＞を戦略として利用する。
- 人とのコミュニケーションにおいて，言葉を十分に使う。

視覚空間
- フックの番号を目でしっかり確認しておく。
- 合鍵をできるだけ正確につくる。
- 機械の中で鍵を正しく置く（合鍵などをつくるとき）。
- 錠の中のピンを正確に置く。
- ドアやキャビネットの穴に留め金をきちんと置く。

認知能力
- 鍵の番号を見るのに，1人でコンピュータを使う。
- 視覚的キューに反応する。
- 聴覚的キューに反応する。
- 仕事をするための記録を正確に読む。
- 仕事の順番を思い出す。

論理的思考力
- 問題解決の力を見せる。
- 1人で問題の解決策を生み出す。
- 適正に助けを求める。

情動の状態
- 時間のプレッシャーの中できちんと仕事をこなす。
- 落ち着いている。
- 錠前部門の場にふさわしい情動を表す。
- 自己非難的なコメントをやめる。

抑制困難症
- 他者との和を保つ。
- フラストレーションを効果的にコントロールする。
- 「欠損による問題が起きているそのときに」イライラに気づき，モニターする。
- 話す前に，聞いている人，時間，場所を考慮する。
- 大声や不適切な行為を自己モニターする。

神経疲労
- 身体的・精神的スタミナを維持する。
- 仕事をしている間中，安定して機能する。
- 疲労したときでも耐久力を見せる。
- 神経疲労に対処するのにふさわしいやり方をする（短い休憩をとるなど）。

仕事の仕方
- 出欠状況：予定表どおりに職場に到着する。
- 時間：時間どおりに到着する。
- コーチ状況：監督者のフィードバックを求め受け入れる。
- 生産性：決められた時間内に仕事をやり遂げる。
- 態度：仕事に対してやる気を維持する。
- 正確性：受け入れられる正確性で仕事をやり遂げる。
- 補填戦略を安定して使う。
- 安全性：安全の手順に従う。

戦略
- 確実に記録をとる。
- 確実に記録を参照する。

　各訓練生固有の評価シートは，基本の評価シートに基づきながらも，訓練生固有の欠損や仕事内容に合わせて細かく項目がつくられ，誰が見ても客観的に評価できる仕組みになっている。

2）職業訓練の実際

　2008年9月の取材では，2名の訓練生の職業訓練の様子を見学した。訓練生BはNY大学医療センターの受付業務，訓練生Cは印刷部門での業務を行っていた。2名とも5サイクル目であった。

a．訓練生Bの場合

　訓練生Bは20代半ばの女性で，交通事故により受傷した。神経疲労を起こしやすく，気分によりやる気が大きく変わり，抑制困難症と記憶の問題をもつ。大学病院の事務部門で伝票の整理や発送を行っていた。パソコンを使い，登録されている番号の確認，伝票と見比べて支払金額の確認，領収書の発送といった作業を一連の流れとして行っていた。パソコンは，患者の情報と病院の記録の2つの画面を行ったり来たりしなくてはならないが，混乱なくできるとのこと。また，パソコン内の情報が間違っていたり不足する場合があるので，伝票との整合性に注意する仕事だと説明してくれた。これも問題なくできているとのことであった。受傷前に父親の経営する会社で事務を経験していたことがこの訓練に役立っていた。

　訓練生Bに与えられていた注意点は，「常にダブルチェックすること」，「短い休憩をとり，仕事の集中度をできるだけ維持すること」であった。訓練生Bは，数字や名前，住所など重要な項目を，常に指を使ってダブルチェックしていた。また，落ち着いて長く座っていられないこと，すぐにイライラすること，できるとすぐに飽きてしまうこと，などの自分の欠損を補うために，意識的に短い休憩を頻繁にとり，椅子に座ったら直ちに仕事に集中すること，与えられた仕事ができたら次の仕事をもらうよう声を掛けること，などを心がけていた。

　取材したこの日は，訓練生Bのアパートでエアコンのトラブルがあり，仕事の開始時間に遅れたばかりでなく本人も相当イライラしていた。重い家具の移動で体力的にも疲れていた。また，慣れてきていた仕事に飽き始めていて新しい仕事の要望を出していたが，週が変わってもまだ同じ仕事だったのでさらにイライラが募っていた。Marks博士は職場に出向き，上司の監督者と訓練生の事情を話しあった。できるだけ周囲に迷惑がかからないようにすると同時に，訓練生本人がイライラを克服して仕事に集中できる環境を整えていくために，訓練生に寄り添い，さりげなく心の安定をはかる様子は印象的であった。

　突発の出来事に左右されずに，落ち着いて仕事に集中できるようになるために，訓練生は通院プログラムで習得した戦略の実行を，責任感をもって職場で実現しなければならない。ボランティアの立場だが仕事は本物なので，正確に業務をこなすことと同時に，職場の周囲に迷惑がかからないように意欲を見せることも大事なことである。スタッフ側からいえば，その経験を増やしていくために，スタッフや周囲がどれほど

環境整備に気をつかい，どれほど訓練生を理解して柔軟に対処できるかが，訓練の鍵となる。

b．訓練生Cの場合

　医療センターの印刷部門で訓練を受けている訓練生Cは30代後半で，交通事故にあう前は某有名新聞社で広報の仕事をしていた。記憶の問題のほか，イライラしやすい，落ち込みやすく感情のコントロールができない，余計なことを考えて集中力が持続しないなど，抑制困難症をもっていた。しかし以前は第一線で仕事をしていた経験もあり，通院プログラムの訓練で抑制困難症に対する戦略を使いこなせるようになり，職場の周りの人々とも関係が良好で，上司から信頼されながら仕事をこなしていた。現在はボランティアの立場ではあるが，引き続きそこで仕事の場が与えられることになるだろう，とのことだった。

　訓練生Cは，見学したある日の午前中に2種類の仕事をこなした。初めは伝票の整理。伝票を番号順に整理して別の部屋に行きファイルする仕事であった。それが終わると，前日からの続きで，産婦人科用の複数のパンフレットをセットにする仕事をしていた。大きさの異なる7種類の書類を横一列に並べ，パンフレットの大きさや色に気を配り，読み手の側に立った発想をもちながら，効率よく束にしていた。やり方を自分で工夫しているさまが印象的であった。かつて広報の仕事を行っていたときの発想が，この職場での仕事に大いに役立っているとのことである。

　訓練生Cは，PDA（携帯情報機器）を使いこなしていた。毎日のスケジュール，毎日の記録，仕事の内容，手順，記録など，すべてここにすぐに記録する。Marks博士への報告もすぐにEメールで発信する。そして，何よりも自慢げに本人が筆者に見せてくれたのは自分でつくったメモであった。これには「"確認をする（verify）"こと。"遅れ（delay）"をつくって行動しよう。自分では気づかなくても，自分に欠損があることを思い出そう。人から注意されたら素直に聞く気持ちをもとう」などと書かれていた。情報処理の正確性への注意や，衝動性の予防，断続症に対する戦略など，自己の欠損を常に意識し，補塡戦略を自ら使う姿勢が，この訓練生の仕事を安定させ，周囲との良好な関係に貢献していることがよく見てとれた。

　Marks博士はこの訓練生のために，各種印刷機械の使い方を説明してある写真つきのマニュアルを作成していた。印刷機はたくさんあるので訓練生が混乱しないよう，また毎回ほかの人に使い方の説明を求めなくてよいよう，わかりやすくファイルされていた。スタッフ側としては，このようなファイルを訓練生の能力や仕事に合わせて作成し，仕事が正確に効率よく行われるよう整えることが大切である。筆者が訪れたとき，訓練生の上司は，このマニュアルが素晴らしいので自分たちも使いたいと言っていた。

　Marks博士によると，この訓練生は就職の可能性が非常に高いということだった。信頼できる仕事ぶりが高く評価されていて，本人も仕事をする自分に自信がもてるよ

うになってきている。仕事のやり方や職場での人間関係には心配はないが，いまだにたまに沸き起こる悲観的な思い，障害が残った悲しみの気持ちを自分でどうコントロールできるかが今後の問題であるようだ。

2. 就学準備訓練

　第1章で述べたように，Marks博士の指導つき個別職業訓練には，大学や専門学校などアカデミックな環境に進むための就学準備訓練（pre-academic training）も含まれる。10代後半や20代前半で学業の途中で事故にあったり病気になったりする場合，患者本人は学業復帰を希望する気持ちが強いのが一般的である。心身ともに損傷の回復力が十分で，アカデミックな能力を発揮できる可能性が認められ，学位取得が訓練生にとって最も良いと認めた場合，Ruskでは実際に大学や専門学校などの講義を1〜2コマ習得するための支援を行う。

　2008年9月の取材のおりには，訓練生Dが，ある大学で2科目に登録していた。この訓練生も5サイクル目で，すでに前の学期で2科目の単位を修得していた。単位取得支援の2サイクル目として当学期はさらに難しい2種類の授業にチャレンジしているとのことであった。1つは知覚に関する「心理学」，もう1つはマルクスの共産主義に関する「社会学」の授業である。前学期は「一般科学」に関する資料をまとめる技術を養う授業と，市民運動の高まりについての「社会学」の単位を修得したとのことであった。

　もともと知的レベルが高く，本人の強い希望もあり，この訓練生に対しては，学業に戻れるかを見極めるための学業支援が最も良いとのRuskの判断であった。訓練生Dはアカデミックな場において自分の能力の再開発と自信を取り戻すことを目的にがんばっていた。このケースは学位を取得して就職に生かすことを目的とした訓練である。

　学業支援の主なサポートは，訓練生がその学期中に課題として出されているリーディングやレポートの宿題を1週間や1学期のスケジュールの中にどのように組み込み，試験やレポート提出に向けどのように準備していくかを計画立てることにある。筆者が取材した日は，訓練生Dは担当教員のシラバスに基づき，目下のリーディングの計画を立てていた。この週のこの日までに宿題のどの部分を読みまとめるか，いつからレポートに取りかかるか，Marks博士と相談しながら周到に計画を立てていた。
　訓練生Dのスケジュール表には，大学の学事日程，Ruskの訓練スケジュール，自宅があるミシガン州[23]までの旅行スケジュール，試験の日程，宿題の期日，リーディングの予定，などが書き入れられていた。2種類の科目の課題をどのようにうまく，本人がストレスにならないようにスケジュールに組み込むか，急な追加の課題に備え

る予備の日も計算に入れ，あせらずに課題をこなす計画性が求められる。そして何よりも，決めたことを実行する断固たる意志が必要である。

　リーディングは，本人によると次のやり方で行うとのことだった。①まず全体を1回読む，②主要なポイントについてノートを取る，③もう一度全体を読んで主要ポイントを確認する，④全体の要約を書く，⑤再度読んで要約を確認する。

　訓練生Dにとって少しずつ楽になっていることは，①勉強することが習慣づいていること，②同級生たちとの社交性，③勉強の日課を始めるという行為，④レポートを書くこと，など。いまだに困難を感じることは，①新しい科目を学ぶこと，②クラス内の筆記試験，③筆記試験のときの記述式の問題を回答すること，などとのことであった。

　筆者がRuskの昼食時にも使われる訓練室で仕事をしていたとき，この訓練生は昼食とともにその部屋に来て，食べ終わるとさっと宿題のリーディングに取りかかった。大学の授業がないときは，週1回Marks博士とのカウンセリング，その時間以外はRuskで自習し，交流セッションに参加することを課されていた。訓練生自身もRuskで自習する環境が習慣化され，自宅以外の場所に通うことで集中して勉強に取り組めるとのことであった。自習の様子も，余計なことに心が奪われることなく，見事に集中力を持続してその日のノルマをこなしていた。ただ先学期より難易度の高い科目を履修しているため，試験が近づくと大変になるだろうと，本人は予測していた。

　Marks博士は授業の内容について質問される場合や課題の確認が必要な場合に備えて，博士自身も訓練生Dの授業のためのリーディングの課題はすべて読み，把握しておくとのことであった。学業訓練の場合なによりも大切なのは，訓練生にとっての勉強の環境をつくること，訓練生自らが集中して持続的に勉強に取り組めるように仕向けることである。

　大学復帰・大学進学という道は，訓練生のその後の人生にとって，学位取得に真に意味があるか，学位取得後の社会生活への見通しまで含めた少し先の人生設計も視野に入れる必要がある。若い脳損傷者とその家族にとっては，訓練後の最も難解な計画の実行が求められるところである。Ruskのスタッフは，長年の経験から各訓練生とその家族の関係を考慮した究極の助言を与える。これは損傷の度合と残された能力に応じた助言であるから，本人の希望に沿わない内容のこともある。当事者は訓練の中で希望をもちながらも，時には現実を直視し，本人や周囲の人生を見つめなおすことを迫られる。受傷の事実を受容し，そのうえでさらに，脳損傷前には考えたこともなかったような進路を考えていく必要も生じる。そして患者が訓練の中で達成した経験

---

23) このころまでに訓練生Dは，1人暮らしの訓練が終わり，弁護士の母親は自宅があったミシガン州に戻って仕事に復帰していた。ここに至るまでには，訓練をやめるやめないでRuskともめたり，自宅での訓練に関して母親とさまざまな葛藤があったり，大変な苦労があったと聞いた。2年前に訓練が始まったころの少し不良っぽい容貌から，すっかりまじめな大学生風に変わっていたことにも驚かされた。

を積み重ねていくことで，自己の存在価値を真の意味で再認識できるようになることを目指している。

3. まとめ

　Marks博士によると，職業訓練と学業訓練は，以上のようにオーダーメイドの実践的訓練である。したがって守備範囲が広く大変だが，訓練生それぞれの人生と向き合うことができ，多様で，新鮮で，やりがいのある仕事とのことであった。

　職業訓練も学業訓練も，Ruskの通院プログラムの「安全な実験室」における戦略の習得のための集中的な訓練を基礎に，そこから派生していることに変わりない。その基礎のうえで，社会において戦略を実際に応用する力がついてきたか，またそういった力を実践的訓練を通じてさらにつけることができるかが試される。Ruskの支援は基本訓練と同様に，全人的神経心理療法の哲学に則り，かつ体系的な評価システムに基づいて進められる。職業訓練と学業訓練は，基本訓練と同じく周到な訓練の一環として，さらに社会との接点をもちつつ患者の将来の足がかりをつくり，現実的に機能し成果を上げている。

第4章

心のケア

　前頭葉機能不全をもつこととなった訓練生は，受傷後の人生に大きな転換を余儀なくされる。そのことを訓練生自身が受け入れることも，周囲の家族や知人が受け入れることも容易ではない。新しい人生を生きるツールを手に入れるための努力と忍耐が必要である。また，障害に関する深い理解が不可欠である。訓練生と家族が生き方を転換しなければならない過程において，専門家による心のケアは，その困難な時期を乗り切るための大きな支えであり，その後の人生の重要な礎となる。本章では，Rusk において，夫と筆者が受けた心の在り方に関する教育を紹介したい。

第4章 心のケア
1 個人カウンセリング

　昼食時と15時からの45分間は個人カウンセリングの時間として使われる。訓練生と家族それぞれに週1コマずつが基本だが，必要に応じてそれより多くカウンセリング（有料）を受けることもできる。家族のための個人カウンセリングがプログラムの中に組み込まれていることは，Rusk通院プログラムの大きな特色の1つである。

1. 目的

　個人カウンセリングには大きく3つの意味がある。

　第1は，訓練生と家族それぞれの心のケアである。訓練生本人が障害を受け入れることも大変だが，家族もこの事実を受容することは困難を極める。障害の「永遠性」は，それぞれの心の中に大きく立ちはだかる。この壁を乗り越えることは新しい人生を生きることに等しい。以前の人生を呼び戻したくてもかなわない。Ben-Yishay博士がこの障害は「付け替えたり，元に戻したりできない」と断言することは，1人ひとりに今後の人生設計の覚悟を現実的に促すためである。

　第2は，Ruskでの訓練を自宅や社会で応用するための，訓練生と家族に対する教育の時間である。当事者にとって，希望がもてるようなスムーズな日常生活を送るためには，長い地道な練習の日々が必要である。決して1日にしてなるものではない。通院プログラムでの訓練を最大限効果的なものにするために，自宅でどのようにサポートできるか。Ruskの訓練のエッセンスを訓練修了後も継続的に応用するために，どのように環境づくりをするか，日常生活の詳細にわたり担当カウンセラーから指導を受ける。

　第3は，スタッフにとって，治療に必要な情報を収集する機会になることである。スタッフは，家族セッションで次のように述べた。「訓練生の日常についての情報をスタッフが家族から得ることは，達成ゴールに向かって訓練を指導しているスタッフにとって最も大切な仕事の1つです」。訓練生に共通の欠損として断続症があることは何度も述べてきた。そのため，訓練生からの発信情報には家族からの確認が必要である。前頭葉機能不全の場合，医療従事者が患者の問題の本質を真に理解し，患者の言葉と同時に，日常における患者の様子について家族からの情報を得ることが大切である。Ruskのスタッフは，家族セッションや個人カウンセリングの時間を使って，プログラムでは見ることのできない訓練生の真の姿を把握する努力をしている。

また訓練の目的の中に，家族や社会という共同体の中でのコミュニケーション・スキルの向上が含まれている。家族はどういうところが真につらいのか，家での問題の本質は何か，家族は訓練生にどうなってほしいのか，ということをスタッフが真に理解することが大切である。家族も希望がもてなければ訓練生のみの訓練には意味がないといっても過言ではない。

2. 訓練生へ向けて

カウンセリングはスタッフとの絶対的な信頼関係が基本である。したがって家族といえども，訓練生のカウンセリングの時間は同席することができない。訓練生の個人カウンセリングでは現実的な技術の獲得のための個人指導がなされた。それには，①リンチピンのゴール達成のための補足的な指導を受ける，②対人セッションで取り上げられたテーマを日常の具体的なことで目標をもって実現させる，③心の問題を語り，家族との日常生活がより円滑になるように考える，④家族や社会とのつながり方を見直す，などが含まれる。

夫は無気力症のため，自分の言葉で自分の気持ちや内面を語ることは困難であった。1サイクル目のカウンセラー Frank Faranda 博士は，夫が自分で語ることを根気強く待ってくれていたようだ。「僕が何か言うのを，Frank が優しくじっと待っていてくれたことが強く印象に残っている」，「Frank は，僕のことを何でもわかってくれた」，「人の話をじっくり聞いてくれる。言わせるのではなくて僕が発言するのをとにかくゆっくり聞いてくれる」，「温かく包み込むような人間の大きさを感じる」，「決して感情的にならない。かといって冷たい印象はない」。これが，夫が語った Faranda 博士とのカウンセリングの印象である。

Faranda 博士から夫が，これからの人生をどう生きるかについて指導を受けたことは以下のとおりである。「自分の言いたいことを言葉にする訓練」，「他人の立場に立って考える訓練」，「粧子（筆者）を喜ばせることを考える訓練」，「粧子のことを具体的にもっと考える。どんな大変さがあるか。今どんな気持ちでいるか」。また，このほかにも「日本に帰ってどういうことで粧子の手伝いができるか」，「朝起きて自分でできることは何か」，「粧子の負担を軽減するために何ができるか」，「朝だれかと Rusk に一緒に行くとき，天気のことなど自分から話題を提供する」などである。

3. 家族へ向けて

カウンセリング自体が生まれて初めての体験だった筆者は，「自分のことを語る」ことがどういうことか初めはわからなかった。夫の大きな問題を抱えたが，自分はそれを覚悟して理解していると思っていたし，自分で何とかなると思っていた。Faranda 博士から，時間をかけて心の扉を開かせてもらい，自分自身でも気づかなかった心の

奥底の苦悩を言葉で表現するように導かれた。そして自分が何を苦しみ，どのような支援が最も必要かということに気づかされた。筆者が告白したことを重要視して，そこからスタッフが一丸となって，夫に対する訓練の目標を定めたことは明白である。

そして筆者自身も，日常生活において夫の欠損とどのように付き合っていくかについて教育された。夫がチェックリストを用いて少しずつ自分でいろいろなことをできるようになるように日常を構造化していったのだが，その際注意されたことは次のとおりである。①チェックリストの各項目をどのように決定するか，②家の中での動線を考えてどこにチェックリストを貼るか，③訓練生がどういうタイミングでチェックマークを入れるか，④家族はそれをどのようにチェックするか，⑤問題が起きたときにどのように本人に解決を促すか，などである。さらにチェックリストの練習は「完璧な練習（perfect exercise）」でなければいけない，と指導された。正しく習慣づけなければ意味がなくなるからだ。細部にわたり検討を重ね，実際に実行しながら指導を受け，少しずつ改善していった。その作業を通じて筆者はようやく障害の本質に気づかされた。

2サイクル目のDaniels＝Zide博士からは，朝と晩の一定の時間から始まったチェックリストをさらに1日版に拡大し，このほか日課や日記の記録訓練が徹底して行われたことは前述した。帰国した今でもチェックリストは改訂を重ね，年々微調整しながらつくり替え，利用価値が高まっている。今やチェックリストは夫の生活のリズムの指針であり，記憶のよりどころである。さまざまな記録の訓練も，あらゆる機会を用いて続けている。Daniels＝Zide博士からはさらに，日常の中で夫が筆者に語りかける必要がある言葉を＜確認の技＞や＜語幹どりの技＞を使って訓練することも，個人カウンセリングの時間を使って細かく指導された。

家族や友人との関係についても，筆者は博士にさまざまな思いを打ち明けた。身近な家族でも，一緒に暮らしていないと障害の根の深さはなかなか理解してもらえない。障害者を家族にもつ人たちの共通の悩みであると思われるが，どこまで人にわかってもらうかに関して，家族はある程度の覚悟の気持ちが必要になるであろう。Daniels＝Zide博士は，「粧子自身が幸せになること」，「相手の人生を背負いこんで苦しむのではなく，自分の人生をしっかりもつこと」をアドバイスされた。患者の目標を，家族の人生目標達成の手助けとオーバーラップさせて作戦を立てることも重要である。そうすることで家族の肉体的・精神的負担は軽減し，訓練生も共同体の一員として，存在価値を高めることができる。

個人カウンセリングに関しては，訓練生の家族どうしでも話し合わないので，他人のケースは詳しくはわからない。抑制困難症の患者の家族の場合，反抗的な子供や配偶者とどう向き合うかが重要課題となる。患者がより良い人生を生きていくうえで，どうしても他人の介入を認めて従わなければいけないことがあることなど，患者と家

族に対する心の教育がなされる。無気力症の患者のケースと全く異なる戦略や考え方を，患者とその家族は学ぶことになる。

　10代後半や20代前半で事故にあい脳外傷から抑制困難症をもつ患者の家族では，薬の管理や生活態度の監視など，親子ともに互いに関わり合いたくないことをしなくてはいけなくなるケースが多い。治療的介入の必要性をよく理解させ，効率よく実行できるようにする環境を整えていくことも，カウンセリングでのスタッフの重要な仕事である。

4. マンスリー・レポート

　Ruskのプログラムが始まると，1～2か月に1回の割合で，マンスリー・レポートが本人と家族そして主治医に送付される。家族セッションでは，このレポートで扱われている項目から，特にスタッフが訓練生の何を見ているか，何を期待しているか，ということが説明される。そこから，家族も何に注意して暮らしていけばよいのかを理解していく。

　レポートには，①通院プログラムへの適応力，②リハビリテーションの過程においてどれだけアクティブな「パートナー」になっているか，③今日までの進歩，④その他の資料・付録，が含まれている。

　このうち①と②の内容に関しては以下のとおりである。③は診断書に匹敵する訓練の報告書なので公表できない。④は「第2章　神経心理ピラミッド」の②前頭葉機能不全による欠損の定義で説明した「定義」，家族セッションで配布されるさまざまな資料・付録のことである。個人カウンセリングはレポートの報告結果に関する質問の場でもある。

1）通院プログラムへの適応力

　通院プログラムへの参加態度に関する評価となる。以下の項目分けがなされている。

通院プログラムへの適応力

1. 出席：通院プログラムにきちんと出席したか。
2. 時間を守る：朝，プログラムが始まる時間をきちんと守り，昼食から訓練に戻る時間をきちんと守っているか。
3. 規則遵守：(a)プログラムの決まりごとを守っているか，また(b)特定の指示や宿題が出たとき，守っているか。
4. 外見：装いや身だしなみが他人から受け入れられるか，また適切であるか。
5. 行儀・態度：時間と場所にふさわしい振る舞いかどうか。

　これらの各項目について，以下のように5段階評価がなされる。

　　　　5：十分に適切である。
　　　　4：最低限，適切である。
　　　　3：少し問題あり。
　　　　2：ほどほどに(かなり)問題あり。
　　　　1：非常に問題あり。

　Ruskで要求されることは社会で十分に通用するための全人的観点からのリハビリテーションなので，この評価から自分を具体的・客観的に知って振る舞うことは，共同体の一員として大切なことである。

2）リハビリテーションの過程においてどれだけアクティブな「パートナー」になっているか

　訓練生が自己を知ることにおける理解度と，訓練における主体的な心構えに関して以下のような項目に分けられている。

リハビリテーションの過程においてどれだけアクティブな「パートナー」になっているか

1．事故や病気の結果生じた欠損についての，気づきと理解
2．機能生活(日常生活)への欠損の影響についての，理解
3．(損傷の)結果への期待(＝将来への期待)が，どれだけ現実的か。
4．誤りを正す介入に対してどれだけ従順か(素直に聞けるか)。
5．Ruskの治療的訓練の根拠が，欠損を補填するための究極のレベルを達成することである，ということを理解すること
6．Ruskプログラムのさまざまな「練習」を実践することに対する献身と根気強さ

　これら6項目に対しては，以下のように5段階に評価される。
　　　　5：すでに最高の範囲に達している。
　　　　4：最高の範囲に近づいている。
　　　　3：改善されているが，必要な範囲に至っていない。
　　　　2：ほんのわずかだけ良くなっている。
　　　　1：全く良くなっていない。

　これらの項目に関して，スタッフの評価は特に厳しい。神経心理ピラミッドの一番下の階層に「プログラムに取り組む意欲」が示されたことでも明らかなように，訓練生はRuskの訓練に主体的・積極的に参加することが強く求められる。また障害を真に理解しなければ戦略を使うこともしないので，気づきと理解は決定的に大切である。さらにスタッフや家族の献身と呼応して，訓練生も素直にコーチングを受け入れる心

構えがなければ，この神経心理療法は成功しない。

　筆者にとっては上記項目の3を受け入れることが難関だった。夫が以前の専門職に戻ることに関して，その夢が現実的かどうかという点で，筆者の期待とは全く裏腹にスタッフの評価は厳しかった。筆者はその評価の結果に疑問を抱き，個人カウンセリングの時間に担当カウンセラーと話し合った。Faranda博士からは現実的なさまざまな問題点を提示され，解決が困難な現実に気づかされた。真の意味で障害の結果を受け入れる覚悟ができたのは，このレポートからの報告と考察の結果であった。訓練を初めて4か月が過ぎたころのことである。

5. ワーキング・ブレイク

1）ワーキング・ブレイクとは

　各サイクル前半の10週間が終わり，後半の10週間が始まる前の1週間は，ワーキング・ブレイクとなる。ワーキング・ブレイクは，それまでプログラムで訓練したことを，訓練生がいかに実生活や実社会で応用できるかを見るための重要な訓練休暇である。ミッドサイクル・パーティとその反省会（体験報告）も終わり，訓練生と家族はサイクルの後半に向けたリンチピン・ゴールの確実な達成に向けて，さらなる挑戦を求められる。

　個人カウンセリングの時間を使って，訓練生と家族は担当カウンセラーと休暇の過ごし方を綿密に打ち合わせる。本項では筆者らが参加した2サイクル目，2004年11月22日（月）〜28日（日）までのワーキング・ブレイクでの訓練の実際を紹介する。

　このブレイクが始まる2週間前，Ruskではミッドサイクル・パーティがあったが，筆者の演奏会の仕事が急に入り，日本に一時帰国することを選択した。Ruskの訓練の重要な部分であるゲストへの正式なスピーチの機会を選ばずに，筆者の仕事を優先させたことには理由がある。筆者としては，わざわざNYで訓練をしているので，自分のことより夫の訓練を優先させるべきと思ったが，カウンセラーからの助言はこれからの人生を見通すものだった。

　Daniels＝Zide博士（**図28**）は筆者に次のようにアドバイスした。「Shoko（筆者）はプロの音楽家です。そのことがあなたの人生でどれほど大切か知っています。Fuji（夫）のことでどれほどあなたが自分の人生を犠牲にしたかもわかっています。私たちスタッフは，あなた方がこれからそれぞれの人生をいかに構築していくかの手助けをしています。Shokoのプロとしての活動を，仕事に戻れなくなったFujiが支えていくのは，家族として当然のことです。あなたは，彼のために十分すぎるほど尽くしています。これからは彼に手伝ってもらい，あなたの道をまた切り開いていきなさい」。博士は夫には，こう言った。「完全なるパートナーになる，ということが今サイクルのゴー

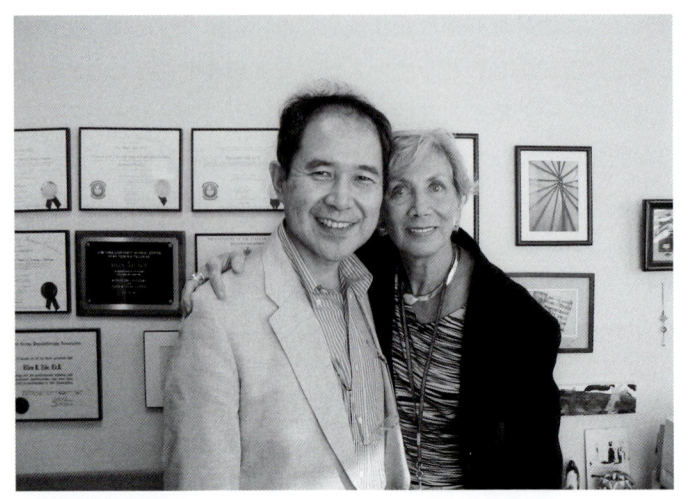

図28　Daniels=Zide 博士と Fuji（夫）

ルです。そのことを試す絶好の機会が神様から与えられましたね。Shoko にとって大事な演奏会を，Fuji がどのように支えられるか，訓練の成果を試すときです。Rusk のスピーチも大事だけれど，それよりもっと大切な訓練だと思って，しっかり Shoko の助けをしなければいけません。外で仕事をする Shoko のために何かできることをする，ということが Fuji のこれからの大きな仕事です。さあ，がんばって Shoko と一緒に日本に行ってらっしゃい。そしてどういう手伝いができたか，どういう毎日を過ごしたか，後で報告してください。スタッフ一同とても楽しみに待っています」。Ben-Yishay 博士からも同様の助言があり，交流セッションでもこの話題が特別に取り上げられた。

　こうして Zide 博士を始め，スタッフ一同が夫を激励して送り出した。パーティに出席できなかった夫は NY に戻ってから，ひとりでほかの訓練生や家族の前でスピーチをして録画した。スピーチの原稿は，スピーチ・ライティングの週にほかの訓練生たちと一緒に書いていた。NY に戻ってすぐに人前でスピーチできるよう，日本で夫はそれを読む練習をした。スタッフはパーティの録画と合わせて編集し，夫のスピーチを加えた特別版を作成した。

　以下に紹介するワーキング・ブレイクは，こうした経緯があってのことである。

2）ワーキング・ブレイクのためのブルーファイル

　ワーキング・ブレイクのために，認知訓練の際に訓練生がもつブルーファイルと同じ色のファイルを Daniels=Zide 博士から渡された。このファイルには，①手紙，②ゴール，③気づき，④＜確認の技＞，の項目別に博士からの資料がファイルされていた。そして巻末にはブレイク修了後の検証のために，自宅での毎日のチェックリストをファイルするための，⑤チェックリスト，という項目がつくられていた。

ワーキング・ブレイクを訓練生と家族がどのように活用すべきか，またスタッフがどのように準備したかなど，本人の許可を得てファイルの中身を詳細に紹介したい。

ワーキング・ブレイクに向けて，Daniels＝Zide 博士より夫への手紙

2004 年 11 月 17 日

Fuji へ

　Shoko のコンサートに付き添っての日本への帰国の旅が大成功だったことを，とてもうれしく思います。Fuji が毎日リハビリテーションに懸命にきちんと尽くしている姿を見ると，それも当然です。

　ワーキング・ブレイクのゴールは，認知訓練とカウンセリングで行っている課題の延長です。気づきを維持し，記録を取ることで記憶のギャップを埋め，より信頼される「自分から行動する人」になる，ということを練習することになります。

　最終ゴールは，できる限り自立することで，Shoko の対等なパートナーになることです。加えて（もっと独立独行することで），彼女の気持ちを理解し，「Shoko の立場から」物事を考え，Shoko が欲する気持ちに添うことができるようになってもらいたいのです。

　自宅のチェックリストで十分なので，それ以上のチェックリストはここには入れてありません。しかし夜の日記書きでは必ず，できたこと，そして直面した困難なことについて Shoko からフィードバックをもらい記録すること。Fuji が最高に機能できるように，成功例と問題点の両方に関して後で検証しましょう。

　素敵な感謝祭を奥様と，そして New Haven のご友人[1]とお過ごしください。がんばってください！

Ellen

　夫はこの手紙を毎日読むことになっていた。筆者は，各段落の右側のスペースに，段落ごとに要点を日本語で書きいれるよう，夫に助言した。夫は要点を直接書く前に，ノートに日本語訳を書き，まとまったら筆者と検証し，要約を書き入れることにした。筆者は夫と相談して，英文とその要約文を毎日声に出して読むことを日課に加えた。

---

1) 筆者のシカゴ大学大学院時代の恩師の Morgan 教授のこと。教授は当時イェール大学の音楽学部長だったので，New Haven に住んでおられた。パーティにも毎回来てくださっていたので，Rusk のスタッフとも交流があった。

3）Fuji（夫）のワーキング・ブレイクのゴール（2004 年 11 月）

　　ブルーファイルのページには，このワーキング・ブレイクでの目的が，以下のように 4 項目にわたり，細かく書かれていた。

Fuji のワーキング・ブレイクのゴール（2004 年 11 月）

Ⅰ．気づきと理解を維持し，さらに深める。
　自分で，そして/あるいは，粧子と：
- ワーキング・ブレイクファイルを復習する（手紙，ゴール，気づき）。
- 通院プログラムのノートを復習する（オリエンテーション，認知訓練，カウンセリングの各セッションのところ）。
- パーティのスピーチを復習する。
- ミッドサイクル・パーティのテープと体験報告のテープ，また時間が許す限りそのほかのテープを復習する。

Ⅱ．記録を取ることで記憶のギャップを埋める。
- 小さな（時間が書いてある）手帳に 1 日を通して記録する（9am，noon，3pm）：粧子からのキューを受け入れる。
- 粧子と毎日の記録を確認する。
- 伝言メモを完全に取る（日付，時間，誰からか，伝言）。
- 日中の手帳から夜の日記帳に書きうつす。

Ⅲ．より信頼できる「自分から行動する人」になる。
- 毎日のチェックリストを確実に行う（朝，昼，晩のチェックリスト），そして成功率（%）を記録する。
- 粧子がどのような気持ちで何を考えているか，毎食事時に粧子と会話する（机の上のキューカードを用いて）。
- 日課を手伝う（テーブルセッティングや片づけ，皿洗い，買い出し，食事の準備など）。
- 自分がどのように「できたか」についてのフィードバックをもらう（そして記録する）。

Ⅳ．完全なパートナーになる：NY を楽しむ/何か「楽しいこと」を提供する。
- 「ビッグアップル（New York）」を楽しむ：美術館，コンサート，友人など
- 思いやりを示す行動を提供する（たとえば，自分から起きる，粧子のために朝食をつくる，花束を買う，心温かい言葉を書く，粧子のためにもっと夕食をつくるなど）。

　　詳細にわたり指示されたゴールも，毎日決められた時間（Rusk の訓練開始時間と同じ，朝 10 時から）に読むようにチェックリストに加えた。筆者は夫に，これも声を出

して読むように助言した。そして何か質問があれば，必ず尋ねるよう常に言い添えた。質問がないときは，「〜については，わかる？」と確認行為を欠かさなかった。夫は筆者の指示を快く素直に受け入れてくれるので，毎日それを守り，よく実行した。

4）気づき（awareness）

ブルーファイルの「気づき」の項目では，①ブレイクの1週間前の11月4日のミッドサイクル（mid-cycle）・スピーチの原稿，②その原稿の下書き，③認知訓練の＜ロールプレイ・ワークショップ＞で学ぶ＜確認の技＞の資料，などが挿入されていた。スピーチ原稿の「下書き」は重要である。スピーチの原稿は，訓練生が書いた原稿をもとに，スタッフが丁寧に助言して，推敲に推敲を重ねる。したがって下書きには，自分がそのサイクルの前半での認知訓練で何を学んだかに関する，多くの思いや情報が書かれている[2]。スタッフがうまく書くべきことを誘導することが多いとはいえ，本人が懸命に思い出して言葉を尽くして語る文章は，自分自身の気づきを再確認する良い資料となる。

5）スピーチの原稿（11月4日，ミッドサイクル・スピーチ）

> Fujio Ozawa　　　　　　　　　　　　　　　　　　　Mid-Cy2 Nov 04
>
> **自分のことについて（personal statement）**
>
> 　脳卒中の前，私は家族との時間もなく自分の仕事に追われていました。大変仕事熱心で，多くの時間をアメリカとヨーロッパのオーケストラや大学教授，そして演奏家を訪れて仕事をしてきました。
>
> 　脳卒中で倒れて以来，私の人生は大きく変わりました。今私は，元の仕事に戻れないことを理解しています。当初はこれを受け入れ，理解することは困難でした。徐々に自分の人生に起きたつらい変化を受け入れられるようになってきています。
>
> 　損傷は私の人生にプラスの変化もまたもたらしました。価値観が変わりました。過去においては，仕事が私にとって最も大切なことでした。今や，人生のゴールは糀子の良いパートナーになることです。
>
> 　糀子の完全なるパートナーになるためには，もっと自立しなければなりません。このサイクルでは，「自分から行動する人」になることを訓練しています。コーチのきっかけに頼らないために，自分にどのようなキューを出せばよいかを学んでいます。ゆっくりとですが確実に，上達しています。

---

[2] パーティでのスピーチの原稿はテーマが与えられ，訓練生が自分で書く。夫には無気力症の問題があったので，スタッフがついて質問しながら夫が答え，それをスタッフが書き取った。1サイクル目の1回目は言葉に詰まったようだが，1サイクル目の2回目からは，どんどん言葉が出てきて書き取るのが大変だった，とスタッフからのちに教えてもらった。

チェックリストに従うことは，毎日の日課を自分からするためのキューとして，助けになっています．チェックリストは，ホームコーチの代わりに私を導いてくれます．これは私の自立を助け，粧子が自分の仕事と夢を追いかけられるようにしてあげられるのです．
　無気力症のために，会話を主導することや，相手を思っていることを伝えることが困難です．粧子との会話をさらに広げ深めるために，確認の戦略を練習しています．粧子には「どう感じているか」や「どんな1日か」と質問するようにしています．そうすることによって，私は彼女の気持ちを共有し，「彼女の立場から」物事を考えることができます．
　私の思いを伝えるもう1つ方法は，粧子の大切な演奏のために，日本に一時帰国してミッドサイクル・パーティを欠席した，ということです．粧子が今自分のニーズを第1に考え，私がそばで彼女の成功を支援することは，ふたりの人生と自分の将来像にとって，重要なことです．
　私はまだまだ上達に向かって訓練中です．粧子がピアノを練習するのと同じく，私はもっと自分の人生に責任が取れるように，戦略を練習しています．
　ご静聴ありがとうございました．

　夫がスタッフの助けを借りてこのような思いで訓練に取り組んでいる，ということをスピーチを通じて知った．スタッフは，筆者が夫との生活で最も大変なところを理解し，夫にもそのことを「気づかせる」よう指導していた．筆者の人生をも組み込んだRuskの夫への教育は，症状に対する現実的な戦略の獲得ばかりでなく，家族との関係をも含む全人的治療にほかならない．真の意味で訓練生とその家族の「心のケア」まで含んだ全人的治療はこのように実現していることを実感した体験であった．

2 家族セッション

第4章 心のケア

　本節では家族セッションについて紹介する。Rusk における家族セッションは，家族の心にある悩みを共有する場でもあるが，家族が良いホームコーチとなるための教育を受ける場でもある。

1. 家族の心構え

　病気や事故はある日突然やってくる。当の本人にはもちろん，家族にとってもである。本人は意識がない状態が続いたり，記憶が失われるなどして，何が起こったかわからない場合が多い。しかし家族の事情は全く異なる。連絡を受けたその瞬間から起こるすべてが，そのときの気持ちとともに深く，長く，心の奥底に刻み込まれる。そしてその瞬間に，それまでの人生はある意味で終わりを告げる。そのことを理解できるのはずっと後だが，脳損傷後の人生は，それまでの人生を求めても，もう二度と戻ってはこないのである。この喪失感をいつまでも引きずると，家族は幸せにはなれない。

　Ben-Yishay 博士は，家族セッションの1回目でこう言った。「ここにいる誰でも，今回のこと（愛する家族に病気や事故による後遺症が残ったこと）で必ずや"絶望感（despair）"を味わったことと思う。リハビリテーションが成功するかは，本人も家族も，いつその絶望感から脱出できるかということである。あなた方は，どうしてもこの現実を受け入れて，そこから再出発する知恵と勇気をもたなければならない。そして新たな自分や人生を確立する必要がある」。

　絶望感は完全になくなることはないかもしれない。しかし，そこに自分が根ざしてしまうことと，そこから離れて歩みだすのとでは，人生は全く異なるものになる。新しい人生を見つけるのは，もちろん容易なことではない。時間がかかる。このことを覚悟することが大切である。さらに，新たな生き方を模索する過程においては当然，訓練やその行為に耐えられる能力・気力などが必要になる。そのうえで，そうした道の途上で，何らかの楽しみや喜びを見つけられるようにしたい。

　これらの概念を Rusk では，エベレスト登山にたとえた図を使って説明される（図29）。以下の要素が下から上へ，山型に配置されている。

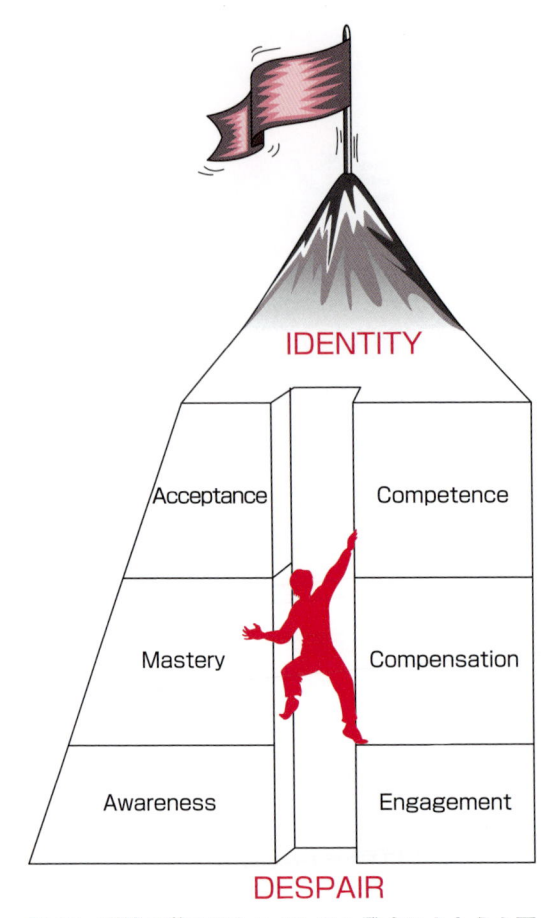

図29 訓練の道のりをエベレスト登山にたとえた図

　　　5．自己確認，自分探し，自己同一性（identity）
　4A．受容（acceptance）　4B．任に耐える能力（competence）
　3A．習得（mastery）　3B．補塡（compensation）
　2A．気づき（awareness）　2B．契約（engagement）
　1．絶望感（despair）

　この図には，2〜4までのAとBの間にロッククライマーが配置されている。山すその「絶望感（despair）」から，3段階，6種類の各経験を積んで，一番上の「自己確認」まで自分の手と足で登っていかなくてはならない。Ben-Yishay博士は「Ruskでは山登りの登り方を教え，ツールを提供できるが，登って旗を立てるのはあなた自身だ」と語る。以下に2〜4レベルの6種類の経験のそれぞれについて説明する。訓練時のスタッフの説明を記録した筆者のノートからまとめている[3]。

気づき：脳損傷による欠損の存在を知るばかりでなく，欠損と対人的・社会的活動との間にある関連性についても知る，ということ。脳損傷者はしばしば自分に欠損があること自体を否定する。したがって，まず欠損があることを認めることが肝要である。そのように自分を第三者的に，外側から見ることができるシステムをもたなくてはいけない。

契約[4]：Rusk では訓練に参加が許されると同時に主体性が求められる。つまり Rusk の訓練を受けるなら，Rusk と契約することであり，Rusk と契約したからには，リハビリテーションに求められるすべて，日常生活も人間関係も，そのすべてに関する決まりごとを自ら遂行する契約を結ぶ，ということである。コーチとなる家族との契約もこれに含まれる。Rusk 側から言えば，契約したのだから，あなたたちがしなければいけない，あなたたちの責務はきちんと果たしてもらわないと困る，ということになる。誰かに助けてもらう，誰かにやってもらう，という気持ちでは成立しない。

補塡：欠損を補塡するためにさまざまな戦略があるが，その戦略を，「いつ」，「どのように」使うかに関しては，練習が必要である。Rusk では補塡戦略の習慣化が最終ゴールである。日々の練習の積み重ねのうちに，できなくなった何かが再びできるようになったり，代わりに何か新しいことができるようになったり，そういう「またできるようになった」という気持ちをもつことは次のステップに進むための重要な動機づけになる。

習得：補塡戦略を練習して，それが積み重なり，すっかり何かができるようになることを，「習得する」と定義する。習得までには相当時間がかかるが，習得すれば，それまで苦労していたこともスムーズにできるようになる。習得は，あくまで意識して行うことだが，意識しないでできるようになるまで「習慣化」することが大切である。習慣化されれば，日常生活が限りなくスムーズに行われるようになる。

任に耐える能力：補塡戦略が習得され，習慣化されるところまで至れば，本人も家族も，「そこまでできた能力」を実感することになる。その自分の力に対する自信や実感は，リハビリテーションにとって最も大事な心理的作用であろう。

受容：そうしたさまざまな経験に裏づけられて，すべてが総合的に統合されると，脳損傷の状態をようやく「受け入れられる」ようになる。今の状態を受け入れ，"にも

---

3) 主に家族セッションでの説明だが，オリエンテーションや交流セッションで Ben-Yishay 博士やシニアスタッフが述べたことも加えた，筆者のノートの記録からまとめた。(個人資料)
4) 西洋の社会は，基本的に「契約」の概念に基づいている。神との契約，法との契約，人との契約など，「契約」によって，自らの責務を全うする必然性が生じる。

かかわらず"，限りなく普通に日常を送れるようになることは，リハビリテーションの大きな目標である。

　ここまで来てようやく登山は8合目まできた。あとは，一度は失った「自分」という存在や意味をもう一度取り戻すこと，自己を確立することである。identityに関しては「第5章　全人的プログラムの到達点」で述べる。人生を送るのに制限がついてしまった新しい自分でも自分らしくあること，あるいはそれを見つけること，そういう心の葛藤を通じて，常に自分の生き様と向き合わなければならない。生きている限りにおいて，人は変わる可能性を秘めている。障害をもつ自分を受け入れると，その自分に何ができるか，どう社会や家族とかかわっていくか，ということに希望が出てくる。そしてそんな自分を好きになることは十分可能であるとBen-Yishay博士は語る。そうして初めてリハビリテーションは成功したといえるのである。

2. 家族教育

　すべての訓練と同じように家族セッションでも，家族は脳損傷の概念，つまり脳損傷がどういうもので，それを解決するにはどうしたらよいかの考え方を学ぶところから始まる。脳損傷を学ぶことで，日常における困難が克服でき，家族自身の心の安定が得られるためである。

1）家族の学びの必要性

　すべてのセッションに参加して神経心理ピラミッドの各症状を学び，体系的な訓練の一翼を担うことで，家族も知識が増えてくる。そしてスタッフの言動を毎日見てまねることによって，ホームコーチとしての心構えが自ずとできてくる。
　家では「自分の意志を見せてくれず，そこにいるだけ」の無気力症の訓練生の家族は，家族自身が教育を受けて戦略を立てることで日常生活の困難を劇的に軽減できる。抑制困難症の訓練生，特に若くして事故にあった訓練生は，通院プログラムではよい態度で訓練に参加しても，家に帰ると人が変わったように，家族からの助言を聞かなくなり，反抗的な態度になるケースがある。障害がなければ，単なる反抗期ですむかもしれないが，障害がある場合，これは根深い問題に発展する可能性がある。つまり，ある場所では従順だが，ある場所では反抗するという構図が意図せずにでき上がってしまい，そうすると訓練で学んだことを，訓練場所以外では実践できないということになってしまうからだ。家族セッションでは，訓練生はもちろん「家族も」，訓練の意義を真に理解することが不可欠である，という概念の説明から始まる。

2）信頼される家族になる

　脳損傷を起こすと，個別のさまざまな症状に加えて，すべての訓練生に共通の問題

が生じる。それは，断続症である。記憶のギャップとともに，気づきにもギャップが生じるため，「どの戦略を家で実践するかを忘れてしまう」ということになる。

　この問題を解決するためには，段階をふむ必要がある。訓練生の通るべきステップは，次のような構図になる。

> コーチを信頼する（戦略を家で使う）　→　戦略の練習　→　戦略の習慣化　→　自立（自分を信頼できる人になること）

　リハビリテーションの最終ゴールは，戦略を家庭の中や職場で使うことができるようになることである。このような応用力・実践力が身につくよう，家族も戦略を学び，信頼されるホームコーチになるべく努力する必要がある。家族が訓練生との信頼関係を築かなければ，Rusk から自宅への訓練の応用は困難を極めることになる。

3）通院プログラム治療概念の理解

　Rusk で渡された資料の中には，家族がリハビリテーションの概念を理解するのに役立つものがたくさんあった。以下の枠内の文章は，それらの資料をまとめて筆者が訳したものである。この資料[5]は家族セッションで渡されたものであると同時に，Rusk から家族と主治医に毎月送られるメディカル・レポートの付録にも含まれている。

> **● 成功するリハビリテーションとは**
>
> 　成功するリハビリテーションとは，損傷の性質や領域に応じて機能する可能な限り最高のレベルに，脳損傷者を回復させることである。脳損傷をもつ人の，究極の，長期的な，安定した調整は，リハビリテーションの過程において互いに関係しながら独立した6つの要因の結果次第で決まる。
>
> 　その6つの要因とは以下のとおりである。
>
> 1．損傷の結果起きる問題や，暗に示していることをどれだけ気づき，理解できるか。
> 2．Rusk の治療（これにはリハビリテーションの過程で示される，コーチングや指導が含まれる）に対して，どれだけ素直になれるか。
> 3．自分の苦境をどれだけ受容し，自己を受容できるか。
> 4．リハビリテーションの過程で教わる補塡の技術を習得し，効果的かつ確実に適用する能力がどれほどあるか。
> 5．将来達成してほしい機能の自治権（つまり，自立と自己充足）が，最大限かなう

---

5) Appendix 2 : The Rationale for the Brain Injury Day Treatment Program : Its structure, priorities of intervention, and remedial techniques, 2004 年春夏サイクルの家族セッションで配布された資料より。（個人資料）

こと。
6．リハビリテーションで獲得した効果がずっと続くことを確実にするための補助的環境のタイプやその強度，頻度。

　家族がリハビリテーションの根拠や意味を理解することは，医療機関に頼らずにより自立した自宅の環境をつくっていくうえで重要なことである。医療機関もリハビリテーションの介在の意味を家族に説明し，家族を教育することで，さらに患者が効果的にリハビリテーションの結果を出せるようにする努力が必要なのではないだろうか。

4）成功するリハビリテーションのための要因

　資料や家族セッションでは，6つの要因のそれぞれについてさらに詳細に説明される。

気づきと理解

　リハビリテーションの介在に最大限こたえられるようになるため，また究極のリハビリテーションに必要なその他の目標を達成できるようになるために，訓練生は次のことをしなければならない。
1．自分の欠損の中核をなすものの性質を知り，理解する。
2．自分の機能が現在そして将来どうなるかについて大まかに理解する。
3．究極的な機能の回復には限りがあるという事実を理解して受け入れる。そのうえで，将来への現実的な希望を発展させる。

　リハビリテーションがなぜ必要かということに関しては，家族が前頭葉機能不全の性質を真に理解することが不可欠である。また，リハビリテーションの限界を知って機能回復に限りがあることを受け入れることは，やがて現実的な希望をもつための近道となる。

　さらに，リハビリテーションを真の意味で機能させるために，オープンな心をもち，他の人からの言葉を素直に聞き入れられる心をもつことが大切である。

素直に心を開くこと

　訓練生の将来の生活において，不自由な症状や適応できない振る舞いから開放されて再調整できるようにするためには，リハビリテーションの訓練生は十分に素直でなければならない。成功するリハビリテーションに必要な従順度には，次のことが含まれる。
4．他の人からの思いやりのある表現にきちんとこたえられる力，そして他の人の

努力をまねすることにより奮い立たせられること。
5．他の人たちに適応できない，あるいは認めてもらえない振る舞いを，変えようとする意志や変えられる力。
6．人からの助言を聞こうとする意志，そしてコーチングや他の人たちからの訂正を受け入れようとする意志。
7．適応できない振る舞いを無効にする，新しく学んだやり方を，確実に練習する力。

　「受容」はおそらく最も難しいことの1つである。前頭葉機能不全とその状況が永遠に続くことを「受け入れる」ということはすぐにできることではない。しかし，訓練し続けることで，心では認めたくなくても，現実の問題を見ることになり，徐々に欠損の性質を認めざるを得なくなる。そして戦略が少しずつ身につくさまも見ることにより，ネガティブなことばかりでなく，希望ももてるようになる。そういう意味で，以下の「受容」と「補填力」の項目は，切っても切れない関係にある。

受容
　自分の苦境を受け入れること（自分の新しい現実と生きていくことを学ぶこと）ができる力は，非常に多くの部分を，どの程度，上述の2つの「目標」（「気づき」と「従順」）を達成するかにかかっている。具体的には，「受容」は以下のことから成り立っている。
8．損傷が多くの点で人生を変えたという現実を，穏やかに受け入れる（あきらめるべきはあきらめる）。
9．しかし，残存していて使える選択肢が加わり，人生はまだまだ意義深いと感じられる。
10．自分の今のライフスタイルから，何らかの楽しみや満足を引き出す能力。
11．自己尊重における進歩（自分自身を，自分と同様，他の人からも尊重されるだけの価値があると，見ることができる力）。

補填する能力
　機能調整のレベルがどこまで到達するかは，訓練生が，人生のあらゆるところで機能することを妨げているさまざまな欠損をどれだけ補填できるか，その能力にかかっている。これらの欠損を最大限補填する能力とは，気づきと従順さと受容の領域で，必要最小限度のことをうまく達成できるかどうかで決まる。実際には，補填能力は以下のことから成り立っている。
12．さまざまな道具や記憶，自分へのキューとなる戦略を採用して確実に使おうとする意志と力。これらの戦略は，問題を解決するための計画立てや優先づけに必要であるが，同時に断続症によって生じる記憶のギャップを補填するためにも必要である。

> 13. 新しい情報を学習し，身につけ，記憶にとどめ，しかも確実に思い出すことができ，応用する力(言葉による発想力や，実際の行動日課が含まれる)。
> 14. 予期せぬことが起こったとき，その場で事態を解決する力。
> 15. 仕事や勉学において，また対人領域において，日常生活が最高に機能するのを妨げている，その人の核心的な認知行動的障害を補填する力。

5）自立と支援環境の整備

　自立の問題は，訓練生とその家族の最大の現実的問題の1つである。ただこの問題の具体的な目標は個々の家族のケースによりまったく異なる。それぞれのケースで求められている自立の形を模索する必要がある。

> **機能の自立をどれだけ獲得できるか**
> 　将来の生活において訓練生がどれだけ自立できるかは，先に引用したリハビリテーションの過程での目標(気づき，素直さ，受容，そして補填)を達成するにあたり，その人がどれほど成功を積み重ねていくかにかかっている。この点で，以下のような具体的な問いに答えなければいけない。
> 1. 訓練生は現在，基本的な日常生活をどのくらい独立して送れているか？　そしてこの領域において，Rusk の訓練治療の可能性を完全に達成してきたか？
> 2. 訓練生は，職業訓練の段階に進む準備ができているか？　もしできていなければ，今後も認知や対人関係の治療的介入から，具体的には何を得られると見込まれるか？
> 3. 訓練生は，経済的かつ社交的な事柄に関して，適切で的確な決断ができる自己能力を発揮するために，Rusk の訓練治療から最大限の利益を得ているか？

　最後にプログラム修了後の訓練生の環境づくりについて，何を考えていくべきかが述べられる。

> **環境を補助する必要性**
> 　Rusk での実際のリハビリテーションが終わった後，ベストの状態で機能するためには，さまざまなタイプの環境補助を考える必要があり，そのため以下の具体的な問いを検証しなければいけない。
> 1. 訓練生は家族から，どのような助けやコーチングをすすんで受け入れなければいけないか？
> 2. 家族は，プログラムから提供された必要な「コーチング術」を，しっかりと準備できたか？　たとえば「子供っぽく接したり」，「品を落としたり」，必要をはるかに超えて「保護的」になったりしていないか？

> 3．このプログラムが終わった後，訓練生の安定した調整のために，さらに専門的な能力維持の治療が必要か？　時として，断続症がリハビリテーションで学んだ補填の正しい適用を妨げ，訓練生のやる気を退化させる，というようなことが起こり，これを阻止するために治療継続が必要なことがある。

　家族セッションは単なる心情吐露の場ではなく，家族が障害をどう受け入れるかの学びの場でもある。家族は訓練生の信頼を得るコーチとして自立することが望ましい。訓練生とともに家族も新たな生活環境に向け，心を養い，補填する力をつけて，希望を失わずに生きていきたい。

3．コーチング技術

　家族にとって Rusk での訓練のゴールの1つは，良い「コーチ」になることである。訓練生は断続症のために，戦略を使う意識や気づきへの意識が途切れ，訓練の継続性を維持できないことがしばしば起きる。そうした困難な状況に最も必要なサポートは，障害を本当に理解している家族が Rusk 外での「コーチ」として，「欠損による問題が起きているそのときに」訓練生が心から信じられる助言をすることである。

1）コーチングの技術の必要性

　家族は訓練生との日常とは一線を画して，訓練の延長としての「コーチ」として，コーチングの技の習得に取り組む必然性が生じる。なぜならば，訓練生との関係（夫婦，親子，兄弟姉妹など）が何であれその家族としてではなく，もう少しプロフェッショナルな関係にならなければ，訓練生は聞く耳をもたないからだ。

　家族セッションでは，何週間にもわたり「コーチングの技術」についてスタッフから学ぶ。このセッションでは，家族が Rusk 外での訓練生の問題を語りあいながら，スタッフが問題点をまとめ，それらに対するコーチングの考え方を講義する。主に訓練生の心理的作用に逆らわずに，効果的にコーチングできる技術の習得の伝授となる。コーチング技術の習得には相当な努力がいる。相手はもう子供ではないし，将来が嘱望された学生の場合や，社会で立派な仕事を成し遂げた一家の大黒柱，あるいは家族のかなめであった母親の場合もある。そういう相手に，日々ことあるごとに何かを指示したりコーチしたり，本来なら必要のないことをしなければならない心の葛藤と自分で戦いながらの学習となる。

　コーチングの技術には，ふさわしいタイミングや，言葉の使い方が含まれる。訓練生の症状を熟知したうえで，正しいときに正しい言い方で声を掛けたい。それを実行するためには，コーチとなる家族も Rusk での訓練に参加することで，障害を真に理解し，最高のサポーターとして成長する必要がある。

以下の囲みの文は，筆者が参加したおりの家族セッションでの資料[6]を訳したものである。枠外に筆者のノートを付け加えた。

2）コーチングの前提条件

> **コーチングの前提条件**
> コーチングをどう使うかは，訓練生が以下の能力があるかどうかによって決定される。
> ・従事する（覚醒や神経疲労の程度による）。
> ・感情を制御する，フラストレーションに耐える，衝動性を抑制する。
> ・自発的に行動し，発想を生み出す。
> ・注意の焦点を合わせる，そして集中力を維持する。
> ・情報を理解し，表現するなど情報処理を正確に行う。
> ・自分の過ちを記憶し，過ちから学ぶ。
> ・論理的に組み立て思考する。
> ・系統的に分類・整理し，優先順位をつけ，計画を立て，実行する。
> ・自己モニターし，問題を予防し適正に解決する。
> ・相手を思いやり，人とつながる。

コーチングは，「コーチするとき」を誤ると全く意味のないものになってしまう。訓練生が何かの理由でコーチングを聞く耳をもっていないと，コーチングされたことを心にとどめることはできない。

この表には神経心理ピラミッドの下から順に，症状＝問題点が起こる可能性が具体的に書かれてある。脳損傷者にとっては，脳が基礎レベルから「きちんと準備されている状態」をつくる，ということがコーチングを受け取るための前提条件となる。

3）コーチング契約の有用性

> **コーチング契約の有用性**
> コーチングの「決まりごと」を確立するために，訓練生とコーチの間でコーチングの契約を結ぶことの有用性は，以下のとおりである。
> ・コーチも訓練生もコーチングの関係における各々の責任に関して，明確な期待感をもつように発展させることができる。
> ・訓練生に自己をコントロールする新たな感覚をもたせる。つまり，訓練生は，何をどうせよと命令されて行うわけではなく，助言に従うか従わないかは，自

---

[6] 家族セッション（2004年秋冬サイクル）での資料 "Art of Coaching" より。（個人資料）

> - 訓練生がコーチングを拒否した場合，それは彼らの疲労感やイライラや，感情の洪水のレベルを反映しているかもしれない。そのときは休憩が必要である。
> - コーチングを拒絶するという訓練生の決定を尊重することによって，あなたが彼らとの境界線を尊重していることを示す。また，彼らの頭がいっぱいでコーチからの入力を操作できないかもしれないとあなたが理解していることを示す。
> - 契約を正しく結ぶことで，コーチングがいい加減なものでなくなり，したがって拒否感を生み出す可能性を減らすことができる。
> - コーチの許可をもらうことで，訓練生とコーチの双方に「遅れ」をつくることができる。「遅れ」とは，反応する前に，一瞬立ち止まって考える時間，ということである。

　抑制困難症の訓練生は特に，家に帰ると家族からのコーチングを受け入れないということが多い。「契約」という概念は，「神との契約」で信仰が成り立っているキリスト教やユダヤ教の教えが根底にある。彼らにとって「契約」は「絶対に守らねばいけないもの」として存在している。仏教の教えでは「契約」という言葉はあまり使われないので，ここでは「約束事」という言葉に置き換えてもよいだろう。訓練生がコーチングを，その家族との「約束事」とし，それぞれの家庭内でのルールに則って実行することは，戦略の練習という意味ばかりでなく，人との関係改善においても意義深い。

4）契約の確立

> **契約の確立**
> 　コーチングを始める前に，コーチングの契約（約束事）を確立する。
> 1．訓練生にコーチングの許可をもらう。
> 2．よく話し合い，どの問題点に焦点を当てるかについて，前もって同意しておく。
> 3．コーチングがどのように行われるか（つまり，どういう状況のときにするか，問題が起こったときかその後か，など）に関して同意を得ておく。
> 4．訓練生と協力して，コーチがどのように介入するか（たとえば，サインを出すとか，助言をするとか，感想を言う，など）に関して決めておく。

　訓練生に主体的に協力してもらい，コーチングの約束事を確立しておくことで，欠損による問題が起きたそのときに，家族が介入することの許可を得ておく必要がある。特に大人の訓練生に対して，事前にコーチ方法や目的について同意を得ておくことは，コーチすることでその人の尊厳を傷つけないよう配慮する意味をもつ。事前に話し合い，訓練生主体で約束事を決め契約を結んでおけば，実際に欠損による問題が

起きたときに，コーチングを受け入れてもらえる確率がはるかに高くなる。訓練生が自らの意志で決めたことだからである。家族はそのことを訓練生に思い出させることを含め，常に冷静な対応を身につける必要がある。

5）コーチングの原理

> **コーチングの原理**
> - 落ち着いていて，「客観的」なときにのみコーチする。
> - コーチされる側が「接近可能な」ときにのみコーチする。接近可能なときとは，疲れすぎていない，情動の洪水が起こっていない，イライラしていない，などのときのこと。
> - コーチは常に許可をもらうこと。コーチされる側は，許可する際，自分の尊厳を保ち，コーチングの関係における活発なパートナーの役割を果たすこと。
> - 選択的であること。主要な問題を1つ選ぶこと。「弾丸のように」次々に注意すると，「うるさくガミガミ言われる」体験になってしまう。
> - まず肯定的な言葉（つまり，すでに示されている進歩や，尊重してほしいあるいは認めてほしいという思い）で始めて，次に問題にしたい点を指摘し，最後は建設的な助言をする（これを Rusk では「サンドイッチ技法」と呼んでいる）。
> - 本人に「何をしなさい」とは言わないように。質問，助言，推薦の形のほうが聞いてもらいやすい（「こうするほうが良いと思うけど……」，「助言してもいいですか？」，「ちょっと聞きたいことがあるのだが……」，など）。
> - 善悪を決めるようなものの言い方や，批判的な言い方は避けるように。訓練生の言葉や行為が，他の人にどのように聞かれ，影響を与え得るか，ということを示すような形で意見を述べるようにする。
> - できる限りユーモアを使うこと。

これらの原理を守ってコーチングすることは，実際は家族にとってほとんど修行の世界に等しい。うまくいかない日常の中で，家族は多くのことに耐えているので，ひとたび口を開けると「弾丸」のように，注意や文句，あるいは非難や存在否定，と傷つけられるだけ傷つける形で相手への思いが噴き出す気持ちになるかもしれない。この気持ちを家族が抑制するためには忍耐力が必要である。しかしこの原理をできるだけ守ることは，リハビリテーションの近道である。家族の言動が，訓練生の情動に火をつけてさらなる怒りを誘発してしまうことはよくある。双方が落ち着いて相手の言葉に耳を傾けられたら，これほど効果的なことはない。家族はとにかくこの原理を胸に秘め努力するしかない。

6）サンドイッチ技法

> **サンドイッチ技法**
> 1．肯定的な言葉で本人をプラス思考にするところから始める。
>   - 「あなたは正しい決断を下したいでしょう？ こういうときには……」。
>   - 「あなたは品格があると尊敬されたいでしょう？ それならば……」。
>   - 「以前はこういう場合，助けは必要なかったと思うけど……」。
>   （このように言うことで本人の尊厳を保つことができる）
> 2．問題点をはっきりさせる。
>   - 「私がよく見て感じたことを言ってもいいですか？」
>   - 「神経疲労があるように見えます。～するのが大変になっているのではないですか？」
>   - 「あなたはイライラしてきていますよ。あなたが言ったことは，～するのを妨げていますよ」。
> 3．建設的な助言をする。
>   - 「こうしたらどうですか……」。
>   - 「助言をしてもいいですか？」
>   - 「ちょっと休憩をとったら助けになると思いませんか？」

　通院プログラムでは，ポジティブ・フィードバックを「対人セッション」で毎日訓練している。対人セッションでスタッフが率先して使っている技法が，この「サンドイッチ技法」である。スタッフのものの言い方や考え方を注意深く模倣していくと，知らず知らずの間に素人だった家族も，コーチのプロに変身していく。訓練生が信頼できるコーチのプロにならなければ，訓練生の心にコーチングは届かない。

7）伴侶へのコーチングと成人息子・娘へのコーチングの違い

> **伴侶へのコーチングと成人息子・娘へのコーチング**
> 　伴侶へのコーチングと，ある程度の年齢に達した子供へのコーチングでは，以下の点が異なる。
> 〔伴侶へのコーチング〕
>   - 脳損傷をもった伴侶は，自分の役割を何も果たすことができず，自尊心を失うということが起こりやすい。
>   - コーチする許可をもらうことで，夫婦の関係における本人の役割が「平等になる」助けとなる（自分で決断でき，自分で何かを選択でき，人からの影響にまどわされない力をつけることで，主体性を感じてもらう）。

〔ある程度の年齢に達した息子・娘へのコーチング〕
- 脳損傷をもつある程度の年齢に達した息子や娘は，自立を再び勝ち取ろうとコーチングに激しく抵抗する。彼らにコーチの許可をもらうことは，あなたがまだ彼らに敬意をもっていると伝えることでもある。そして，彼らを再び従属的な子供であるかのようにコントロールしたいと思っているわけではない，ということを伝えることでもある。

コーチングは相手の立場や年齢でこのように異なる。仕事をしてきた伴侶と，やっと大人になったつもりでいる子供とは，コーチングへの心構えが異なる。どちらもコーチの許可を得ることが基本だが，家族の側からは，相手への尊厳を失わないよう，相手に合わせて注意してコーチする必要がある。さらに症状によっても，コーチングの仕方は全く異なる。エネルギー過多な抑制困難症の訓練生と，エネルギー過少で自発性に乏しい無気力症の訓練生では，かける言葉もタイミングも異なる。

　　ある日の家族セッションのときのことを紹介したい。そのサイクルでは，筆者以外の訓練生は全員，抑制困難症であったこともあり，いかにして抵抗する訓練生にコーチングを素直に聞いてもらうか，という話に終始していた。そのなか，筆者が一言「抵抗してくれるだけでもよいではありませんか。私は抵抗くらいしてもらいたい。何を言っても抵抗すらないのはとても寂しい」と発言したところ，スタッフをはじめ一同の空気が凍りついたことをよく覚えている。一瞬の沈黙の後，「粧子の今の発言で，無気力症の人の家族の本当の苦しみがわかりました。そこまでとは今まで思いませんでした」と Reyes 先生が真剣に正直に発言した。その一言で，筆者の心はどれほど救われたことか。
　　後になって思うのだが，こういうことを家族は心から欲しているのである。家族セッションで障害を治すことなどできない。しかし真に共感し共感され，心を癒し癒されることはできる。このときの Reyes 先生の一言は，筆者の心に深く響いた。ちなみに Reyes 先生は NY 大学を首席で卒業され，Rusk でも最高に実力のあるスタッフの 1 人で，無気力症について学問的に完璧に理解している。その Reyes 先生がそのように謙虚な気持ちでそういう一言を発したことは，「家族の苦しみに耳を傾ける」という基本の行為をして見せてくれた，スタッフの見事な対応力と，学び続ける謙虚な心を表している。プロの真髄を見た思いがした。

8）コーチ自身の変革の必要性

コーチ自身の変革の必要性
　コーチ自身も，いくつかの重要な点で自分が変わらなければいけない，ということを悟る必要がある。
- コーチの入力操作は十分練ったものであり，そのとき起こる，突然の反応であっ

- コーチは，訓練生の問題は脳損傷によって引き起こされた器質性障害であり，人格の欠点や欠陥ではない，ということを常に心にとどめておかなければならない。
- コーチはタイミングをいつも見計らって，訓練生がメッセージを聞ける最もよいときがくるまで，コーチングを延ばすことができなければいけない。
- もしコーチが怒っていたり，混乱していたり，何かにとらわれていたら，メッセージが客観的に，思慮深く，思いやりをもって伝えられるようになるまで，コーチングは遅らせなければいけない。
- コーチは，訓練生が問題解決をしたり，すべての情報を考えられるよう，助言を与えたり助けたりしなければならないのであって，訓練生にどうしなさいと命令するべきではない。

　訓練生は「聞く耳をもつ努力」，「積極的に自分を向上させる努力」を常に強いられることは言うまでもない。家族も同様である。変わってしまった大事な家族のために，「相手に敬意をもちながら，必ず効果が上がるように助言する努力」，「自分を変えながら，家族とのつながりを維持する努力」，「自分を抑制して，穏やかに助言する努力」などを一生続けることになる。大きな努力だが，人間として当然の努力でもあろう。ただ無心に，自分の目の前の，通らなければいけない道を一所懸命歩いていくのみである。

9）コーチングの技術のまとめ

　コーチングは1日にしてならず，訓練を重ねてようやく身につく技術である。基本を押さえ，家族も常に学ぶ姿勢で，訓練生と対峙する必要がある。本節では家族が習得すべきコーチングの概念や，手法，有用性などについて，家族セッションでの学びを中心に紹介した。Rusk では，訓練生に対してコーチングをいかに受け入れるかの訓練も徹底して行われる。訓練生は，各セッション時におけるスタッフからのコーチング体験や，ピア・カウンセラーからの体験談や助言，交流セッションにおける数々の意見交換などを通じて，コーチを素直に受け入れることの大切さを学ぶ。

　さらに個人カウンセリングの時間に，訓練生と家族からコーチングに関する問題があれば話を聞き，時間をかけて解決していく。常により良い自分を求めて自己を改善させることも，コーチングの技術を磨く努力をすべてのセッションで見せてくれている Rusk のスタッフから学んだことである。

　家族はコーチングの技術の向上を通じて，訓練生の前頭葉機能不全に対して少しずつ「受容」ができ，それが家族自身の自己同一性への大きな原動力となる。

第5章

全人的プログラムの到達点

　Ben-Yishay博士は，長年にわたるRusk研究所での療法の研究の結果，多くの患者が損傷による限界を受け入れ，リハビリテーションで成し遂げたことの意味を探すことができるほどの心の平静さをもち，損傷で大きく傷ついた「自分」を再構築できるようになったと結論づけている（本文p. 253より）。

第5章　全人的プログラムの到達点

1　自己受容と自己同一性

1. 自己受容

　Ben-Yishay 博士は 2008 年 12 月の論文[1]で，Rusk の全人的治療法の効果と正当性について説明しているが，それまでの誤ったアプローチと 1950 年代からの動きについて次のように述べている。

　　外傷性脳損傷者のリハビリテーションに関する従来の誤ったアプローチは，重篤なケースと軽〜中程度のケースを混同して同様の評価診断を下し，特定の治療法を目指したことであった。1950 年代から 1970 年代にかけての研究は，神経心理学的リハビリテーションの有効性と正当性を裏づける療法や戦略や評価法を形づくる機運に突き動かされていた。

　1970 年代後半までに Ben-Yishay 博士と Diller 博士は，K. Goldstein 博士の Organismic Theory[2]が，神経心理学的リハビリテーションの概念の基盤になると結論づけた。Goldstein 博士の理論は急性期後の神経心理学的リハビリテーションとその運用に対する従来のアプローチに変革をもたらした。Ben-Yishay 博士は前述の論文で，Goldstein 博士の理論の核心を，「1) 診断に関する考察」と「2) 治療に関する考察」に分け，8 つのポイントから紹介している[3]。その 8 つのポイントとは以下のとおりである。

1）診断に関する考察

1. 脳損傷後の機能不全は生物学的原因と行動学的原因が結合した，あるいはその相乗効果によるものである。この場合の生物学的原因とは脳の組織損傷や機能不全のことである。行動学的原因とはおそらく次の 2 つの要因が結びついたものであろう。1 つは破滅的反応（極度の不安の徴候[4]）に対して，「有機的組織体防衛」として働く，まだ損なわれていない生まれつきの能力[5]が使えなくなるこ

---

1) Ben-Yishay Y, Diller L：Kurt Goldstein's holistic ideas：An alternative, or complementary, approach to management of traumatically brain injured individuals. US Neurology 4：79-80, 2008
2) "Organismic Theory" は Goldstein K 博士の著書 "The Organism：A Holistic Approach to Biology Derived from Pathological Data in Man"（初版：1934, Oliver Sacks 博士による序文つき：2000）に示されている理論からの造語と思われるが，「有機的組織体理論」という意味である。
3) Ben-Yishay Y：脚注 1, p.79-80。
4) Ben-Yishay 博士は序の中で（脚注 1），"catastrophic" responses を（signs of extreme anxiety）と説明している。
5) これは心理分析的な「防衛のメカニズム」ではなく，人間がもって生まれた組織体としての防衛本能のことであると Goldstein は強調している（脚注 2 に同じ，Goldstein，p.65，1952）としている。

と。もう1つは，その結果，患者が破滅的状況に陥ったときに見せる徴候である。それは「有機体全体が機能不全に陥る徴候で，重度不安のときに現れる特徴すべてを示している」。
2. 診断の際には，表面に見えている様相から症状を判断してはいけない，という仮定が最も大切である。患者の隠された能力は表面からの振る舞いだけでは見過ごされる場合があり得る。Goldsteinによると，「脳損傷患者は健常者と同じく，可能な限り自分の可能性を実現させたいという，人間が本来もっている思いに駆られている。その思いに気づくことが，症状を解釈するときに重要」である。

2）治療に関する考察

3. Goldsteinの理論の基本的な前提は，状況がうまく整い構造化されれば，患者は状況に応じた能力が発揮できる，とするものである。つまり，傷ついた有機体を復元することができない場合でも，患者の環境が周囲の人たちの協力でうまく整い構造化されれば，患者はまだ残存能力を発揮できるということである。破滅的反応が減少して状況に対処できるようになれば，患者は「自分は健康である」と感じることができる。
4. しかし「健康であるためには，周囲の人たちからの制約を受けつつ生きていくことができるように，患者の性格を変革することが求められる」。こうした制約を受容できる者のみが，「制約にもかかわらず，自分の人生には価値がある」と感じることができる。
5. リハビリテーション治療の主な目的は，脳損傷者が「健康である」ために，さまざまな制約を受容できるようにすることである。
6. 脳損傷者は認知的にも情緒的にも機能不全に陥っている。したがってリハビリテーションの過程において破滅的反応が起きないよう注意しながら，患者が自己の欠損についてできる限り詳細に理解できるように，課題を構成する。
7. 脳損傷者に対して何に取り組み，どういう治療薬を用い，どういう治療を行うか計画を立てるとき，治療者は「どの症状を取り除き，どの症状を残すかを決めなければいけない」。
8. さまざまな異なる治療のやり方から，その患者のニーズや能力にあった最善の方法を見つけ出さねばならない。というのも，患者と治療者との間に共同体意識が存在しなければ，治療は成功しないからである。

そして全人的プログラムの正当性についてBen-Yishay博士は以下のように述べている[6]。

---

6) Ben-Yishay Y：脚注1，p.80。

一般的な機能回復プログラムがスキルを発展させることに力点を置いているのに対し，全人的プログラムではスキルは大きなプロセスの一部として捉えている。そこでは患者を「ここは安全」という感覚に導き，不安や自己防衛の気持ちを取り除いて学べるようになっている。そうした療法は，患者が自らに潜在する力を知り，と同時に自分の限界に気づくことを可能にする。全人的アプローチは，特定の治療すべき領域と，絶望と否定の中で苦しんでいる患者への思慮深い臨床手腕との間をうまくバランスをとっていくことにほかならない。患者の注意力，記憶，論理的機能の限界を知り，患者の家族がどれほどの役割をこなせるかを考慮し，患者が現実的に追い求めることのできる仕事を考慮することが大切である。

　Ruskの訓練は患者個人のスキルアップのみを目指すものではない。全人的教育によって，家族や社会とのかかわりの中で，患者が自らに生じた限界を受け入れ，残された能力でいかに生きていくかを模索する能力を引き出す。そして再び自己の存在価値を見つけ，努力する自分が好きになれるような「心の教育」と「思考の教育」を授ける場所である。

　神経心理ピラミッドの頂点，つまり通院プログラムのゴールとしてBen-Yishay博士が構築を目指したことは，自己同一性の実現である。この「自己同一性」あるいは「自我」について，次項でさらに詳しく述べたい。

2. 自己同一性

　『神経心理学リハビリテーション』の2008年12月号掲載の序文[7]の中で，Ben-Yishay博士は「自分は何物か(identity)」ということを言及している[8]。

　　W. Jamesは『心理学の原理(The Principles of Psychology)』(1980年)で「自我(the self)」を「これが私と言えるすべて〔all that (a person calls) ME〕」と定義している。Jamesは「社会的自我(social self)」(仲間から認識された自分)を「精神的自我(spiritual self)」(内的および主観的存在，そして自分の最も心奥の部分である精神の持ち物や性質)と区別した。この個人的自己同一性(personal identity)は，個人個人が「現在の自分と昨日の自分が同じである感覚」として経験している，とJamesは論じている。しかし，自分が「同じである(sameness)」〔つまり持続性(continuity)〕という知覚(perception)は，子供時代の経験の個人的な思い出によってのみ与えられる。その思い出とは，Jamesによれば，思い出についてまわる「温かい」，「親密な」感情である。ゆえに，もし自分でその感覚を呼び出すことができないなら，いくら両親から子供のときにした「賢いこと」について語られようと，それが自分であるという感覚には含まれない。

　　自分というものを持続させるために必要なことの1つは，そういう「親密な」個人的

---

7) Ben-Yishay Y：Foreword. Neuropsychol Rehabil 18：513-521, 2008
8) Ben-Yishay Y：脚注7, p.513-514。

な思い出の連続である。なぜならば,「もしある日起きて自分の過去の経験が何も思い出せないとしたら,その人は,自分は別人になってしまったと感じるだろう」とJamesは述べている。かくして,自分とはという感覚の持続を当たり前のものとして捉えることはできないと,Erik Erikson(1950年)は戦闘ノイローゼ(combat neuroses)に苦しんだ退役軍人を観察して次のように言及している。「私が最も印象深かったことは,彼らに自己同一性の感覚が失われていることだ。彼らは自分が誰かはわかっていた。しかし,主観的に言わせてもらえば,彼らの人生はもはやつながりがなく,もう二度とつながることもないだろう,という感じだ」。同様に,その数年後,Laing(1962年)はある病理学上の条件のもとで,ある人々は共通した非現実の感覚,一時的な持続性の欠如,そして混乱した自己同一性を顕した,と述べている。

Ben-Yishay博士は,長年にわたるRuskでの療法の研究の結果,多くの患者が損傷による限界を受け入れ,リハビリテーションで成し遂げたことの意味を探すことができるほどの心の平静さをもち,損傷で大きく傷ついた「自分」を再構築できるようになったと結論づけている[9]。

そして「自己同一性(ego-identity)」に関して,Erik Eriksonによる帰還兵たちの後遺症に関する研究が脳損傷患者の神経心理学的リハビリテーションに適しているとしている。さらにEriksonの定義でははっきりしなかったが,YankelowichとBarretの研究でego-identityには3つの構成要素があるとしている。それらは,①模倣の統合としての自己同一性,②1人の人が一生を通じて感じる変わらぬ自己同一性,③自己を定義する同一性,である[10]。

YankelowichとBarretは,Eriksonの自己同一性を次のようにまとめている。自己同一性は「子供から思春期を経て大人に至る間,模倣,内省的態度,価値観の蓄積が統合して＜自分自身＞を感じるように変わっていく最高点の形である。統合された自分自身とは,のちにその人が自身や,自分の周りや,自分の人生と一体になっていると感じる経験をすることである[11]」。Ben-Yishay博士はここでRuskのピア・カウンセラーとなった数名の訓練生たちの例をあげ,Ruskの訓練が身についたおかげでいかに彼らが「自分の価値を再発見したか」,「自分の存在に意味を見いだしたか」,「自分や家族が好きだと言える自分をつくったか」など彼らの言葉を引用して紹介している。

この論文を待つまでもなく,Ben-Yishay博士は通院プログラムの中で常々「自己同一性」について次のように述べていた[12]。「自己同一性とは,神経心理療法の観点からすると＜自我(the self)の確立＞,つまり＜自分は何者かを見つけること＞,＜自分自身を確立すること＞,＜〜する自分が好きであること＞という意味である。君たちは,

---

9) Ben-Yishay Y：脚注7, p.514。
10) Ben-Yishay Y：脚注7, p.514。
11) Ben-Yishay Y：脚注7, p.515。
12) 筆者のノートより。(個人資料)

戦略を身につける訓練をして，その先に自分をもう一度見つめて，脳損傷を得てしまったが自分にはこれができる，自分のここに価値がある，と言える自分を確立していってくれることを願っている」。

このように Ben-Yishay 博士は，訓練生とその家族が目指す最終ゴールを「自己同一性」の再構築とし，神経心理ピラミッドの頂上に据えた。脳損傷による認知機能の欠損を所有してなお，「自分が自分でいる」，「自分を好きになれる」気持ちをもつためには，座して待っていても何も起こらない。自分の欠損の性質や特徴を学び，自ら戦略を立てて，戦略が習慣化するまで(あるいは習慣化しても)日々努力する。自分が属する共同体の周囲の人たちとの心の交流も学ぶ。相手を思いやる共感性も身につける。このようなさまざまな努力のなかに，それらを成し遂げることができる自分を発見する。

損傷後の自分は確かに損傷前の自分とは違う。しかしこうした一連の努力が積み重なっていくとき，訓練生は確実に自分の可能性と新しい人生の目的を再認識することになるであろう。そうして得た「私」という存在感は，患者と家族がこれからの人生を自分で切り開いていくための最大の心のよりどころになるはずである。

第 5 章　全人的プログラムの到達点

2　尊厳の確立

1. 尊厳

　　国連の世界人権宣言の中に「All human beings are born free and equal in dignity and rights（すべての人間は自由に生まれ等しく尊厳と権利を享有する）」とある。通院プログラムの中でたびたび登場する"dignity"という言葉の意味を，筆者はこの宣言での使い方と同じように解釈している。英和大辞典によると dignity とは，「（精神・人格などの）尊さ，尊厳，高貴，気高さ」という意味である[13]。

　　脳損傷による障害によって制限や限界が生じたからといって，その人の価値が貶められたり，自ら貶めることはあってはならない。しかし同時に，本人は自己に生じた問題を解決する努力を示して尊厳を保たなければならない。

1）尊厳を保つために

　　Rusk の訓練の中で「尊厳（dignity）」という言葉がたびたび登場する。訓練生が自分に対して「尊厳を保つ」とは「自分自身に誇りをもつこと」，すなわち「自分の発言や行動に関して，自分を卑下することのないような自分でいること」であろう。

　　脳損傷者は，以前できていたことができなくなることにより能力が低く見られ，馬鹿にされて心が傷つけられる可能性がある。また，新しい何かができないために存在価値が軽んじられ，以前よりも大事にされないことで，自尊心が傷つく可能性もある。家族が脳損傷者になった場合，家族自身も自分を孤立させるような考えや，悲観的で被害者的な発想，人や病気を責める気持ちをもちやすくなる。これらすべての感情は，自分自身の尊厳を失わせる大きな要因となる。

　　脳損傷者の，あるいは脳損傷者との実生活において，さまざまな困難に直面しながら，人間としての品格を保って毎日を送ることは難しい。問題が起きると尊厳など忘れ，あらゆる理由をつけて逃げ込んでしまう。筆者もコーチングの原理を理解しながらも，日々の生活において制御できない自分を腹立たしく思い，反省することしばしばである。しかし Rusk でも常に鼓舞されたように，いつからでも遅くない自己改革とその先にある品格の回復に大いに夢を託したい。

　　「自分を好き」でいるためには，努力を惜しまないことである。尊厳とは何かを考え

13）新英和大辞典（第 6 版，p. 684，研究社，2002）より。

ることは，神経心理ピラミッドの頂点に向かう訓練の集大成を，自ら形成していくことにほかならない。

2）スタッフが示す尊厳

　Rusk のスタッフは訓練のあらゆる機会に，訓練生の尊厳を大切にし，家族の尊厳を思いやり，スタッフ自身の尊厳が誇り高いものである姿を見せてくれる。

　スタッフ自身がコーチングを受ける姿を訓練の中で見せてくれることは，特に示唆に富んでいた。世界最高レベルのプロ集団のスタッフでありながら，対人セッションのときなどにコーチ役のスタッフが，Ben-Yishay 博士や Daniels＝Zide 博士らシニアスタッフからコーチングを受ける。「コーチへのコーチングをしたいのですが，いいですか」と言われて，訓練生への質問の仕方や話のリードの仕方などのコーチングを全員の目の前で受ける。時には Ben-Yishay 博士自身も，訓練生固有の言葉の使い方など，普段接している担当カウンセラーであるスタッフから何か提言を受けることすらある。

　対人セッションのフィードバックの 3 つ目の項目に「コーチングをどう受け入れるか」という項目がある。主役の訓練生は「品格をもって (gracefully) 素直にコーチングを受けることができたかどうか」について，参加者からのフィードバックをもらうことは「第 3 章 体験から見えた通院プログラムの詳細」で詳しく述べた。このことをスタッフ自身が実践して見せてくれているわけである。自分のやり方に固執せずに，常により良い方法で何事にも立ち向かう姿を，スタッフの姿から学ぶ。

　また，家族セッションのときのスタッフの姿も心を打たれた。スタッフは「あなた方ご家族が症状を一番よく知っているのです。訓練生を最もよくわかっているのはご家族ですから，われわれはご家族の話から多くを学ばなければいけません。この時間はわれわれスタッフにとってとても大切な情報源であり，学びの場なのです」と常々話していた。日常生活においてつらく苦しい思いをしている家族にとってこの言葉は，本当のことを理解してくれる人に出会ったと感じられる言葉である。このときのスタッフの謙虚さは，真のプロフェッショナルであると感じた。

　家族セッションは家族への教育の場でもあることは，「第 4 章 心のケア」で詳述した。訓練の一部始終に参加していれば，訓練生の欠損について知識が増えることは確実である。しかし訓練生に対して，いつ，どのように，適切に言葉を掛け，どのように問題を解決するか，Rusk 以外の日常をどのようにオーガナイズするかなど，学ぶことだらけである。コーチングの技術は一朝一夕に身につくものではない。

　スタッフは家族セッションと個人カウンセリングの時間を使って，個々の家族に丁寧に指導してくれる。休暇も訓練として使われる。個々の家庭に合った計画を示してくれるのは，スタッフがチームとして全員で，全訓練生の日々の訓練の様子を分析し，究極の道を共に考えるためである。真に訓練生とその家族の尊厳を大切に思い，達成

可能なゴール設定に向けた実践的な訓練を重ねながら，訓練生と家族のもつ可能性を最大限に引き出す努力を惜しまない。訓練生と家族は，スタッフの姿から努力を学び，希望の光を見せてもらい，それを受け継ぐ技術と勇気を与えてもらう。

2. 尊厳を表すコミュニケーション

他者との「適切な」コミュニケーションのための技術が，訓練のさまざまな局面に組み込まれ伝授されることは，第3章で実際の訓練の様子から詳述した。しかし訓練はさらに続く。脳損傷にもかかわらず，受傷した自己を受け入れ，かつての自分らしさを失わず，今の自分の存在に誇りをもち，今の好きな自分で人と接する。こうした気持ちがもてるようになることは，自己の尊厳を守ることにほかならない。

そのためには，他者との関係において自己嫌悪に陥るようなことがあってはならない。残念なことに，前頭葉の器質性障害のために，脳損傷者は「無気力症」や「抑制困難症」の問題をもち，他者との適切なコミュニケーション能力が損なわれる可能性が高い。対人関係で発生するさまざまな問題に対して，具体的に言葉や態度で，関係を修復したり良好にする努力を怠ると，脳損傷者は家族や社会の中で孤立し，ひいては自己に対する尊厳をもてないという悪循環に陥る。Ruskではそうした悪循環を起こさないために，問題が起こりそうな場合を想定し，自己の欠損を常に意識させ，自分で解決できるようになるための訓練を行う。

以下に述べる「共感(empathy)」，「関係修復(restitution)」，「感謝(gratitude)」の概念は，脳損傷者がこれから生きていくために必要な対人コミュニケーション技術であり，もつべき「心」の要素である。これらの気持ちがないわけではないが損傷によりできないのは仕方がない，と考えるのは残念なことである。他のどのような訓練や作業と同じく，心の在り方も日々の練習によって変わっていく。

1）共感の表現(expression of empathy)

抑制困難症（イライラ症，衝動症，調整不良症など）がいかに共感性や他者との良好な関係を妨害する可能性があるかということを，抑制困難症をもつ訓練生は認識しておく必要がある。具体的には，イライラするようなことを誰かに言われたりされたりしたときにどう反応するか，という問題がそれにあたる。以下がその場合の戦略である[14]。

> ● イライラしないための戦略
> 1．自分に火をつける状況を避ける。（自分が「熱くなる」話題や状況を認識しておく）

---

14) Daniels＝Zide博士によるロールプレイ・セッション(2008年春夏サイクル)における資料より。Daniels＝Zide博士の許可を得て掲載。（個人資料）

2．立ち去る。議論を始めないようにする。〔何を言うか，何を言わないか，を計画するための「遅れをつくる(make a delay)」〕
3．コーチのキュー（きっかけ，合図）に素直でいられるようにしておく。（コーチは自分より先にイライラ症を見抜いているのだろう，と思えるようにする）
4．穏やかに「ありがとう」と言い，議論を終わらせる。（素直な，エネルギーを節約した方法で退席する）
5．再び起こるであろうイライラした状況のときに何と言うか，事前に計画を立てておく。（短い原稿を持っておけば，欠損による問題が起きているそのときに即興で行動する必要がなく，自分の尊厳を保てる）

抑制困難症は心的エネルギーの過大な活動に問題があることはすでに述べた。人前で自分を抑えることができずに大声になったり，はしゃぎすぎたり，人が嫌がることをしつこく続けたり，自分では気づかずに他者を不愉快にさせ，そのことで他者との関係が悪くなる可能性がある。次の例は，他者のプライバシーを侵害したり命令調になったりせずに，境界線を尊重することで他者に共感を示すための戦略である[15]。「共感」というのは，「自分と異なる他者の思いを，"自分の"ではなく"その人の"立場と心で考える」ということである。真に相手の立場に立って考えること，これが共感性のポイントである。

● 他者への共感を示す戦略
1．相手との物理的な距離を尊重する。（相手との距離を保ち，顔に覆いかぶさるように話さない）
2．人や人のものに触らない。（人の肩や，宝石や，車いすなどに触ることも「侵害」するのと同じこと）
3．頼まれもしない忠告をしない。（勝手に忠告をせずに，「忠告をしてもよいですか」と聞いてからすること）
4．個人的な話題（相手の家族のことや病気のことなど）について話すときは相手の許可を得ること：「もしよかったら」，「〜について聞いてもいいですか？」，「もしこれがあまりに個人的なことだったら，そう言ってください」などと言って話す。
5．許可を得ずに助けを提供しない。（もし誰かがどもりながら話したり，言葉に詰まったり，身体的に何かができないようなとき）：「何か私にできることはありますか？」，「もし私にできることがあれば言ってください」と尋ねる。
6．誰かを攻撃する可能性がある判定的な意見を言わない。（聴き手を意識すること）

15）Daniels＝Zide 博士によるロールプレイ・セッション（2008 年春夏サイクル）における資料より。Daniels＝Zide 博士の許可を得て掲載。（個人資料）

7. 「もし私があなたを傷つけるようなことを言ってしまったらぜひ教えてください」と伝える。
8. 外見でその人を判断しない。(年寄りは耳が聞こえない,どもりはのろい,車いすの人は話したり何かをしたりする能力がない,などと仮定することのないように)
9. 他者も自分と同じだけの「スペース」をもてるようにする。(話題提供に関して,自分と同じだけの時間や話す回数を他者がもてるよう気を配ること)

このように「あなたのこともきちんと考えていますよ」,「あなたのことを聞いて尊重していますよ」ということを示すことで,相手に不快な感じを与えないことができる。相手の尊厳を侵害しないよう共感性をもつことが人間関係のうえで大切である。

2)関係修復の表現(making restitution)

対人関係で難しいことは,何かうまくいかないことが起こった場合の対処の仕方である。他者と対立してしまった場合,元の状態,あるいはそれより良い状態に戻す「関係修復」の行為,つまり適切に謝罪する行為が必要である。

脳損傷者は,断続症のために,謝罪の必要な行為をしたこと自体を忘れてしまうことがありうる。また自分が反省すべきことを言ったりしたりしても,記憶が曖昧であったり,謝罪したことが記憶に残らない可能性もある。

抑制困難症のために,自分の過ちを指摘されても怒りばかりを感じ,素直に人の言葉に耳を傾けられないこともある。偏った思いは適正な情報処理や判断力を妨げる。あるいは無気力症のために,反省の弁を自分から言い出せず行動できない可能性がある。これらの例からしても,関係修復を意識的に行うには,やはり訓練による意識づけが大切である。なぜ関係修復が大切か,ということに関する訓練理由は以下のとおりである[16]。

●関係修復〔making restitution(making a proper apology)〕の訓練理由
1. いかにうまく欠損を補っても,過ちを犯すことがある。関係修復あるいは関係維持のために,過ちを謝ることができなければいけない。
2. 過ちは人生にはつきものである。過ちに応答することが大切である。過ちが起きたら,柔軟に対処する準備ができていないといけない。
3. 修復するときは,自分がしてほしいように他者に敬意をもって振る舞う。相手の立場に立って考える。
4. 自分の行為がいかに否定的に他者に悪影響を与えているか,ということを気づくようにならないといけない。

---

16) 2008年6月の関係修復ロールプレイ(Restitution Role Play)(Daniels=Zide博士によるグループ認知セッション)における訓練のための資料より。Daniels=Zide博士より許可を得て掲載。(個人資料)

5. 脳損傷のせいにしてはいけない。脳損傷やそこから派生する問題は，相手を傷つける行為が許される理由にはならない。（たとえば，「こんなふうにあなたにひどいことをする権利は私にはありません」，「自分のフラストレーションをあなたに向けるべきではありませんでした」などと表現できる）
6. 同じ過ちを何度も繰り返さないようにするには自分はどうしたらよいかを説明することも，修復行為に含まれる。
7. もし自分の過ちを認めることができなかったら，他者を責め続け，自分の生き方を変えることはできないであろう。
8. 脳損傷による欠損すべてを乗り越えて私はいる，という意識をもつ。自己に対する敬意は，相手に対して正しい振る舞いをすることに根ざしている。

＊自分が大事に思っている人たちを傷つける振る舞いをすることは，自分自身に対して否定的な思いを引き起こす。適切な謝罪は対人関係の「きずなを戻す」。そして自分を尊敬できるやり方で振る舞えたことから，自分をさらにプラス思考で思えるようになる。

謝罪の表明は，自己を内省的に見つめ，他者とのより良い関係を求め，人生に対して前進的に思考することの表れといえる。他者の尊厳を大事にすることは，自己の尊厳を高めることに等しい。以下が関係修復を成功させる戦略である[17]。

● **どのように関係修復をするか：すべきこととすべきでないこと**
1. 自分が何か間違ったことをしてしまう可能性があることを認める。（人を傷つける，困らせる，攻撃する，など）
2. 穏やかでクリアな心で修復の過程を進み，自分の思いをオーガナイズすること。
3. 自分の行為を，脳損傷や他者，あるいは「人生」のせいにしない。
4. 何か間違いを起こしたことを認め，自分の行動に責任をもつこと。言い訳はしない。
5. 「言葉で言うことはたやすい」ということを認めること。自分の行為を実際に正さなければいけない。
6. 問題が起こらないようにするために次はどうするつもりかを説明する。間違いをいかに防ぐかの計画を準備することは，「もう二度としません」とだけ言うより，はるかに良い。
7. 自分の行いを変えることにより，時間をかけて，相手の尊敬や信頼を獲得しなければならないことはわかっていると相手に伝える。

---

17) 脚注16に同じ。

抑制困難症があると自分の気に入らないことにとらわれ，断続症とも相まって自らの非を認められない場合がある．関係修復の技術をもつことで，脳損傷者は過ちが起きても対人関係が失われることはなくなる．訓練生を，上記6にあるように将来への計画に向けた積極的な行動に導くことは，さらに良好な対人技術を促進させる．また無気力症があると行動に至らない場合が多いので，行動できるような固有のパターンを習慣化するサポートが必要となる．

3）感謝の表現（expression of gratitude）

脳損傷者の日ごろの苦闘と努力には本当に頭が下がる．しかし，脳損傷者が日常で機能するために，それを支える家族や周りの人たちの努力も相当なものである．「第4章 心のケア」で述べたように，コーチングの基本は，上達しているところやうまくいっているところを具体的にほめながら，さらに良くできるところや間違っているところを指摘することである（サンドイッチ技法）．本人が心穏やかに素直に聞いてくれる状況をつくり出すことがコーチングの技術になるわけだが，それらすべては，家族をはじめ周囲の人知れない努力から生み出される．

家族や周囲の人が最もうれしいのは，そうした努力に対する感謝の気持ちが脳損傷者本人の口から紡ぎ出されたときであろう．その場合，一般的な「ありがとう」ではなく，「どういう時の」，「何が」，「どうしたこと」に対する感謝なのか，というようにできるだけ具体的な言葉であることが望ましい．1つでもそういう具体的な言葉を言われれば，周囲の人は本人がどれだけその人のことを見て考えたかを知ることができる．相手が自分ときちんと向き合っている，ということが証明されることは，双方向のコミュニケーションにおいて欠かすことのできない要素である．訓練生からそのような言葉が聞かれれば，周囲の人は訓練生を「健康な人と同じように」自分のことを考えてくれている，と認識することになる．脳損傷にもかかわらず，訓練生の自分に対する尊厳を再認識することになり，そのことが今度は訓練生への称賛と感謝の言葉となって表現されるだろう．これは，訓練生にさらなるやる気を引き起こす，という良い循環を生む．

他者への具体的な感謝の表明は，他者への尊厳ばかりでなく脳損傷者本人の自己への尊厳の回復に直結するものである．報酬がやる気を引き起こすという脳の働きと相まって，Ruskの対人コミュニケーション訓練においては，言葉や行動で「感謝を表す」という単純な報酬のなかに，「尊厳」が凝縮されているように感じられた．

第6章

新しい人生

　障害を得てからの人生は，訓練生本人にとっても家族にとっても，もはや以前と同じではない。Ben-Yishay博士が訓練中しきりに言葉にしていた「君たちの脳は元通りにはならない」という事実を，心のどこでいつ受け入れるか，ということにその後の人生はかかっているといっても過言ではない。

第6章 新しい人生

1 価値観の転換

1. 人生を変革する意志

　それぞれのケースにそれぞれの人生の歴史があったはずである。病気や事故にあうその日まで生きてきた足どりがあったはずである。それがある日突然，何らかの要因によって壊れ，もうそこへ戻れないということになれば，心と生活を新たな道へ「自ら納得して」進ませるほかはない。

　前頭葉機能不全を得て変わる最も大きなことは，自分に助けが必要になったということを認識する必要性が生じたことであろう。見た目は以前と変わらないのに，自分を形づくっていた何かが変わってしまった。自分の限界を知り，家族や周囲の理解を得て，サポートしてもらいながら歩いていかなくてはならなくなる。今までは「私が家族を養う長なのだから」，「もう大人なのだから」，「自分で責任をとるから」，「あなたに指図される理由はない」と主張し自分で何もかもできていたかもしれない。あるいは，夫婦の間で「黙っていてもわかる」，「無口は男の勲章」，「夫に従うのが妻のつとめ」，「女性だから家庭を守る」など，さまざまな価値観がそれぞれの人生においてまかり通っていたかもしれない。

　しかし，障害をもつとどうしても「考え直さなければいけないこと」が起こってくる。それが，「コミュニケーションの技術」と「共感の気持ち」である。自分とかかわる人に対して「言葉で」，依頼，感謝，謝罪などさまざまな気持ちを伝えることは，「話すのは苦手だから」ではすまされないことになってくる。そういう価値観の転換も必要である。

　Ruskの訓練が終わって1年半たって通院プログラムを訪ねたとき，夫と筆者を迎えての特別交流セッションが行われた。Ben-Yishay博士から「君たちの国では，家庭内コミュニケーションがあまり盛んではない文化というように認識しているが，ここで学んだ対人コミュニケーション力は日本の文化の中でも役に立っているか」という質問をされた。訓練時代は無気力症で一言も自分から話せなかった夫は，自分から先に手を挙げて「はい。ここで学んだコミュニケーション力はものすごく役立っています[1]。言葉で伝えることは大事だと思う。僕が何か言って糀子が喜ぶととてもうれし

---

1) 夫はこのころまでには，このように＜語幹どりの技＞を使って会話を始めることが習慣化されていた。

く，次もまたそういうふうにしようと思える。そうすると糀子が必ず良かったことを具体的にほめてくれる。自分が何か発信したことで反応が返ってくると次につながる」と答えた。Ben-Yishay 博士は満足そうに夫を見てから，そこに集った他の訓練生や家族に向かってこう言った。「Fuji(夫)は無気力症で自分から言葉を発することが困難だった。想像できないだろうけどね。訓練して Fuji のように地道に練習すれば君たちもこういうふうになれる」。

続いて「Shoko(筆者)はどう思うか」と博士から質問されて筆者はこう言った。「文化に関係なく，言葉でコミュニケーションをとることは普遍的に重要だと思います。言葉によるコミュニケーションを通じて共感性があることを感じることは，夫と私が信頼関係を築いていくきわめて重要な部分です。コミュニケーションがなく，夫からの感謝の言葉も言ってもらえなかったら，私はここまで一緒にがんばってこられたかわからないし，これからもがんばれないでしょう」。Ben-Yishay 博士は筆者を一瞬見つめ，うなずいてから「今の Fuji(夫)と Shoko(筆者)の言葉はわれわれスタッフにとっても大変意味深いものだった。戦略が習慣化されることはもちろん，言葉による対人訓練の大切さが文化を超えて実証された例です。皆さんがそこから何かを学んでくれるとうれしい」と言った。

損傷以前からコミュニケーション力が必ずしも豊かだったとはいえない夫が，損傷後に改めて努力して戦略を使い続けている姿に，筆者は心打たれる。夫は通院プログラムの訓練の中で，無気力症のために自分から話すことが難しくなったということを十分に認識できるようになった。その「気づき」により，コミュニケーションの必要性を自ら理解し，すべての戦略を地道に練習し続けている。無気力症だからといって会話ができないと，「独りぼっちになり，楽しい生活ができない」と夫は感じている[2]。正直に告白すると，筆者は以前の夫より損傷後の夫のほうが「良い人になった」とすら感じる。Rusk のパーティに毎回来てくれた NY 在住の親友も，2008 年に 2 年ぶりに会ったときに「小澤さん(夫)，いい人になったね。前もいい人だったけど，今のほうがはるかに相手のことに興味をもち，会話が深まっている」と言ったほどだ。通院プログラムの訓練が全人的な治療であった効果は，確実に夫に表れている。夫自身も，より良く変わる努力ができる「今の自分のほうが好きだ」と思えるようになっているとのことである[3]。夫は自らの意志と努力で，自己同一性に向かって一歩一歩進んでいる。Rusk で獲得した心の教育の効果は大きい。

2. 夫婦の立場が逆転するとき

夫婦の関係で，夫に前頭葉機能不全(高次脳機能障害)がある場合，経済的にも生活

---

[2] 2009 年 5 月 3 日，本人談。
[3] 2009 年 5 月 3 日，本人談。

の面でも夫と妻の立場が逆転せざるを得ないことが起こりうる．それを双方が受け入れることはなかなか難しいであろう．生まれたときから愛と責任が切っても切れない関係である親子の構図と違い，夫婦の場合，人生の途中で出会う．お互いの存在意義を確認して初めて結婚し，それから人生を共に生きていく共同生活者となる．

　共働きだった夫婦ならいざ知らず，家庭を守る主婦だった妻が突然生計を立てることを余儀なくされると，途方に暮れるだろう．あるいは一家を背負ってきた夫が，突然妻に依存しなければいけないことも，受け入れがたいことだろう．最終的にはそれぞれの夫婦でその先どうやっていくかを必死で模索するしかないのだが，1つだけ言えることは，障害をもった当事者に「共に生きる」ということに協力してもらうことだ．何としても自分を助けてもらわなければ，妻として重荷に耐えられなくなる．「夫を頼りにしていたのに」と失望する時間を過ごすのはやむを得ない．しかしどこかの時点でそれを断ち切り，方策を考えて生きていかなければならない．そのときに，今までどおり「頼りになる」夫の資質は変わらない，と夫を信じることが大切だ．高次脳機能障害の場合，人格が変わることがある．しかし，時間をかけて訓練すれば，以前もっていた良い資質が完全になくなっているわけではないことに気づかされる．その良い資質が，新しい何かで再び花開くことを信じて，相手に自分のために何かしてもらうことが非常に重要である．

　互いが信頼できるパートナーになる努力ができなければ，共同生活者としての夫婦関係は非常に難しくなるだろう．仕事熱心だった夫あるいは妻には，どうかその仕事への情熱を今度は，自ら一生を共に過ごそうと決めたパートナーとの共同生活を再構築する努力と知恵の発露に向けていただきたい．

　伴侶の一方が仕事をできなくなった場合について述べたが，仕事に戻れる能力が残存していれば，幸運なことである．それぞれのケースで症状は全く異なるので，いずれにしても，自分たちの人生を改めて見つめなおし，新たな関係を夫婦で構築することが求められる．またリハビリテーション医療を行う関係者は，そのことをも支援する訓練メニューを計画立てることが望ましい．

2 山登りのためのツール

第6章 新しい人生

1. 通院プログラムから得たもの

　Rusk の訓練初日に Ben-Yishay 博士は次のように語った。「君たちはエベレスト登山をすることになった。前頭葉機能不全の克服はエベレスト登山のようなものだ。世界一難しい高い山に登ることになる。道は険しいが，われわれがツールを与えその使い方を伝授する。ツールを使って登山するのは君たちだ。大変な道のりだが，一歩一歩学んだとおりに歩んでいけばきっと頂上にたどり着ける。がんばって自分の力で歩いていってください」。

　夫と筆者が通院プログラムから得たものを要約する。そのなかには，技術と考え方の両方の側面がある。理論と実践の，切っても切れない関係の中で獲得したことは，夫と筆者それぞれのこれからの人生の構築にとって，確かな基礎となっている。

> **キーワード：訓練を総括して**
> 1. 自分に欠損があることを知る。
> 2. 神経心理ピラミッドの下位の症状はそれより上位の症状に影響を与える。
> 3. 欠損による問題が起きているそのときには，自分の欠損に気がついていないかもしれない，ということを知る。
> 4. コーチを求め，コーチの言葉を素直に受け入れる。
> 5. 欠損を自ら予防し，また攻略するために自主的に戦略を使う。
> 6. 戦略は習慣化するまで練習し，習得する。習慣化してもなお，戦略は使い続ける。
> 7. 患者のみならず家族も，欠損と戦略を学ぶことで困難な状況に立ち向かう。
> 8. 家族や周囲の人は正しいコーチングを学ぶ。
> 9. 家族は患者が上達したことを具体的に指摘してほめ，さらなるやる気を引き出す。
> 10. 失敗を恐れず，失敗から学ぶ。失敗の経験のなかから「より良い考え」が生まれる。
> 11. 決してあせらず人と比べない。症状は固有のものであり，戦略も個々のケースで異なる。
> 12. 一定期間を決めて，達成可能なゴールを設定してがんばる。

13. 目の前のゴールの達成に集中する。そしてそれを地道に積み重ねる。
14. 脳損傷を負っても何かを達成できる可能性と，自分の力を信じる。
15. 脳損傷を負った自分としての新しい人生を切り開く。絶望感に足を引っ張られないようにする。
16. 困難に耐える力を養う。
17. 周囲の人への感謝の気持ちを言葉で伝える。
18. 常に学ぶ姿勢を忘れず，より良い明日を目指す。あきらめない。
19. 確認行為を常に行う。
20. 相手の思考に寄り添って考える。

2. 通院プログラムのまとめ

1）神経心理ピラミッド（第2章参照）

　神経心理ピラミッドの図表から，認知機能の働き方が理解できる。下位の機能や症状が，その上位の症状の基礎にあり，影響を与えることを学んだ。神経心理ピラミッドを理解すると，本人もむだに悩むことなく，家族も問題をピンポイントで解決できる。

2）欠損の理解（第2章参照）

　神経心理ピラミッドを使った訓練により，欠損の症状の1つひとつを詳細に学んだ。集団療法の力動の中で，自分の欠損が対人関係においてどのような問題をもち，どのように見えるか，ということを知る。1人では気づかなかったことも，人のふりを見ることにより自分を客観的に考えることができる。症状を知ることは，訓練生にとっては戦略を使う意味を知ることであり，家族にとっては訓練生の苦しみを知ることになり，支援の仕方を学ぶことにつながる。

3）戦略を立てて実行する気迫（第2章参照）

　学んだ自己の欠損に対し，自ら戦略を立てて実行する気迫や強い意志が大切である。自分で自分をより良くする意志がなければ，周囲でいくらがんばっても結果は望めない。

4）戦略の習慣化（第2章参照）

　戦略は「習慣化する」まで「練習し」，「習得する」。そして習慣化してもなお，自己の欠損に対する戦略を使うことを意識し続ける必要がある。脳損傷によりできなくなったことでも，ほとんど自動的にできるようになるまで訓練することで，日常生活や社

会生活は限りなくスムーズになる。

　通院プログラムは戦略の習慣化の訓練によって，訓練生とその家族の人生が，損傷にもかかわらず，それぞれ意味が見いだせることを目的としている。自分の人生に起きたことを「受け入れ」，自分自身を「統合し」，「心の平穏」を得てその後の人生を送るために，通院プログラムの訓練が訓練後も定着することが望まれる。神経心理ピラミッドは，Rusk の訓練でも日常生活でも，また社会生活のうえでも，すべての考え方をつなぐ基盤となる。

5）達成可能なゴール設定（第3章参照）

　Rusk においてはリンチピン・ゴールが，サイクルごとに訓練の目的になるように計画されている。脳損傷後に何かができるようになるためには，ある一定の期間の中で達成できるゴールを定めて，その目的達成のためにあらゆる戦略と知恵を用いて，何としても結果を成功に導くことが大切である。

　初めはどんなに些細なことでも，達成できるゴールを積み重ねていくことで次第にできることが増えていく。達成可能なゴール設定は，日常のさまざまな仕事に反映させて，常に少し挑戦的な目標を立てることが肝要である。

6）上達の意識（第3〜5章参照）

　訓練生が自らの上達をしっかり意識することはさらなる発展の大きな原動力になる。ゴールや何かを達成したときの成功体験は，脳損傷者にとっての生きる喜びとなる。その達成感から，その先の人生に向かって歩く勇気がもらえ，さらにがんばろうという前向きな気持ちが生まれる。

　達成したときや上達したときに，周囲からの「〜ができるようになりましたね」などの具体的なほめ言葉も大切である。訓練生本人は，できなかったことができるようになったと気がつかないこともあるためである。また以前はできていたことが脳損傷後にできなくなり，自信を失いがちな訓練生の心に，ほめ言葉は大きな自信を与えることになる。

7）さまざまな技術（第2, 3章参照）

　戦略の中には，＜確認の技＞，＜語幹どりの技＞，＜遅れの技＞などが含まれる。これらは特定の症状に対する戦略であるが，確認の技と語幹どりの技は，すべての症状に対する万能の戦略でもある。家族にとっては＜コーチングの技＞の習得が望まれる。通院プログラムにおけるスタッフと訓練生の信頼関係と同様に，Rusk 修了後も訓練生と深い信頼関係を結んで自宅での訓練が続けられるよう，家族も学ぶことが大切である。

8）地道な努力と素直な気持ち（第3〜5章参照）

　日々の地道な努力の積み重ねが，希望ある明日をつくっていることを信じることを忘れてはならない。楽器演奏の訓練同様，毎日の積み重ねが新しい技術の習得には不可欠である。断続症は訓練生が全く意識できずに起こり得るので，自動的に適切な行動ができるようになるまで技術を繰り返すことが大切である。

　努力を継続させ，成果を積み重ねるためには，コーチを求め，受け入れる素直な気持ちが大切である。コーチを求めることは自己の欠損を真に知るということにほかならない。そしてコーチを受け入れることはより良い自分を構築したいという意欲の表れである。

　家族の側もコーチングの技術を磨いて，症状をよく理解したうえでの良き支援者となる必要がある。訓練生が素直に心を開いてくれるよう，適切なコーチングができるように努力したい。

9）自己同一性（第5章参照）

　訓練生も家族も，損傷後の人生を再構築する必要がある。以前の自分の資質を信じて努力を重ねると，訓練生本人も訓練の先に達成感を感じることができる。その達成感とは，損傷しても変わらぬ自己の再発見であり，そこから自分が好きな自分を再構築する勇気が与えられる。家族も同様に，損傷した訓練生とのかかわり方に変革が求められるが，訓練生とともに努力することで新たな人生への歩みが始められる。

10）あせらぬ気持ち（第5章参照）

　筆者がBen-Yishay博士からの教えで最も印象に残っている言葉は「あせらずに（patience）！」である。この障害は見た目ではなかなかわからないので，家族であってもつい症状の本質を忘れてしまうことがある。脳損傷による前頭葉機能不全は手ごわい。訓練を重ねてさまざまな戦略が習慣化されるためには時間がかかる。あせらないことが，上達への近道である。そして苦境や困難に耐える力を養うこと，これが明日への活力の源となる。

　また障害をもつと，同じ症状の他人と比べがちになる。本人も家族も，訓練の成果の出方が人と違っても，決してあせらないことである。似ているようでも，症状はそれぞれのケースで全く異なる。人と比べず，自分の道を着実に歩くことが大切である。

　何事にもあせらぬ気持ちをもつことができるようになると，落ち着いて状況を把握し，わが道を行くことができる。自己同一性の構築においても重要な概念である。

11）心穏やかな日常（第5章参照）

　Ruskに行くまでは日常が不安と恐れでいっぱいだった。夫は生き延びてくれたが，どこかに行ってしまった気がしていた。もう夫とは永遠にコミュニケーションが取れ

ず，心がつながることはなくなったと思ったこともあった。

　訓練を受けてさまざまなことを学び，さまざまな技術を獲得しても，まだいろいろ大変なことはあるし，これからもそうであろう。しかし夫との日常の何気ない一瞬に幸せを感じることができるようになった。そういう気分が生まれ，心穏やかな日常が送れる瞬間が増えてくるようになり，夫の脳損傷で一度失った希望が再び見えてきた。夫も筆者も，心の平穏を回復できつつあることに対して，Ruskの通院プログラムに感謝の気持ちでいっぱいである。

　しかしその真の成果は，学んだ訓練をこれからもずっと続けていく意識にかかっている。脳損傷の有無にかかわらず，「君たちの脳に休みはないのだよ」というBen-Yishay博士の言葉は，人間として生きる，ということを代弁したにすぎないと筆者は思っている。

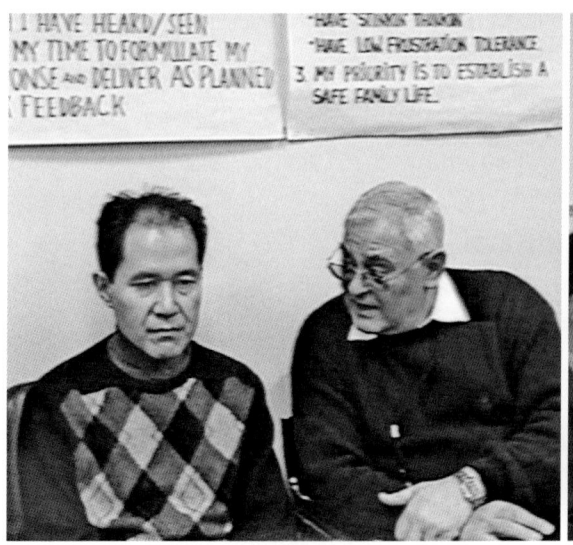

図30　2003年1月，評価診断の候補生セッション

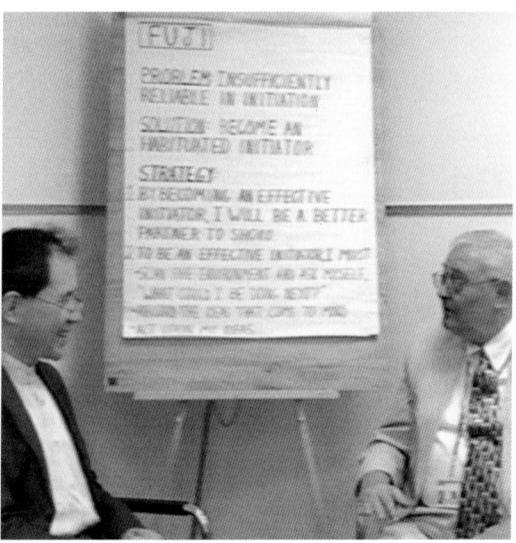

図31　2004年9月，オリエンテーションのリンチピン・ポスター・セッション

第6章 新しい人生

3 時間の経過の中で

1. 8年間の記録

　夫が倒れてからの8年間を簡単にまとめる．この間，日本の医療関係者，Rusk のスタッフ，それぞれの職場の仲間，介護スタッフ，友人や親せき，そして家族など，多くの方々に支えられたことを改めて実感し，感謝の気持ちでいっぱいである．

1）2001年10月31日：夫が倒れた日

　2001年10月31日14時過ぎ，浜松の会社で仕事中に突然「あっ」と声を発して倒れる．聖隷浜松病院に搬送される．16時過ぎ，横浜の大学で授業中に知らせを受けた筆者は，21時過ぎに病院に到着．「解離性椎骨動脈瘤破裂によるくも膜下出血」と診断される．会社で1回目，集中治療室到着後1回目のCT撮影後に2回目，2回目のCT撮影後に3回目の出血．そのときに血圧低下，呼吸停止．人工呼吸で持ち直す．かなり重篤な状態と告げられる．CTの画像では，出血で脳内は真っ白だった．翌日までもてば手術，今晩を越せるかが山場とのこと．

2）2001年11月1日〜2002年1月4日：聖隷浜松病院での手術と入院

　2001年11月1日，12時30分「コイル塞栓術」の手術．椎骨動脈を塞ぐことで心配された血流も確保され，手術は成功．その後すぐに急性水頭症の処置のため「脳室ドレナージ術」．合計7時間にわたる2つの手術を乗り切る．

　11月4日朝，意識が戻る．目を開け，主治医の先生の呼びかけに，舌を出し，手，指，足を動かす．

　11月6日，呼吸器と栄養の管を抜いてしまう．手がよく動き，おしゃべりもする．足からの採血で血中酸素濃度を見る．少し酸素濃度が低かったが，2度目の採血で人工呼吸器をつける必要はないとの判断．夜，主治医の先生から「超音波の検査で，血管れん縮が始まっている」とのこと．

　11月7日，脳血管撮影をして，塩酸ファスジル動注療法1回目．肺炎，肝機能低下，心臓も少し弱る．

　11月10日，貧血気味．昼も夜も，反応が少なく意識がもうろうとしている．高熱が続く．赤血球の輸血（400 ml）を2回．まだまだ予断を許さない．脳髄膜炎を起こしているので首筋の後ろや頭全体にひどい頭痛がある様子．顔をしかめている．

11月11日,誕生日と名前は言えたが,生年は言えない。

11月14〜15日,意識がもうろうとしている。ドレナージの機能を止めると脳圧が上がるので,シャント術が必要との話。反応がなく,高熱が続く。

11月16〜18日,意識がもうろうとして,熱が高いが座薬などで37.5℃くらいになる。

11月19日,CTを撮る。脳に水がたまりだしている。管がつまっている可能性があるため,翌日に予定されていた手術を急きょ早めることに。15時から「V-P(脳室-腹腔)シャント術」。前頭部の右側のドレナージ管はつまっているようなので,左側に新たに穴をあけ,シャントを通す。19時半ごろ,手術から戻る。可変バルブつきのシャントが無事入る。20時過ぎから少しずつ覚醒。手足を動かし,声も出る。

11月22日,アイソトニック・ゼリーを口から食べる。

11月25日,初めての食事。ゼリー状のもの。多くの薬と,塩分不足を補うための食塩も食事と一緒に飲む。

11月26日,リハビリテーション室でのリハビリテーション訓練が始まる(集中治療室での理学療法は手術の翌日から,言語リハビリテーションも始まっていた)。午後,集中治療室から一般病棟観察室へ。

11月27日〜12月28日,シャントの圧の設定が定まらず,意識がもうろうとした状態が続く。特に12月に入ってから全く食欲がなくなり,嚥下障害,意欲の低下が著しい。舌と下あご,手足に振戦,パーキンソン症候群。高次脳機能障害が残存したと診断される。シャントは,3回目の設定でようやく少し落ち着く。

12月12日,筆者が神奈川リハビリテーション病院の大橋正洋医学博士の初診を受け,転院してのリハビリテーション治療を決める。

12月29日〜2002年1月3日,病院近くの叔母の家に外泊。L-ドーパによる副作用で,吐き気に苦しむが,叔母の手づくりの食事をおいしそうに食べ,幾分元気になる。

1月5日,聖隷浜松病院を退院。横浜の自宅に車で戻る。

1月5〜14日,自宅でほとんど寝て過ごす。よくふらつく。嚥下障害が残り,飲み込みが不安定。自分から話すことは全くなく,うつの状態に見える。

3) 2002年1月15日〜3月15日:神奈川リハビリテーション病院でのリハビリ訓練入院

2002年1月15日,神奈川リハビリテーション病院に入院。

1月16日〜3月15日,1週間の訓練が構造化され,作業療法(OT),理学療法(PT),臨床心理,体育,職業前訓練を継続する。週末は帰宅して自宅生活訓練。始めのころは嚥下障害もあった。病院では,朝起きることや,身支度,日課をすることなどに困難があったとのこと。声を掛けないとできない,記憶がつながらないなど。訓練で体力や動きが向上し,細かい作業ができるようになり,言葉の理解力も向上する。コンピュータを使った職業前訓練では,前のことをなかなか覚えられなかった。3月にな

ると，長期にわたる病院生活のストレスからやる気を失い，中旬に退院。

4）神奈川リハビリテーション病院退院後の自宅での生活

　退院後1年目(2002年)，嚥下障害に対する見守り，家で安全に暮らすこと，L-ドーパの副作用に対する注意，体力づくりのための散歩に集中する。介護保険を申請し，ケアマネジャーとの介護計画が始まった。週2日のヘルパーさん，週1日のデイサービス通い。この時期は，夫はヘルパーさんと筆者の区別がつかず，方向感覚がなく，行ったところを全く覚えていない，食べたことや食事の内容も覚えていないなど，記憶の諸問題を見せていた。疲れやすく，何事にも意欲がなかった。6月，外来診察のときに一言，名前が挙がったBen-Yishay博士のことが気になり，筆者はインターネットでBen-Yishay博士の電話番号を探し，NYの親友の力を借りて連絡を取ったところ，初めての電話で直接博士と話すことができた。そのとき，博士から夫の「学歴・経歴，手術・治療歴，自宅で今何ができて何ができないか，対人関係，対人コミュニケーション力。そして筆者の学歴・職歴」を含むレポートを送るように言われる。ただちに英語でレポートを作成して送ったところ，「訓練できると思うが，詳しく調べる必要があるので評価診断に来てほしい」と返事があった。評価診断を受けに行くことを決めた。

　2年目(2003年)1月第1週，Ruskでの4日間にわたる評価診断。博士からは「今はまだ覚醒が十分でなく，半年以上後でなければ訓練の効果が十分に上がらない。しかし，訓練に参加すれば必ず良くなる」と言われる。
　博士からは，注意力や集中力をつけるワード・キャンセレーションの課題が診断書とともに送られてくる。指示どおりに課題を続ける。そのほか，体力づくりのための散歩。ヘルパーさんや，デイサービスの予定は1年目と同じ。
　2～5月の4か月間は週2回，神奈川リハビリテーション病院の通院プログラムに参加。講義の間も眠ってしまうことが多かった。

5）3年目（2004年）：NY行きが実現

　2004年2月末より，Ruskでのサイクル1，9月よりサイクル2を受ける。8月に帰国して会社復帰を模索するも断念。10月，病気による休職期間満期のために会社を退職。Ruskでの残りの訓練に集中する。

6）4年目以降

　4年目(2005年)，Ruskでの1年間の訓練が終わり帰国。自宅でRuskの訓練を継続。週間スケジュールを確立，1週間の構造化とそのリズムに慣れる訓練。週2回午前中に英会話学校へ，午後にヘルパーさんとの自宅での機能回復訓練，週1回自宅での臨床心理セッション，週1回デイサービス，散歩など。担当ケアマネジャーさんの理

解もあり，夫が敬愛できる男性ヘルパーさんと出会う。そのヘルパーさんがNYでの学びをよく勉強して支援してくれるおかげで，ホームコーチが筆者以外にも誕生した。夫には，カードの明細書のチェックなど，かつての仕事に近いことを，できるだけ責任をもって手伝ってもらうようになる。通い慣れた場所に1人で電車に乗っていけるよう，訓練を始める。

　5年目(2006年)，Ruskの訓練を継続。買い出しや掃除などの家事に慣れてくる。夕食づくりのメニューが増える。カレーライス，ハヤシライス，チキンシチュー(同じつくり方で，ルーを変える)など。相手を思いやる気持ちを表すことが多くなる。伝言メモが使えるようになってくる。筆者の仕事場まで，1人で来られるようになる。9月，NYを再訪。プログラムに2週間参加。訓練生仲間がまだ多少残っていて，訓練仲間の家族とも再会する。Ben-Yishay博士から「良くなっている」と言われ，われわれのために特別交流セッションがもたれる。

　6年目(2007年)，Ruskの訓練を継続。英会話学校は倒産騒ぎで通う場所が変わる。これまでと反対の方向に電車に乗って通う訓練をする。以前より短い訓練期間で，1人で通えるようになる。7月，臨床心理士による自宅での訓練は修了。豆腐とワカメの味噌汁づくりがメニューに加わる。掃除，買い出しがさらに確実になる。自宅のチェックリストのコメント欄の使い方が上達し，自分から何でも書くようになる。7月末，縁日で金魚をもらい飼い始める。夫が名前をつけ，チェックリストに「みかんちゃんのごはん」の項目が加わる。欧米からの演奏家のマスタークラス(公開レッスン)における通訳の仕事を頼まれるようになる。その際，夫は「脳卒中の後遺症で，短期記憶に問題があるので，文章は短めにお願いします」と相手に自分から説明ができるようになっている。

　7年目(2008年)，エリンギハンバーグ，わが家の定番のブランチ(ハムエッグ，ブロッコリー，キャベツの千切り，トマト酢玉ネギのせ，果物，トースト，黒ごまミルクと紅茶)がメニューに加わる。手順のメモ，お皿のでき上がり絵図を用意すれば1人でできるようになる。掃除が力強くできるようになる。ガラス拭きなどもキューがあればできる。9月にNYを再訪。訓練修了後2回目で，再びプログラムに2週間参加。欧米からの演奏家の通訳の仕事が増え，本人の英語へのやる気をさらに引き出す結果となっている。専門にしていた金管楽器だけでなく，打楽器のマスタークラスもチャレンジした。3時間の長さも通訳できるようになり，集中力の持続や耐久性の向上を本人も実感した。また彼らとの会話についていくために，かつての仕事のようにオーケストラ音楽などを心がけて聴くようになっている。新聞やニュースでの社会情勢やスポーツなどにも関心を示すようになり，日ごろの話題が増えている。ヘルパーさんともできるだけ社会の話をしてもらっている。

8年目(2009年)，共感をよく示してくれる。ひき肉のそぼろ，リンゴとキャベツのサラダ，などがメニューに加わっている。チェックリストにあることを自分からすることが圧倒的に増えてきている。ゴミ捨てや掃除なども，ヘルパーさんの力を借りずに自分から気づき，1人でできるようになった。郵便局の用事も用紙を用意すれば確実になった。3月に金魚の「みかんちゃん」が死んでしまい，ペットロスで一時は気分が落ち込んだ。少しずつ元気になっているが，いまだに寂しい気持ちを語る。心が動かなかった症状を思い出すと，感情が表情にも現れ，変化を感じる。買い出しのリストを自分でつくれるようになってきている。食料品でも日常品でも，いつも使う何かがなくなったり，なくなりそうになると，冷蔵庫に貼ってあるリストに自分から書きいれる。高次レベルの諸機能が確実になってきている。自分の症状を「〜があぶないから，〜する」と，自ら分析しながら行動することが多くなっている。問題が起きたときの対処ができ，自己モニターする高次レベルの思考法が習慣づいている。理論と実践の統合が行われていることを実感できる。また，自宅における自分の存在価値に満足感をもち，家事に楽しみを見つけつつあることを表現する。2人の共同生活の中で，夫が自分の役割を理解し，自己同一性を実現しつつあると感じることができる。

2. 障害を受容するとき

　欠損が永遠であり，以前と同じように復職することは厳しい，という現実と真に向き合い，これを受け入れることは大変難しかった。夫の仕事は高度に専門職で，その能力がなくなったとは信じられなかったし，信じたくなかった。夫を「仕事に戻す」ということを筆者も心の支えにがんばっていたが，現実は厳しかった。専門技術の多くの部分に関しては残存する能力はあった。しかし「仕事をする」ということは，神経疲労が予防され，注意力・集中力が維持されたうえで，情報処理，記憶，遂行機能，論理的思考力のすべてが，一糸乱れず連動していることである。どこかのつながりがなくなるだけで，プロの仕事としては成立しなくなる。これは学業の分野でも同じだろう。この障害は難しい。ある部分は大丈夫に見えるが，それがほかの認知機能とうまくつながらないことが人から見えにくいためだ。一緒に暮らす家族でもない限り，何がどうつながっていないか，どんなに説明しても真相はわかってもらえないだろう。さらに複雑なことに，時としてできたりできなかったりということもある。

　夫の場合，自分の残されている能力について，そして自分ができなくなったと思われる部分について，自分で語れるようになるのに7年経ってもまだ完全にとは言い難い。これは障害を「受容」する年月に等しい。人生の長い時間をかけて築いてきた専門技術や職場を失うことは，どれほど本人にとって大きな喪失感だったことか。しかし「以前のようにできない」と自覚して言えるようになったことは，大きな前進の一歩であると思う。現実と向き合い，そこから前進する気持ちがもてたことは自己を再構築する礎になる。ヨーロッパに赴任中「美味しいものを食べる」ことが好きだった夫は，

今や「美味しいものをつくり，食べる」ことに楽しみを見いだした。それは同時に筆者を支えることにつながる。主夫生活を楽しむ心のゆとりをもてるようになったことは，夫にとっても筆者にとっても大きな喜びだ。

3. 絶望から希望へ

　NYで評価診断を受けたときの衝撃は忘れられない。筆者は神経心理ピラミッドを見て，初めて「認知機能とは何か」が明確に理解できた。また，夫の症状が「神経疲労」と典型的「無気力症」と直ちに説明されたことも衝撃だった。症状を詳細にわたって，明快に説明され，日常の中で抱えていた困難の原因がピンポイントで理解できた。また，筆者の日常における苦悩をスタッフが完全に理解していることが伝わり，そのことにも衝撃を受けた。神経心理ピラミッドの下から上までの重層的構造も現実的に理解ができたし，その症状すべてに戦略があり，練習によって改善できるという希望を見せられたことも衝撃だった。

　2004年から，Ben-Yishay博士のところで訓練を受けることができたのは，本当に幸運であった（**図32**）。

　Ben-Yishay博士からの教えはすべてが宝物のように大切だが，特に心に響いたのは，「あせらずに（patience）!」という言葉である。生きていること自体が奇跡のような状態から始まったので，筆者は何かができると本当にうれしく，すぐに博士のところへ行き「ありがとうございます。おかげさまで〜ができるようになりました！」と興奮して話した。博士からは「Shoko（筆者），これは先の長い話だ。いちいち一喜一憂しないように。悠然と構えて，何事もあせらずに！」という言葉が返ってきた。

　もちろん日々の生活の中では，この世の終わりと感じる瞬間がたくさんある。イラ

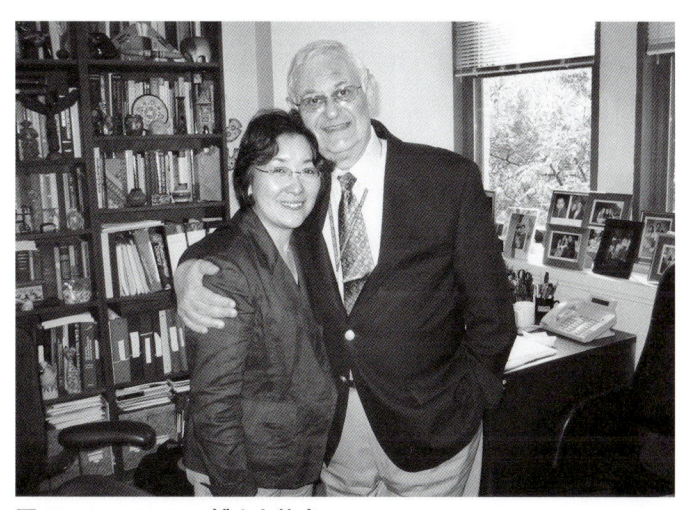

図32　Ben-Yishay博士と筆者

イラして気が変になりそうになることもある．夫の障害は消えない，ということに関して筆者の心の奥に抱えた苦しみが消えたわけではない．夫自身も悲観的になる瞬間がなくなったわけではない．しかしNYに行くまでは，途方にくれて，絶望しか感じなかった夫との共同生活は，Ruskの通院プログラムでの学びのおかげで全く別なものになった．

　夫の，全く動かなかった心や思考が動くようになり，夫の良い資質が表に現れるようになり，筆者も希望を感じながらこれからの人生を歩むことができる．最もつらかったコミュニケーションの問題も，完全に解決したわけではないが，夫が日々努力する姿を見せてくれることで耐えていくことができる．夫を支えるために，筆者は時として母となり，父となり，夫にならなければならない．妻になるために結婚したのに，である．とてもつらく逃げ出したくなることも多い．忙しいとき，夫ができるはずのことをしてくれないとき，何でも頼ってくるとき，などに筆者自身が耐えられなくなり，激しく責めてしまうこともある．しかし夫から純粋な目で「がんばります」と訴えられると，前頭葉機能不全(高次脳機能障害)を受容し，必死でがんばっている夫の心の苦しみを強く感じ，本当にいとおしくなる．

　毎日の生活の中で，夫が示してくれる努力と共感性のおかげで，筆者の心は救われる．NYの訓練をこれほどまでに素直に受け止め，きわめてまじめに継続できるのは，音楽家であったときの訓練のおかげだろう．どんなつらい現実も顔をそむけずに立ち向かう勇気は，ヨーロッパで大仕事をしてきた経験のおかげだろう．これまでの努力のすべてが夫の今をつくっている．

　これからも2人で手を取り合って，同じように訓練を継続することになるだろう．日々の何気ない瞬間に幸せを感じながら，かかわってくださったすべての方々に感謝の気持ちでいっぱいになる．

　そして何よりも，この難局に立ち向かい続けている夫に，心からの敬意と感謝を表したい．どうもありがとう．そしてこれからも一緒にがんばって，楽しく過ごしましょう．

■参考資料

1) Administration Manual for the NYU. Prevocational Checklist. Developed by Silver SM, Ezrachi O, Kay T, et al：The Head Trauma Program, Rusk Institute of Rehabilitation Medicine, New York University Medical Center, and The Research and Training Center on Head Trauma and Stroke Department of Rehabilitation Medicine, New York University Medical Center 1988（個人資料，非公開資料）
2) Appendix Ⅰ & Ⅱ of 1st Monthly Report（personal）. Brain Injury Day Treatment Program, Rusk Institute of Rehabilitation Medicine, NYU Hospitals Center, March 2004（個人資料）
3) Appendix 2：The Rationale for the Brain Injury Day Treatment Program：Its structure, priorities of intervention, and remedial techniques, 2004〔Rusk 通院プログラム，2004 年春夏サイクル，家族セッションにおいて配布された資料（個人資料）〕
4) "Art of Coaching". Brain Injury Day Treatment Program, Rusk Institute, NYU Medical Centers, Rehabilitation Medicine, 2004～2005〔Rusk 通院プログラム，2004 年春夏サイクル，2004～2005 年秋冬サイクル，家族セッションにおいて配布された資料（個人資料）〕
5) Ben-Yishay Y, Rattok J, Piasetsky E, et al：Neuropsychological rehabilitation：Quest for a holistic approach. Seminars in Neurology 5：252-259, 1985
6) Ben-Yishay Y, Gold J：Chapter Ⅱ：Therapeutic Milieu Approach to Neuropsychological Rehabilitation. In：Wood R（ed）：Neurobehavioural Sequelae of Traumatic Brain Injury, p. 194-215, Taylor & Francis Ltd, New York, 1990
7) Ben-Yishay Y：Reflections on the evolution of the therapeutic milieu concept. Neuropsychol Rehabil 6：327-343, 1996
8) Ben-Yishay Y, Daniels=Zide E：Examined lives：Outcomes after holistic rehabilitation. Rehabil Psychol 45：112-119, 2000
9) Ben-Yishay Y, Diller L：Kurt Goldstein's holistic ideas：An alternative, or complementary, approach to management of traumatically brain injured individuals. US Neurology 4：79-80, 2008
10) Ben-Yishay Y：Foreword. Neuropsychol Rehabil 18：513-521, 2008
11) Brain Injury Day Treatment Program：Family/Significant Other Orientation Handbook. Brain Injury Day Treatment Program, Rusk Institute of Rehabilitation Medicine, NYU Hospital Center, 2004～2005（個人資料）
12) Daniels=Zide E, Ben-Yishay Y：Therapeutic Milieu Day Program. In：Christensen A, Uzzell B（eds）：International Handbook of Neuropsychological Rehabilitation, p. 183-193, Kluwer Academic/Plenum Publishers, New York, 2000
13) Daniels=Zide E：Role-play Workshop Review Notes. Autumn 2004（個人資料）
14) Daniels=Zide E, et al：Awareness Workshop Review Notes. Rusk BIDTP, May-June 2006, Biderman D, et al：Awareness Workshop Review Notes. Rusk BIDTP, November-December 2007（ともに個人資料）
15) Erikson EH：Identity and the Life Cycle. Norton, New York, 1959（reissued 1994）
16) Goldstein K：Notes on the development of my concepts. J Ind Psychol 15：5-14, 1959
17) Goldstein K：The Organism：A Holistic Approach to Biology Derived from Pathological Data in Man. Foreward by Sacks O, Zone Books, New York, 2000
18) James W：The Principles of Psychology. vol. 1, Doer Publications, New York, 1980
19) Reyes A, Johnson M（ed）："Awareness Workshop Review Notes, May 2004"（personal）：Brain Injury Day Treatment Program. Rusk Institute of Rehabilitation Medicine, NYU Hospital Center, May 2004
20) Yankelovich D, Barrett W：Ego and Instinct. Random House, New York, 1970
21) Tategami-Ozawa S：Notes in the Brain Injury Day Treatment Program（personal documents）. Rusk Institute of Rehabilitation Medicine, NYU Hospitals Center, 2004～2005〔立神粧子：通院プログラム訓練時におけるノート 8 冊，2004 年春夏サイクル・2004～2005 年秋冬サイクル（個人資

料)〕
22) Tategami-Ozawa S：Notes in the Brain Injury Day Treatment Program(personal documents). Rusk Institute of Rehabilitation Medicine, NYU Hospitals Center, September 2006, September 2008〔立神粧子：通院プログラム訪問時におけるノート，2006年9月，2008年9月(個人資料)〕
23) Ben-Yishay Y, Diller L, Daniels＝Zide E(著)，大橋正洋(訳)：米国における神経心理学的リハビリテーション．千野直一(編)：高次脳機能障害とリハビリテーション，リハビリテーションMOOK 4, p.1-7, 金原出版, 2001
24) 先崎　章，枝久保達夫，新井美弥子：ニューヨーク大学医療センター・ラスク―「脳損傷者外来通院治療プログラム」で行われている集団を利用した認知・心理療法．臨床リハ8：559-595, 1999
25) 立神粧子：ニューヨーク大学医療センター・ラスク研究所における脳損傷者通院プログラム―「脳損傷者通院プログラム」における前頭葉障害の定義(前編)．総合リハ34：487-492, 2006
26) 立神粧子：ニューヨーク大学医療センター・ラスク研究所における脳損傷者通院プログラム―「脳損傷者通院プログラム」における前頭葉障害の定義(後編)．総合リハ34：601-604, 2006
27) 立神粧子：ニューヨーク大学医療センター・ラスク研究所における脳損傷者通院プログラム―「脳損傷者通院プログラム」における前頭葉障害の戦略(前編)．総合リハ34：1000-1005, 2006
28) 立神粧子：ニューヨーク大学医療センター・ラスク研究所における脳損傷者通院プログラム―「脳損傷者通院プログラム」における前頭葉障害の戦略(後編)．総合リハ34：1106-1110, 2006
29) 水落和也：アメリカにおける頭部外傷リハビリテーションの現状とニューヨーク大学 Head Trauma Rehabilitation の紹介．総合リハ22：483-489, 1994

和文索引
（ゴチック数字は主要掲載ページを示す）

●あ・い

あせらぬ気持ち　270
安全な実験室　17,107
イライラ症　64,88
インタビュー・ロールプレイ　146
易疲労性→「神経疲労」をみよ

●お

オリエンテーション　27,116
遅れの技　109
思い出し　97

●か

カウンセリング　40,223
価値観の転換　264
家族　75
　——の心構え　233
家族カウンセリング　114
家族教育　236
家族セッション　42,**233**
買い出しリスト　204
拡散的思考力　69,102
覚醒　62
確認の技　34,37,95,**107**,269
　——の例文　110
確認の技ワークショップ　166
学業支援　217
要の問題　29
完全に気づく　81
感謝の言葉　144
感謝の表現　**205**,261
感情の爆発　64
関係修復の表現　259
環境補助　240

●き

キー戦略　79
キュー　63,**196**
キューカード　198
気性爆発症　88
気づき　135,226,231,235
　——のワークショップ　33,**76**,**79**,**163**
記憶　109

記憶障害　96
記憶能力の低下　68
記録　202
　——の復習　205
聞き覚え　97
機能回復訓練プログラム　16
機能欠損への補填戦略　79
共感(性)　72,173,200
　——の気持ち　264
　——の表現　257

●く

訓練　74
　——,自宅で行う　186
訓練環境　6
訓練スケジュール　20
訓練生　6

●け

契約　235,243
警戒態勢　62
激怒症　64,88
欠損　56
　——の影響力　79
　——の所有意識　108
　——の定義,前頭葉機能不全による　61
　——の理解　268
検索　97
顕在(意識的)記憶システム　96

●こ

コーチ　75
コーチ自身の変革　246
コーチング技術　241
コーチング契約　242
コーチングの原理　244
コーチングの技　269
コミュニケーション　207
　——,尊厳を表す　257
コミュニケーション・スキル(技術)　223,264
　——の能力低下　66
コミュニティ　35
　——(交流)・セッション　178
ゴール設定,達成可能な　269

固執・強迫観念→「ハエ取り紙症候群」をみよ
個人カウンセリング　23,40,114,**222**
語幹どりの技　37,109,170,269
交流セッション　35,178
洪水症　88
候補生セッション　12,37
高次脳機能障害（前頭葉機能不全）　3
心のケア　222

● さ

サンドイッチ技法　245
作動記憶　96
作話　68,97

● し

士気　137
試験的就労　49,105,**208**
資質　143
自我　252
自己受容　250
自己紹介　140
自己同一性　72,**252**,270
　　── の確立　57
自己の気づき　72
自己の受容　147
自己モニター　95
自尊心　137
自発性の欠如　63
自立　240
社交性　22
謝罪　259
主役の座　31
　　── の訓練　139
受容　57,72,235
　　──,自己の　147
　　──,障害の　276
収束的思考力　69,102
習慣化　235
習得　235
就学準備訓練　217
集中力　66,91,109
従順性　133
障害の受容　276
衝動症　64,88
上達の意識　269
情動の洪水　64
情報処理　98,109
情報処理能力　93
　　── の低下　66
職業訓練　49
職業訓練評価シート　208
職業訓練プログラム　16
心的エネルギー　62

神経心理学的機能　55
神経心理ピラミッド　**55**,268
　　── の変更点　58
神経疲労　10,57,62,**83**,98,136
真実と向き合うセッション　133
診断　13,250

● す

スキンシップ　190
スタッフ・ミーティング　23
スピーチ　45,231
　　── ・ライティング　44
遂行機能　69,103

● せ・そ

絶望感　57
宣言的記憶　97
戦略（補填戦略）　57,**74**,268
　　── の習慣化　97,106
潜在（自動的）記憶システム　97
全人的治療　6
全人的通院プログラム　15
前頭葉機能不全（高次脳機能障害）　3
　　── による欠損の定義　61
　　── への対処　74
前頭葉損傷　56
尊厳　255

● た

タイム・エスティメイト　9,**152**
多動症　64,88
対人関係　137
対人セッション　31,**139**
対人的な関係　110
体験結果検証　48
達成　142
脱抑制→「抑制困難症」をみよ
短期記憶　96
断続性症候群（断続症）　68,79,**100**,133,236

● ち・つ

チェックリスト　122,**186**,198,224
治療　251
治療コミュニティ　6
治療的介入　112
治療的共同体　37
注意力　66,91,109
注意力障害　**65**,98
貯蔵　97
長期記憶　97
調整不良症　88
通院プログラムの構成　8
通院プログラムの理論的根拠　4

●て

ディナー　44
手帳，外出時の　203
手続き記憶　97
適応力，通院プログラムへの　225
伝言メモ　203

●と

ドパミン　206
問いかけ訓練　178
登録　96
統合　97
突出　96

●に

日記　202
任に耐える能力　235
認知　137
認知訓練　152
認知セッション　33

●の

ノート・テイキング　204
脳損傷　3
脳損傷者のリハビリテーション　4
脳損傷通院プログラム　3

●は

ハードウェア・ソーティング　153
ハエ取り紙症候群　65,89
パーティ　43
パートナー，アクティブな　226
パニック→「情動の洪水」をみよ
発想法の欠如　63
発想力，多様な　102
発動性の困難　63
反応の調整下手　64

●ひ

評価　8
評価シート　174
敏捷性　62

●ふ

フィードバック　32,**148**
フラストレーション耐性低下症　64,88
ブルーノート　34
ブルーファイル　155
　──,ワーキング・ブレイクのための　228
ブズラスコ・ブロック訓練　154,162
プラトー　133
不適切な対人的行為　71
符号化　97
部品仕分け訓練　153

●ほ

「ほめる」フィードバック　189
補填　235
補填戦略　74
　──,機能欠損への　79

●ま・み・む

マンスリー・レポート　225
まとめ力　102,200
見覚え・聞き覚え　97
無気づき症候群　61,80
無気力症　10,**63**,**85**,98,109,136,196

●よ

予行練習　96
予定表　202
抑制困難症　64,**87**,98,109,201

●ら・り

ラスク研究所　2
リンチピン・ゴール　269
リンチピン・ポスター　29,116
　──　例　123
理解　135,226
臨機応変力　102

●ろ

ロールプレイ，自己を理解するための　145
ロールプレイ・ワークショップ　34,107,173
論理的思考力　**102**,110,200
　──　の低下　69

●わ

ワーキング・ゴール　44,117
ワーキング・ブレイク　17,**227**
　──　のゴール　230
ワード・キャンセレーション　153

欧文索引

A・B

acceptance 72
accomplishment 142
adynamia 10, 63, 85
alertness 62
arousal 62
aspontaneity 63
attention 91
attention disturbances 65
Attention Reaction Conditioner 9
awareness 231
Brain Injury Day Treatment Program (BIDTP) 2, 3

C

candidate probe 12, 37
cognitive 33
communication skills 66
community 35
concentration 91
confabulation 97
consolidation 97
convergent reasoning 69, 102, 200
counseling 40, 223
cue 63, 196

D

debriefing 48
declarative memory 97
deficit(s) 56
difficulty in initiation 63
dignity 255
dinner 44
discontinuity syndrome 68, 100
disinhibition 64, 87
divergent reasoning 69, 102

E

ego identity 72, 253
emotional flooding 64
empathy 72, 173, 257
encoding 97
energy to engage 62
executive functions 69
explicit(conscious) memory system 96
explosive temper 64
expression of gratitude 144

F

Face-the-music 133
feedback 32, 148
flooding 88
fly-paper syndrome 65

G

Gates MacGinitie Reading Tests 10
goal setting 103
gratitude 261

H

habituation of strategies 97
Hardware Sorting 153
Holistic Day Program 15
hot-seat 31
hot-seat exercise 139

I・J・K

implementing 103
implicit(automatic) memory system 97
impulsivity 64, 88
inadequacies of interpersonal behavior 71
information processing 66
interpersonal 31
interview role-play 146
introduce yourself 140
irritability 64, 88
journal 202
key strategies 79

L

long term memory 97
low tolerance for frustration 64, 88
lynch-pin problem 29

M

make a delay 109
malleability 80, 133

memory functions 68
motor restlessness 64, 88

● N

neurofatigue 57, 62, **83**
neuropsychological functions 55
noisy listening 125

● O

Organismic Theory 250
organizing 103
orientation 27

● P

patience 270
paucity of ideation 63
personal quality 143
planner 202
planning 103
poor modulation 88
poorly modulated responses 64
pre-academic(training) 50, 217
prevocational(PVC) rating sheet 208
Prioritize Test 11
prioritizing 103
procedural memory 97
Puzlasco Block Training 154

● R

rage outbursts 64
Reaction Time 9
reasoning 69, 200
recognition 97
record 202
registration 96
rehearsal 96
remedial therapeutic community 37
remembering 97
restitution 259
retrieval 97

role-play workshop 107
Rusk 研究所 2

● S

safe laboratory 17, 107
salient 96
self-acceptance 147
self awareness 72
self-monitor 95, 103
self-understanding role-play 145
short term memory 96
significant others(SO) 7, 75
Single Word Scan Test 10
SO セッション 42
speech writing 44
storage 97
strategy 57

● T・U

temper/rage outburst 88
Test of Abstract Reasoning 10
Time Estimates 9, **152**
to be fully aware 81
trouble shooting 103
unawareness syndrome 61
use a stem 37, 109, 170

● V

verbal gifts 38
verification technique 37, 95, **107**
Visual Discrimination Conditioner 9

● W・Z

Word Cancellation 153
work trial 49, **208**
working break 17, **227**
working goal 44, 117
working memory 96
Zeroing Accuracy Conditioner 9